MRI DATA ANALYSIS AND APPLICATION

# 磁共振成像数据分析与应用

主编　王廷华　廖承德　熊柳林　朱高红

上海科学技术出版社

# 内 容 简 介

　　本书是一本关于磁共振成像(MRI)数据分析及案例展示的工具书。全书分为九章,分别对结构磁共振成像(sMRI)、弥散张量成像(DTI)和功能磁共振成像(fMRI)的成像原理、图像采集、相关软件安装及操作,基于 VBM、SBM、VBA、TBSS、功能连接和基于图论的脑网络分析等分析手段,结合阿尔茨海默病(AD)、帕金森病(PD)、精神分裂症(SZ)、抑郁症(MDD)、双向情感障碍(BPD)和自闭症(ASD)等疾病和其他与认知相关的最新研究成果等内容进行了详细讲解。此外,本书尚介绍了目前应用较为广泛的在线影像图像数据库,以供读者参考应用。

　　本书内容全面,通俗易懂,适合于从事磁共振、心理学、神经科学、神经病学、统计学、生物信息学和计算机科学等领域的学生和研究人员学习参考。

## 图书在版编目（ＣＩＰ）数据

磁共振成像数据分析与应用 / 王廷华等主编. -- 上海 : 上海科学技术出版社, 2022.1
ISBN 978-7-5478-5473-0

Ⅰ. ①磁… Ⅱ. ①王… Ⅲ. ①核磁共振成像－数据处理 Ⅳ. ①R445.2

中国版本图书馆CIP数据核字(2021)第181675号

--------------------------------------------------------------------------

**磁共振成像数据分析与应用**
主编　王廷华　廖承德　熊柳林　朱高红

**上海世纪出版(集团)有限公司**
**上海科学技术出版社** 出版、发行
(上海市闵行区号景路 159 弄 A 座 9F - 10F)
邮政编码 201101　　www.sstp.cn
上海雅昌艺术印刷有限公司印刷
开本 787×1092　1/16　印张 16.5
字数 300 千字
2022 年 1 月第 1 版　2022 年 1 月第 1 次印刷
ISBN 978 - 7 - 5478 - 5473 - 0/R·2374
定价：148.00 元

# 编委会名单

**主　　编**　王廷华　廖承德　熊柳林　朱高红

**副 主 编**　牛瑞泽　刘　佳　张兰春　张体江

**编　　委**（按姓氏笔画排序）

王　芳[4]　　王　罡[1]　　王　磊[2]　　王廷华[2,4,8]　王洋洋[2]　　牛瑞泽[4]

方长乐[3]　　邓　赟[6]　　朱高红[5]　　刘　飞[2]　　刘　佳[4]　　刘　琳[4]

刘　衡[8]　　刘一帆[6]　　刘雪丹[6]　　李婷婷[2]　　杨　军[6]　　但齐琴[2]

余昌胤[8]　　邹　宇[2]　　张兰春[4]　　张体江[8]　　陈礼林[6]　　周东明[4]

周红素[7]　　赵桂花[4]　　柯腾飞[6]　　敖　俊[8]　　袁　浩[8]　　夏庆杰[2]

徐　杨[2]　　黄　金[5]　　廖承德[6]　　熊柳林[8]　　薛璐璐[4]

**编委单位**（按单位名称笔画排序）

1 云南省第一人民医院

2 四川大学华西医院

3 西南医科大学

4 昆明医科大学

5 昆明医科大学第一附属医院

6 昆明医科大学第三附属医院

7 遵义医科大学

8 遵义医科大学附属医院

# 前　言

探索和揭秘人脑功能的奥秘一直是人类的梦想。20 世纪 60 年代初,脑科学作为一门独立的综合性学科而诞生。近几十年来,在微观层面上,对脑和神经系统深入到细胞和分子水平的研究,可以说是脑科学发展的主要趋势。在宏观层面上,应用无创伤脑成像技术,如正电子发射断层扫描术(PET)、功能性磁共振成像术(fMRI)、脑电图记录术和经颅磁刺激等,对不同脑区的神经元的活动及其动态变化进行实时的检测和分析,试图回答不同脑区神经元活动如何协同以实现脑的高级复杂功能,形成了脑科学的另一个重要发展趋势。近年来,脑功能影像学和光遗传学等技术的发展和不断革新,开创了脑连接组学的新纪元,为推动人类进一步认识脑功能的研究注入了新的燃动力。其中,磁共振成像(MRI)技术由于其无创、快速、便捷,以及可以在宏观层面对一大群相互连接的神经细胞进行整体分析,使其在脑科学研究领域具有其他手段不可撼动的地位,加之磁共振成像技术空间分辨率和时间分辨率的不断改善,以及新的算法的不断提出,使 MRI 不断得到基础研究和临床研究相关人员的青睐。

《磁共振成像数据分析与应用》全书共九章,涵盖了结构磁共振数据处理如 VBM 分析、DTI 分析,以及功能磁共振数据分析如功能链接、局部一致性、频域信号分析、脑网络分析等多种分析方法和大量文献解读。本书中我们以磁共振数据分析为核心,基于结构磁共振和功能磁共振的不同处理软件和相关算法,全面阐述不同序列的磁共振数据的处理与统计分析,同时提供大量已报道的经典文献案例,给读者带来 MRI 理论和数据分析上的革新,为刚开始接触或有意向从事磁共振成像数据分析的学生和研究人员提供参考。本书所有的软件安装和数据统计处理过程均由作者验证有效。

磁共振成像扫描方式多样,数据来源广泛,涉及内容丰富,统计处理方式多样。本书虽然内容相对全面,但也仅仅是磁共振成像数据分析的一小部分,就是这一小部分内容,为读者,尤其是刚开始接触磁共振成像处理的学生和研究人员,提供了各种可能。

本书能够出版,是作者、编辑和所有审校人员共同努力的结果,在此深表感谢。此外,磁共振成像数据统计分析涉及多学科的内容,因此,要想在磁共振成像数据分析领域有所收

1

获，我们建议读者在阅读本书的基础上进一步提升在神经解剖学、断层解剖学、神经生理学、神经生物学、概率与统计学、计算机编程和线性代数等方面的知识和能力。

　　本书在写作过程中虽然几经求证、求教和修改，但难免存在疏漏。在此，期望得到各方面专家和读者的指教。最后，祝福所有读者在学习过程中一帆风顺。

编　者

2021 年 8 月

# 目　录

# 绪　论

　　从 20 世纪初开始，许多科学家致力于核物理的研究，使得磁共振技术在许多领域的应用非常广泛。例如，在植物领域中，对于植物休眠的监测、对植物发育的监测、对植物化学结构的定性定量分析等。在石油等工业领域以及在有机化学分析中的应用也是不可或缺的。然而，从 1946 年核磁共振现象的发现到真正把核磁共振技术用于医学经历了很长的一段时间。

　　1977 年，在一场关于 CT 和 US 的课程中，运用 MR 获取医学图像被首次提出，随后关于磁共振成像的项目和讨论不断呈现。磁共振成像技术由于其具有高分辨率、磁场均匀、扫描速度快、噪声相对较小、多方位成像等优点，被广泛地应用于医学诊断和医学研究。现如今，伴随着物理学、数学、计算机、生物信息学等学科的发展，加之新的成像技术的提出，磁共振成像在医学的各个领域，尤其在神经科学领域，已经成为医学研究的重要手段。

## 第一节　磁共振成像发展历史

　　磁共振成像（magnetic resonance imaging，MRI）的物理学基础是核磁共振（nuclear magnetic resonance，NMR）现象。由于 20 世纪 70 年代的美苏冷战，加之美国宾夕法尼亚州三里岛核事故和苏联切尔诺贝利核事故的影响，人们对核磁共振有很大的恐惧感，所以目前将核磁共振技术的"核"字有意淡化，改称为磁共振技术。然而，磁共振意义较广，包含核磁共振（nuclear magnetic resonance，NMR）、电子顺磁共振（electron paramagnetic resonance，EPR）或称电子自旋共振（electron spin resonance，ESR）。所以，严格来说，核磁共振不等于磁共振。目前，在磁共振相关领域，获得诺贝尔奖的人至少有 18 人，其中有的获得了诺贝尔物理学奖，有的获得了诺贝尔化学奖，有的获得了诺贝尔生理学或医学奖。总之，磁共振的发现和发展是人类共同的智慧结晶，是许多物理工程领域和医疗领域的科学家们共同努力的结果。

　　20 世纪初，许多科学家致力于核物理的研究。1913 年，Otto Stern 应用分子束共振方法，测量出了质子磁矩。1938 年，Rabi 完成了第一个分子束核磁共振实验。1944 年，苏联物理学家 Yevgeny Zavoisky（图绪-1-1）发现了电子自旋共振现象。1946 年，MR 现象分别由美国斯坦福大学的 Felix Bloch（图绪-1-2）和哈佛大学的 Edward M. Purcell（图绪-1-3）独立发现，二人因此荣获 1952 年诺贝尔物理学奖。1967 年，Jasper Jackson 首先在活的动物身上获得了 MR 信号。1971 年，美国纽约州立大学的 Raymond Damadian 首次提出通过体素的方法获得 MR 图像。同年，Damadian 在 *Science* 杂志上发表论文《肿瘤的核磁共振检测》（*Tumor Detection by Nuclear Magnetic Resonance*），提示正常组织与肿瘤组织有不同的核磁弛豫时间,可以利用这个特征进行疾病的诊断。该论文的重要意义在于首先提示了不同组织之间弛豫时间不同,将核磁共振技术引入了医疗领域的研究。1973 年美国纽约州立大学的科学家 Paul Lauterbur(图绪-1-4)在 *Nature* 杂志上发表论文《诱导局部相互作用成像:核磁共振成像实例》(*Image Formation by Induced Local Interactions: Examples Employing Nuclear Magnetic Resonance*),提出可以通过故意引入磁场梯度来获得图像,伴随着磁场梯度,每一个信号都具有不同的频率,进一步通过接收信号的傅立叶变换转换为图像。采用投影法可以重建 NMR 信号并获得不同角度的图像,Lauterbur 把这种方法称为 Zeugmatography,即共轭成像法。然而,直到 1980 年,Moore 和 Hawkes 才通过这种重建法首次获得 MR 图像。同年,英国诺丁汉大学的科学家 Peter Mansfield 也发表了采用 NMR 技术获得图像的论文。在 Paul Lauterbur 研究理论的激励下,诺丁汉大学物理系 Raymond Hinshaw(图绪-1-5)等人提出使用振荡梯度场来定义图层的理论。1979 年,Hinshaw Andrew 和 Bottomley 利用这种方法,获得了前臂和手的薄层的具有良好细节的图像。然而,多个敏感点扫描头部的结果是不满意的。

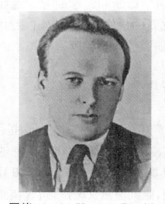 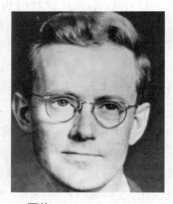 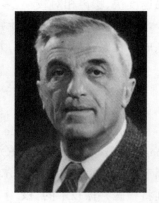

图绪-1-1　Yevgeny Zavoisky　　　图绪-1-2　Felix Bloch　　　图绪-1-3　Edward M. Purcell

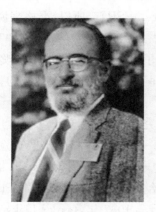 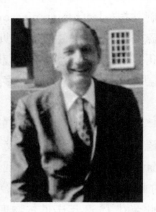

图绪-1-4　Paul Lauterbur　　　图绪-1-5　Raymond Hinshaw

　　1975 年,瑞士的 Richard Ernst 提出利用相位和频率编码以及傅立叶变换进行磁共振成像。1977 年,Peter Mansfield 还发明了平面回波成像法(echo planar imaging, EPI),同年

Damadian 和同事建成了第一台全身磁共振成像装置(图绪-1-6),称为聚焦场的核磁共振成像,第一次扫描耗时近 5 小时,获得了一张胸部的 MR 图像。Damadian 和他的同事证明,全身磁铁可以构建,其无线电信号可以穿透身体并可以被满意地检测到。

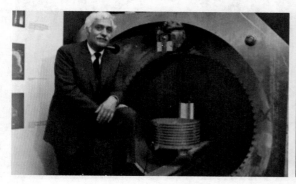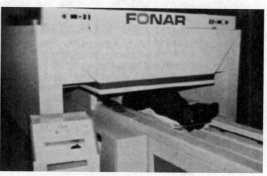

图绪-1-6 Damadian 及第一台全身磁共振成像装置

1976 年,在 John Mallard 的指导和 James Hutchison 的领导下,运用"牛津仪器"电阻磁体构建了第一台 MR 扫描仪。1980 年,Nottingham 项目的负责人 Picker 应用滤波后的反投影图像重建技术,一个具有电阻磁铁的新扫描仪被构建。采用滤波反投影重建,并产生了良好的 128×128 矩阵的头部定义扫描。在 Brian Worthington 的建议下,产生了第一个矢状面和冠状面切片。不幸的是,脉冲序列"稳态自由进动"产生了低对比度的质子密度图片。后来的 Hammersmith 扫描仪修改了这一脉冲序列。最初是通过一个敏感线圈的方法产生一个 64×64 矩阵的图像信息。1980 年,矩阵增加到了 128×128。1981 年,新的扫描仪的矩阵增加到了 256×256。同时,脉冲序列包括饱和恢复、反转恢复和平面回波。由于反转恢复序列戏剧性地显示出了灰白质之间的差异,MRI 在全球范围内引起了广泛的兴趣。在 1981 年 10 月的 Bowman Grew 研讨会上,GE、Technicare、Philips 和 Siemens 对研究项目做了报告,所有公司的 MR 扫描仪都使用了电阻磁铁,并正在评估目前已知的技术,以期实现商业生产。所以公司都倾向于自旋回波序列和二维傅立叶重建,但同时 Technicare 对三维重建感兴趣。GE、Philips 和 Siemens 最终更青睐于低温磁体(图绪-1-7、图绪-1-8、图绪-1-9)。

1978 年 2 月,Siemens 开始研发 MRI 设备,这个小组研发出第一台 MRI 原型机的场强为 0.1 T 的可以容纳全身的磁共振成像系统。1980 年 9 月,磁共振成像设备对第一批患者进行了扫描。早期的磁共振检查舒适度很差,他们需要爬进非常狭窄的四周都是木质结构的磁体。1981 年,工程师们提高了 MRI 系统的图像质量。第二台磁共振设备组装成功,使用了 0.2 T 的磁场强度。此

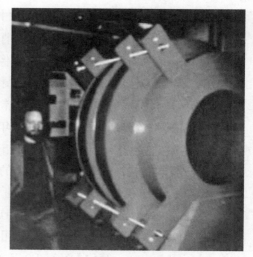

图绪-1-7 GE 的 Paul Bottomley 和 walker 磁体

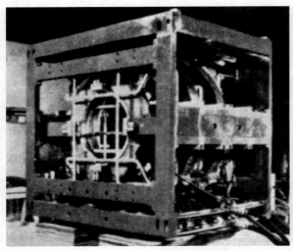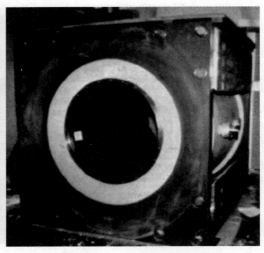

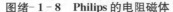

图绪-1-8　Philips 的电阻磁体　　　　　图绪-1-9　Siemens 的电阻磁体

时,图像已经可以检测出头部和腹部的肿瘤,以及多发性硬化患者的头部改变。随着更高场强磁体的出现,第三台设备使用了 0.5 T 的磁体,随后 Siemens 开始开发 1.5 T 磁体。1989年,Siemens 推出具有主动屏蔽的 1.0 T 系统 MEGNETOM 42SPE。2003 年,Tim(total imaging matrix)技术的推出掀开了磁共振成像技术的新篇章。Tim 技术的核心是使用高密度线圈根据矩阵原理采集数据,提高图像采集的质量和速度。除此之外,Tim 矩阵线圈还可以实现线圈间自由组合、无缝连接,实现全身大范围成像,结束了传统的反复更换线圈、重新摆放患者的历史。2015 年,MAGNETOM Skyra 3.0 T 上市,它的出现开启了磁共振的多层成像时代。作为 Siemens 新一代的超导型磁共振系统,MAGNETOM Skyra 具备自由之心 Power Core 系统和 Tim 4G 线圈系统,首次采用多层采集技术 SMS,实现了极速、精准和大数据采集的成像效果;此外,MAGNETOM Skyra 采用第三代 70 cm 大口径设计、系统长度173 cm、磁体重量 5.755 kg、最小房间尺寸 31 $m^2$、第四代 Tim 4G 一体化线圈技术、梯度强度 XQ 梯(45mT/m@200T/m/s)、零液氦消耗技术。

Paul Lauterbur 刚提出核磁共振成像理论不久,Philips 的科研人员就开始从事磁共振的研究。Philips 于 1983 年生产出了超导磁共振 Gyroscan S5。1984 年,Philips 革命性地推出了表面线圈,得到的图像可以显示非常小的细节。1988 年,Philips 展示了业内第一款紧凑型超导磁体 Gyroscan T5,并在 1989 年投入商用。1993 年 8 月,Philips 推出了第一款紧凑型 1.5 T 磁共振 Gyroscan NT。它的出现使得昂贵的基础设施和庞大的磁体屏蔽的时代一去不复返,同时也消除了长磁体带来的幽闭恐惧症问题。2001 年 4 月,Philips 推出了第一款紧凑型 3.0 T 磁体 Intera。随后,随着并行采集技术、多源发射技术、四维多源发射技术、全数字影像链技术和全身压缩感知成像技术的开发,使得 MR 成像更加快速和精确。2015 年,Ingenia Ⅱ 3.0 T 上市,Ingenia Ⅱ 3.0 T 是 Philips 新一代全数字网络架构(digital network architecture,简称 DNA)3.0 T 磁共振成像诊断系统,具备如 dStream 全数字影像链,能同时兼顾高清图像和超快速成像,提供质量控制和高效工作双重保障;提供高清数字影像，提高临床业绩、患者舒适体验等特点；通过顺应神经内科、肿瘤和心脏病方面主要的医疗保健趋势，Ingenia 探索性的工具和先进的诊断解决方案提高了从常规研制到急救应用的磁共振成像能力。

GE 的科学家在 1983 年研发出了第一台磁共振成像系统，2000 年，GE 推出的 LX 磁共振成像系统，使用 1.5 T LCC 超导磁体，这是最早推出的零液氦消耗磁体。射频控制采用 TPS - ISE 系统架构，射频放大器采用 Analogic 的 8102 或者 8103。梯度系统是 SGD 或者 ACGD 梯度放大器。信号接收系统支持四通道并行采集，有 4 通道 CTL 线圈，4 通道腹部线圈等 4 通道线圈。2003 年，GE 推出 Excite 磁共振成像系统，产品采用 1.5 T LCC 超导磁体。射频控制系统升级，采用了 MGD - RRF 架构。梯度系统全系采用 ACGD 梯度放大器。ASSET 并行采集技术的发展，图像的信噪比比上一代有所提高，扫描速度加快，DWI 等功能成像技术也开始发展起来。2005 年，GE 推出 HD 系统。这次产品的升级主要是梯度系统性能的大幅提升，推出所谓高保真梯度，即 HFD 梯度系统。2017 年，GE 医疗最新推出了顶级超导型磁共振系统 SIGNA Pioneer 3.0 T，它采用新一代的梯度绕线与制造工艺，独创性地在 X、Y、Z 三轴方向环绕分布了 45 组梯度工作单元，可实现各单元独立控制、任意组合的全新工作方式；配备了目前业内最高的 65 通道环绕射频系统，在该系统的强大支持下，开创性地实现了 DST 环绕全景成像技术。同时，运用 GE 医疗全新研发的高效磁共振成像技术——MAGiC(magnetic resonance image compilation)，可在一次成像中提供至少 6 个不同的对比度，通过一次扫描解决了原来需要 5～6 次扫描实现的图像信息，而扫描时间仅为原来的 1/4，真正提升了临床效率，节省了时间。继承了 GE 医疗经典的 SILENTSCAN 静音技术，使患者在接受检查时可以有更舒适的体验。

# 第二节　磁共振成像分析简史

自从磁共振成像技术被用于医学以来，除了磁共振设备的不断发展和改进，磁共振成像相关数据分析的算法、技术和软件也不断被改进和开发。新的分析技术或方法的出现给 MRI 用于疾病诊断分型或预后分析带来了革命性的突破。

## 一、图像预处理

1989 年，Robb RA 开发了 ANALYZE 软件系统，该软件完全用 C 编程语言编写，并在标准 UNIX 工作站上运行。该系统允许对 3D 生物医学图像进行详细检查和评估。可以用于分析 CT、PET、超声断层扫描和 MRI 的三维成像方式。在当时，该软件包具有独特的、直接显示协同集成的充分互动模块、操作和测量多维图像数据。

1992 年，Gerig. G 与基于采集的降噪方法相比，提出了一种基于各向异性扩散的后处理方法。该技术的扩展支持三维和多回波磁共振成像，包括更高的空间和光谱尺寸。该程序克服了传统滤波方法的主要缺点，即对象边界模糊和精细结构细节的抑制。滤波算法的简单性允许有效的实现，即使在小型工作站上也是如此。将这种图像处理技术应用于二维和三维自旋回波和梯度回波 MR 数据，证明了目标边界的有效降噪和锐化。

20 世纪 90 年代初期,MR 图像质量已经有了显著的改善,但 MRI 数据的充分利用往往受到低信噪比(SNR)或对比噪声比(CNR)的限制。为了降低采集过程中的噪声,可以采用重复测量或扩大体素体积。然而,这些方法要么大大增加了总采集时间,要么只在较大的间隔内扫描空间体积。为了改善这种缺点,Guido Gerig 等人提出了一种基于各向异性扩散的后处理方法,即非线性各向异性滤波。该方法克服了传统滤波方法的主要缺点,即对象边界的模糊环和精细结构细节的抑制。

不同受试者脑影像的图像差异性是图像分析的一个重要问题,空间标准化是使形状差异性最小化的一种图像几何变换,能够提高不同患者来源的图像分析的准确性。1996 年,Christos Davatzikos 开发了一种基于几何变形模型的 3D 图像空间标准化的计算方法,使用一种可变的表面算法获得皮质表面外部的数学代表。基于这个代表,皮质表面的几何特征,比如各种曲率能够被确定,从而被用来鉴别和匹配钩、回、裂和其他显著的皮质特征。应用该方法可以在两个个体的 3D 图像之间构建一对一的映射,采用该映射可以使一个图像的 3D 卷绕配准到另一个图像。1997 年,J. Ashburner 等人将贝叶斯理论应用到非线性图像配准。

## 二、基于体素的形态学分析

1995 年,I.C. Wright 等人首次采用基于体素的方法分析了精神分裂症患者的灰白质密度差异。2000 年,John A 提出了基于体素的形态学分析(voxel-based morphology,VBM)方法。该方法基于体素的比较分析可以用于两组被试者脑灰质的局部浓度比较。

2008 年,Gerard R. R 总结了 VBM 研究的 10 条规则,包括:① 列出研究的理由,并充分描述数据。② 解释大脑是如何分割的。③ 描述被试空间标准化的方法。④ 统计设计透明化。⑤ 清楚研究结果的意义。⑥ 清楚地呈现研究结果。⑦ 澄清和证明任何不标准的统计分析。⑧ 防范常见的研究陷阱。⑨ 识别技术的限制。⑩ 文本清晰地解释研究结果。

## 三、功能磁共振数据预处理与统计分析

1993 年,在一项关于 PET 数据分析的研究中,Friston K.J 提出了功能连接的概念。1995 年,Bharat Biswal 使用功能 MRI 方法(fMRI)识别手部运动后激活的感觉运动皮层区域,第一次证实了静息状态下 BOLD 信号具有低频波动(low frequency fluctuations,LFFs,$f < 0.1$ Hz)特性,观察到静息脑低频波动的时间过程在这些区域内具有高度的时间相关性,并且在其他几个区域也与运动功能相关的时间过程有关。这种低频波动的相关性,可能是由血氧或流量的波动引起的,是大脑功能连接的一种表现。1997 年,Bharat B. Biswal 提出了基于种子相关分析方法(seed-based correlation analysis)的功能连接分析,该方法的步骤是先选取某一感兴趣区(region of interest,ROI)作为种子区或参考区域,计算该感兴趣区与全脑其他体素的时间序列的相关性。然后根据某一阈值确定具有显著统计关系的脑区,即可表明目标区域与种子区域之间有功能连接关系。2006 年,M De Lucaka 应用概率独立成分分析方法(PICA)分析 fMRI 数据的空间和时间特性。ICA 将信号分解成多个空间上互相独立的成分,认为在同一个成分上信号投影较大的脑区间存在功能连接。该方法属于多

变量分析法,其主要优势是直接对全脑信号进行分析,并能分离头动、呼吸等噪声对信号的影响。

2004 年,藏玉峰首先提出了局部一致性算法(regional homogeneity,ReHo),该算法是一种以计算肯德尔和谐系数(Kendall's coefficient of concordance,KCC)为基础的静息态 fMRI 数据处理方法。该算法假设在一个活动的或者激活的脑区内,相邻的 BOLD 信号值在时域上具有一定的相似性或一致性。通过计算 KCC 量化地衡量这种局部区域内时间序列信号变化所反应神经自发活动的相似或一致性,某个体素的 KCC 即为该体素的 ReHo 值。若计算出某一个体素具有较高的 KCC 值,说明它与周围体素的神经元活动一致性较高,反之则说明它们在时间上的一致性较低。该方法可以反映脑区 BOLD 信号局部时间序列的同步性,从而间接反映局部脑区神经元活动时间上的一致性。

2007 年,藏玉峰首先提出了低频振荡幅度方法(amplitude of low-frequency fluctuation,ALFF),是一种根据大脑局部区域 BOLD 信号的变化进行分析的方法。ALFF 算法通过对功能磁共振数据做傅立叶变换计算功率谱,计算信号在 0.01~0.08 Hz 下的功率谱并进行开方,这个平均平方根即为 ALFF 值,即得到了信号的低频振荡幅度,直接观察 BOLD 信号相对基线变化的幅度,避免了假设驱动算法下依赖模型产生的误差影响,被认为能够直接反映神经元的自发活动。

以往对于静息状态 fMRI 的"管道"数据分析,缺乏友好的工具包。2010 年,藏玉峰开发了一个用于分析 RS - fMRI 数据的工具包,即静息态 fMRI 数据分析工具包(REST)。REST 是用图形用户界面(GUI)在 MATLAB 中开发的。用 SPM 或 AFNI 进行数据预处理后,可以在 REST 中进行一些分析方法,包括基于线性相关的 FC、ReHo、ALFF 和 fALFF 分析。此外,REST 中实现了一些额外的功能,包括 DICOM 分类器、去线性漂移、带通滤波、时间过程提取、协变量回归、统计分析和图像查看(用于结果可视化、多重比较校正等)。童年、藏玉峰基于 SPM 和 REST 中的一些功能,开发了一个 MATLAB 工具箱,称为静息态功能磁共振数据处理助手(data processing assistant for resting-state fMRI,DPARSF),用于静息状态 fMRI 的"管道"数据分析。用户整理 DICOM 文件并单击几个按钮设置参数后,DPARSF 将给出所有预处理(时间程校正、配准、归一化、平滑)数据和结果,用于 FC、ReHo、ALFF 和 fALFF 分析。DPARSF 还可以生成一个报告,用于排除头部运动过大的受试者,并生成一组图片,以便于检查归一化效果。此外,用户还可以使用 DPARSF 从感兴趣的区域提取时间序列。

## 四、机器学习分析

机器学习是一种用于创建连接大脑功能与行为之间关系的强大的计算工具,它在神经科学领域的应用越来越广泛。2020 年 6 月,Sun Q 等人开发了一种用于阿尔茨海默病分类的可解释的深度学习框架,该框架从 MRI、年龄、性别和简易智力状况检查量表(mini-mental state examination,MMSE)得分等多模式输入中描绘出独特的阿尔茨海默病特征。该框架连接了一个完全卷积网络,该网络从局部大脑结构到多层感知器构建了疾病概率的高分辨率图,并对个体阿尔茨海默病风险进行了精确、直观的可视化,以达到准确诊断的目的。这种方法超过了多机构执业神经科医生团队的诊断性能,通过密切跟踪死后组织病理学的损伤脑组织验证了模型和医生团队的预测结果。该框架提供了一种可适应临床的策略,用于使用常规可用的成像技术(如 MRI)来生成用于阿尔茨海默病诊断的细微神经成像特征,以及将深度学习与人类疾病的病理过程联系起来的通用方法。阿尔茨海默病是全世界痴呆症的主要病因,随着人口老龄化,患病负担不断增加,在未来可能会超出社会的诊断和管理能力。目前的诊断方法结合患者病史、神经心理学检测和 MRI 来识别可能的病例,然而有效的做法仍然应用不一,缺乏敏感性和特异性。基于深度学习的分类模型有望完善目前临床诊断方面的不足。

与此同时,王征等人首次提出并设计猴-人跨物种的机器学习分析精神疾病的磁共振影像。该研究整合灵长类动物模型和临床精神疾病患者的功能磁共振影像数据,首次设计猴-人跨物种的机器学习分析流程,利用从转基因猕猴模型上学习的特征构建临床精神疾病患者的分类器模型,进而深入解析人类自闭症和强迫症的神经环路机制。此研究为精神疾病的影像学精准诊断提供了新证据,开辟了利用非人灵长类模型服务精神疾病的临床应用需求的新途径。

非人灵长类模式动物与人类在脑结构与功能上较为接近,研究人员前期发现转基因灵长类动物模型能够表现出与人类临床患者类似的症状表型,如 MECP2 过表达的猕猴表现出重复刻板行为、社交行为障碍等类自闭症症状,且在大脑环路上的异常也与部分自闭症患者相似。研究团队在这些前期工作基础上,假设以保守的脑区功能为基础,构建可跨物种迁移的精神疾病分类预测模型(图绪-2-1 A)。研究人员首先运用结构稀疏学习算法对源自 5 只转基因猕猴和 11 只野生型猕猴的脑功能图谱数据进行脑区筛选,识别出 9 个核心脑区(图绪-2-1 B);接着将此 9 个脑区一一映射到人类大脑上,并用脑区间的功能连接形成特征集合,构建稀疏逻辑回归分类器分别用于自闭症、强迫症和注意力缺陷多动症患者的诊断分类[1]。患者数据分别来自 4 个临床影像数据库:ABIDE-Ⅰ(1 112 人)、ABIDE-Ⅱ(1 114 人)、OCD(186 人)和 ADHD-200(776 人)。经过交叉验证后,发现基于转基因猕猴特征构建的分类模型对 ABIDE-Ⅰ 数据集中自闭症患者和正常人的区分准确率达到 82.14%,对 ABIDE-Ⅱ 数据库中人类被试同样达到 75.17% 的准确率,显著高于基于自闭症和强迫症患者自身特征构建分类器的性能(图绪-2-1 C)。当将同样的 9 个脑区拓展到强迫症影像数据时,发现猕猴特征构建分类模型仍然能达到 78.36% 的准确率,显著高于基于自闭症患者特征构建的分类器性能。但这些基于猕猴模型学习的特征未能显著性地提升 ADHD 患者的分类准确率。研究人员进一步分析这些性能优越的分类器中的功能连接与精神疾病临床症状之间的关系,结果发现右侧腹外侧前额叶皮层在自闭症和强迫症中同时扮演着双重角色,分别对应于各自特异的维度症状表型(图绪-2-1 D)。

## 五、大脑默认网络

默认网络的发现是认知神经科学的研究人员的一个意外发现,他们在使用 fMRI 来研究人类大脑功能时,发现当参与者执行需要积极注意力的任务时,相对于他们在被动条件下的活动水平,联合皮层的大片区域表现出活动减少(即负激活)的现象。这部分区域包括额

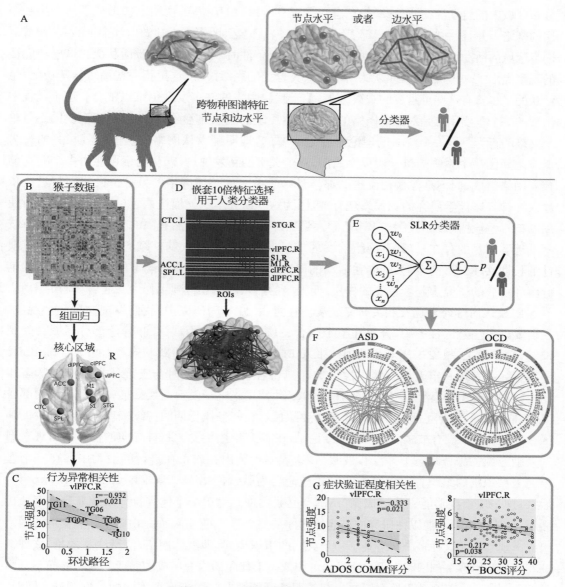

**图绪-2-1　跨物种的机器学习框架概括图**

注：A. 脑功能连接图谱的特征构建猴-人跨物种机器学习分类器；B. 在猕猴模型中学习得到的 9 个脑区；C. 基于 9 个脑区构建的跨物种机器学习分类器与基于人 ASD 数据构建的分类器对 ASD、OCD 和 ADHD 的分类性能 ROC 曲线；D. ASD 和 OCD 共享的神经环路内表型以及与疾病特异的临床症状相关的异常。（图片来自参考文献[1]）

叶、后中线和顶叶下叶的广泛部分，被称为大脑的默认网络（或默认模式网络）。具体来说，默认模式网络是由离散的、双侧的和对称的皮层区域组成，位于人类、非人灵长类动物、猫和啮齿动物大脑的内侧和外侧顶叶、内侧前额叶、内侧和外侧颞叶皮质（图绪-2-2 和图绪-2-3）。该研究最初是用正电子发射断层扫描进行的。在正电子发射断层扫描中，研究者将各种新奇的、需要注意力的、非自我参照的任务，与闭上眼睛安静休息或简单的视觉固定相比较。与这些放松的非任务状态下的活动相比，默认模式网络始终会减少其活动。此外，构成默认网络的分布区域内的自发活动波动(从静息态数据观察所得)相互关联,说明它们形成了一个相互作用的网络。并且,一些依赖于内部表示的任务(包括记忆、展望未来和做出社会推断等)在默认网络区域的活动增加,超过了被动条件(即注视点条件时)下观察到的激活状况。这些功能性的观察提出了一种可能性,即默认网络在人类思维的高级阶段(这里指一些高级认知功能)是活跃的。尽管有这些可重复的观察结果,关于默认网络的许多发现仍难以整合。这个过程中出现的一个主要困难是对默认网络的经验观察反映的现象并不是单一的,甚至反映的不是单个网络的行为。但一个统一的理论解释是必要的,即明确默认网络的功能与其相关的行为反应之间的一个系统的科学假设。然而,一个关键的新发现是,默认网络可能由多个并立的独立网络组成,而不是像最初设想的那样是一个单一的整体网络。另一个挑战则与过度依赖人类神经影像学研究的相关发现有关,因为这些研究本身就模棱两可(这是由于目前所使用的技术手段所带来的,例如fMRI中大量噪声的存在以及仍然有限的分辨率问题,还有技术处理等问题的存在)。默认网络的发现重新点燃了人们对大脑持续的或内在活动的重要性的长期兴趣。目前,对大脑内在活动的研究,即通常所说的静息态下的研究,在人类大脑健康和疾病的研究中起着重要的作用,而大脑的默认网络在这项工作中又起着核心的作用。

1. 默认网络的发现及相关研究发展 在过去20年的研究中,我们发现这样一个现象,在需要外界注意的任务中,分布在整个联合皮层(通常被称为默认网络)的部分区域会受到抑制,而在记忆、想象未来和做出社会推断时,这些区域处于活跃状态。1997年,Shulman等人第一次发现一组人类大脑皮层区域在执行各种新奇任务时与安静休息的控制状态相比,会不断地降低其活动。2001年,Raichleetal使用正电子发射断层扫描(PET)测量局部血流量和耗氧量,根据已建立的激活代谢标准,显示在任务执行期间持续表现出活动减少的脑区在静息状态下没有被激活。得出的结论是,在需要集中注意力、目标导向的任务中所观察到的大脑区域在静息状态下并没有被激活,这表明大脑内在或正在进行的活动中存在一个迄今尚未被识别的组织。这一组织的形式被命名为默认网络DMN(default mode network)。后来,这一现象在功能磁共振成像(fMRI)也被发现。对单个个体进行详细的高分辨率分析表明,默认网络并不像以往研究中描述的那样是一个单一的网络,而是由多个相互交织的网络组成。观察到的这种多个网络共享一个共同的组织模式(即默认网络,值得注意的是,这种特征在猕猴和猕猴解剖回路中也很明显),可能依赖于其内部构造形成的一般处理功能而不是由外部约束表示。每个独立的交织在一起的网络可能都专门用于一个不同的处理领域。同时,人类和猴子的直接神经记录揭示了内部(默认网络)和外部导向网络(其他高级功能网络,如注意网络)之间竞争关系的证据。而对啮齿类动物研究的结果则表明,丘脑可能对控制通过特定的丘脑网状神经元(包括拮抗亚群)参与的网络至关重要。这些联系网络(可能还有丘脑皮层回路)在人类大脑中不断扩展,同时,可能特别容易受到与精神疾病有关的失调的影响。

以往有四类研究都是基于不同时期对默认网络概念演变的不同经验观察,分别是任务抑制、内在功能连接、负相关和内在任务的正向调节(即激活)。

(1) 任务抑制(任务态):现在被称为"默认网络"的大脑区域最初是在独立的PET研究中发现的。正电子发射断层扫描数据显示,在积极的外部任务(如单词判断或视觉对象分类)相对于控制条件(如被动地看东西或者盯着交叉的十字注视点)下的活动时,这些区域始终处于稳定的"负激活"状态。为了解释这些影响,研究者提出了两类假设:这种情况的出现,要么是在被动条件下被试对任务加工进行的过程激活了这些区域,要么是大脑参与主动任务时通过直接的抑制,抑制了这些区域。由于 PET 对大脑活动的测量是相对的,因此他们的发现对于神经刺激或突触活动在真实情况下,对观察结果其影响能力在解释方面必然是模棱两可的。因此,不可能从相对差的初始观测中确定这种效应是否对称。这里效应对称的意思是说,想要判断这些"负激活"区域是否是由那些主要由被动任务所涉及的流程驱动的任务导致的需要形成一个逻辑上的对称关系,因为我们认为这些任务应当引起的相关加工脑区的激活,而这些负激活的脑区是不符合我们的逻辑假设的,如果要证明这些区域的负激活是由被动任务所涉及的相关任务导致的,那就需要明确这些任务引起的"激活区域"和这里的"负激活"区域之间的"对称关系",或者判断出现激活的任务是否通过激活机制引起大规模脑网络的广泛抑制。也有研究者认为是其他原因导致的,例如血液供应的重新分配,但这种假设是不符合生理原理的,因为它们与血管储备的已知特性不一致。同时,这个网络可以通过依赖于葡萄糖代谢而不是血液灌注的成像方法来识别也说明了这种假设的不可能性。对被动任务中大脑认知可能出现的过程的探索提供了一种见解,该见解为该领域未来的大量工作提供了指导,在神经成像研究中实施被动任务时,被试的思维方式会趋向于一种固定的刻板状态,这并不难以理解,因为实验任务中出现的控制条件往往是一种模式的,如休息、盯着"十"字看或者盯着无意义的图看等。然后,在一项早期研究中,该研究专门探讨了默认网络在自发思维中的作用,即对任务的瞬时行为的测量,这一观察结果在其他研究中得到了证实。通过集中观察默认网络与控制条件之间的关系,一个强调网络在自发认知事件中的活动的方向出现了。此类事件是与默认网络区域中的活动相关的几个功能之一。定向记忆、展望未来以及某些形式的社会推理也激活了与默认网络重叠的区域。这些观察清楚地表明,默认网络参与的范围比无定向认知的范围更广。

　　(2) 内在功能连接(静息态):自发的大脑活动在默认网络的所有分布区域都有很强的选择性关联。研究者发现,当默认网络中的一个区域的活动水平增加时,其他区域的活动水平也会增加。虽然这通常是在被动休息时进行测量的,但这些自发的关联(即功能连接)在所有的任务状态中都是普遍存在的,也包括那些需要外界注意的任务状态中。这一观察表明,支撑这些相关性的机制与最初用于通过任务抑制发现默认网络的机制是不同的(即这种自发的波动并不是由外在注意任务所引起的抑制而特异引发的)。通过分析任务抑制和功能连接所提供的观察结果,可以发现在组平均数据中这两种方式发现的默认网络收敛于类似的解剖模式。默认网络的多个分布区域之间存在着很强的相关性,这一发现表明,这组区域可能是一个网络或大脑系统,该系统与其他具有解剖连接和共享功能依赖关系的分布式系统(如听觉系统等)非常相似。

　　(3) 负相关:关于默认网络的第三个主要观察来自对其功能连接性的研究。除了网络内部各区域之间表现出很强的正相关外,它们还表现出与外部注意加工的相关区域之间的负相关。最初揭示这一发现的两项研究都使用了相同的一般方法:从静止的 fMRI 信号中提取后中线脑区的 fMRI 信号的时间序列,然后它们的研究发现,大脑中与所选区域正相关的区域再现了默认网络。而与同一脑区负相关的区域显示出完全不同的模式,该模式包括沿顶叶沟的区域、靠近额部及框额皮质的区域以及靠近颞中区域的视外侧皮质。对这些与后中线脑区存在负相关的区域进行检测时，形成了一个强正相关的区域网络，通常被称为背侧注意网络，在面向外部、需要注意力的任务中发挥功能。这些研究结果表明，默认网络与另一个主要网络是对立的，后者通过对外部感官环境的积极关注而参与内部形式的心理状态和自发认知。同样重要的是，这种对立可以通过分析独立于外部任务需求的任何变化的内在活动的信号波动来揭示，这提出了大脑当中可能存在支持网络之间竞争关系的稳定机制的可能性。然而，从人类功能连接数据推断出这种"竞争机制"是一个挑战。因为，在最初的研究和随后的许多研究中，都是在对局部 fMRI 信号时间过程进行归一化后估计相关性，其中包括对全局信号波动的回归。这个处理步骤迫使大脑所有区域的相关性分布以零为中心，这意味着一半的相关性将被赋值为正，一半被赋值为负。如果不进行这样的标准化，整个大脑的信号就会存在一种低水平的正相关，这种正相关被认为是影响 fMRI 测量的神经元信号和非神经元噪声信号的结合导致的。随之而来的便是一场关于如何解释负相关关系的广泛辩论，随后提出了新的标准化方法和新的研究焦点。从发现负相关关系和随后的辩论中我们可以吸取两个教训。首先，观察到的网络之间的差异是鲁棒的。无论是否从机械的角度来解释这些"负相关"关系，与大脑中的其他网络相比，与外部注意相关的网络与默认网络的关联性更小，这一点仍然是正确的。其次，在解释这种相对的相关值时是有很大的模糊性的。尽管鲁棒的"负相关"关系的存在提出了网络之间存在"竞争关系"的重要可能性，但需要功能连接性研究之外的数据源来确认这些关系并深入了解它们的机制。

（4）正向任务调节（任务态）：尽管我们将其命名为"默认网络"，但是默认网络的相应区域在特定形式的定向任务期间确实增加了活动（即任务态的正激活）。抑制默认网络活动的任务往往是面向外部的，也就是说，他们要求被试要有选择地关注和回应环境中的刺激。相反，增加默认网络活动的任务往往依赖于基于内部构造的信息，也就是说，心理表征是由记忆和图式灵活构建的，该任务远远超出了直接的感官环境。在早期的研究中出现了这类任务的两个突出例子，一个是自传体记忆，另一个是需要某种形式的社会或自我参照推理的任务。在这两类任务中，默认网络被发现出现了广泛激活。自传体记忆任务要求个体回忆过去事件的细节。当以组平均数据进行分析时，自传体记忆任务会激活与默认网络非常相似的分布式区域。自传体记忆任务的几个有趣的特性提供了对这个网络功能的深入了解。首先，它们依赖陈述性记忆（即内侧颞叶依赖），其次，从任务-需求的观点来看，它们落在外部-内部导向统一体的极端内部末端（即基本不需要外部导向）。虽然外部提示常常在任务指导过程中提供指导，但参与者很快就进入了一种内部心理状态，在这种状态下，记忆的进展只需要来自外部世界的最小输入。这项工作的扩展指出，当个人想象未来的假想场景时，默认网络的类似区域也参与其中（这是因为当人们的注意力从当前的外部环境转移到丰富的真实或想象事件的内部表现上时，他们的注意力就会转向内部）。涉及社会推理的任务也会增加默认网络区域的活动。社会推理任务有多种形式，不太可能涉及单一的心理结构。其中一类经过充分研究的任务探究了人类表征他人心理状态的能力，这种能力通常被称为心智理论。心智理论任务需要一个基本一致的大脑区域网络，这些区域与默认网络重叠。这些任务需要理解一个中间人的信念，而不是由直接环境中的线索提供的现实刺激。在这类任务中,被试必须暂停他们自己的观点来考虑另一个人无法观察到的想法、信仰或感受。涉及社会认知和自我认知的其他方面的任务也揭示了与默认网络区域重叠的解剖结构。了解一个人的内心或了解另一个人的内心是类似的认知任务,因为它们都需要灵活地采用不同于当前经验世界的观点。这些集体观察提高了一种可能性,即默认网络广泛地参与依赖于内部心理状态的高级思维和推理形式。一个有待解决的问题是,这些不同的内部心理状态任务在多大程度上依赖于真正共享的(而不是相关的,甚至是可分离的)过程。

2. 默认网络的功能

(1)默认网络的组成成分:如图绪-2-2所示,默认网络大致包括三大子成分,腹侧内侧前额皮质(VMPC)、背内侧前额皮质(DMPC)、后扣带回皮质和邻近的楔前叶以及外侧顶叶皮质。另外一个与默认网络相关的区域是内嗅皮质[2]。

Joel Price 和 Helen Barbas 等人的研究表明,VMPC 是网络中的一个关键元素,它们通过眶额叶皮层接收来自外部世界和身体的感觉信息,并将这些信息传递给下丘脑、杏仁核和中脑导水管周围灰质等结构。单单这个解剖回路就足以说明这个默认网络作为一个与社会行为、情绪控制和动机驱动有关的感觉-内脏运动联系的潜在作用,而这些都是个体性格形成的重要组成部分。目前已有许多研究报道,正常人在 VMPC 受损后,出现显著的人格变化和异常的社会行为表现。

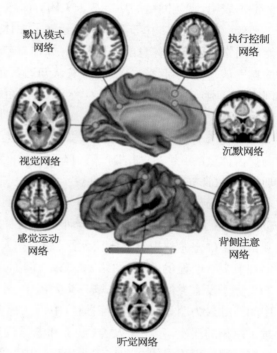

图绪-2-2　默认网络图(图片来自参考文献[2])

同时,正常被试的影像学研究表明,受试者的情绪状态可直接影响默认网络中 VMPC 的活动水平。通过任务的难度诱发焦虑行为的研究表明,在执行任务时,VMPC 与默认网络的其他脑区一致性的活动度与被试在执行任务时的焦虑水平成正比。高度焦虑时,VMPC 的活动度几乎没有下降。任务态下的焦虑减低时,VMPC 中的活动也会减少。辛普森等人研究表明,VMPC 的活动减少与焦虑自我评分呈负相关,即焦虑程度最低的受试者表现出 VMPC 最大限度的减少,而最焦虑的受试者则没有明显减少或轻微增加。这些都说明默认网络的 VMPC 成分的活动反映了集中注意力和受试者情绪状态之间的动态平衡,并且可能发生在功能活跃的基线上。

DMPC 虽然与 VMPC 毗邻,但与 VMPC 的区别在于它与自我参照判断相关。后扣带皮层和内侧楔前叶是最先注意到的默认网络的显著特征脑区。这些区域,连同默认网络的侧顶叶组成部分,一直与对回忆的研究相关。静息态功能连接中,显示海马与默认网络的后端成分之间存在显著关系。在随后的一项研究中,Shannon 等人证明,海马-顶叶记忆网络表现出显著的日变化,这种表现在晚上强烈存在,而在正常夜间睡眠后的早晨则不存在。这一发现表明,海马和默认网络的后端成分之间的关系对清醒状态下的经历很敏感,而睡眠每天会重置这种关系。此外,在规划旨在研究默认网络在记忆和学习中的作用的实验时,应该考虑默认网络功能连接的这些引人注意的日变化。总而言之,在任务执行过程中,默认网络的这些功能元素可能会受到任务性质的不同影响。然而,不管特定任务的细节如何表现,默认网络总是从高活动的基线开始,在此活动中进行少量更改以适应特定任务的需求。现有的证据表明,默认网络的功能从未关闭,而是特定于任务的增强或减弱。

(2)自发认知:由于默认网络最初是在休息状态确定的,因此许多研究者将默认网络功能与通常伴随安静休息的放松状态(如白日梦、走神或独立于刺激的思想,这就是文中所述的自发认知)联系起来。此外,自发认知通常包括对个人过去和未来的思考,这与人类默认网络中已确定的功能非常吻合。然而,有几个因素使作者认为,仅仅关注自发认知忽略了默认网络在大脑功能中发挥更基本作用的可能性。以下是支持这一观点的观察结果。

自发活动与自发认知相反,是导致人类大脑功能高成本的主要因素。虽然成年人的大脑只占体重的2%,但却消耗了人体20%的能量。相对于持续的高能源消耗率,它主要用于功能活动(Raichle&Mintun,2006),与任务引起的大脑活动变化相关的额外能量消耗很小,通常低于局部的5%。因此,没有理由假设不受约束的思想比受约束的思想需要更多的能量,这就留下了很多关于自发活动本质的解释。此外,默认网络的一般特性现在已经在猴脑和鼠脑中确定。从视觉上比较大鼠、猴子和人类的默认网络的地形,可以产生一种相似感,但细节上有明显的差异(图绪-2-3)。例如,在人类中,侧顶叶部分大约位于Brodmann区39。猴子没有类似的顶叶区域。在大鼠中,外侧顶叶成分位于初级感觉皮质。相似之处在中间线处最为明显,但这里,在细节中仍然存在差异。最后,静息态功能连接的模式似乎超越了意识的层次,存在于人类、猴子和老鼠的麻醉状态下,同时也存在于睡眠的早期阶段。这些观察使得连贯模式和它们所代表的内在活动不太可能主要是不受约束的、有意识的认知的结果(如走神或做白日梦)。

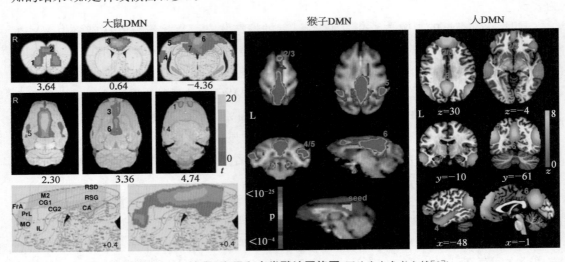

图绪-2-3 大鼠、猴子和人类默认网络图(图片来自参考文献[2])

（3）平衡：研究表明，默认网络和其他大脑系统网络之间功能的平衡是影响认知、思维、情感等行为的重要因素之一。静态状态下的默认网络与任务态正在激活的网络之间存在着一定的负相关关系。默认网络和背侧注意网络（DAN）之间存在紧密联系。Popa 等人研究表明猫的睡眠-觉醒周期和注意力需求变化期间，用慢性留置电极对猫进行检测，记录了猫的 DMN 和 DAN 的单位活动和局部场电位。这两个网络之间的负相关关系发生的时间占 20%，而其余 80% 的时间也存在相关性。这些观察结果表明，两个网络间的协调与对抗之间存在着一种可变的关系。此外，在注意力需求增加时，尽管局部场势（LFP）功率降低，但在猫默认网络内的触发率实际上增加了，这表明在注意力需求增加时，默认网络可能发挥了增强的作用。Shannon 等人的研究表明，在冲动较少的青少年和正常对照组中，运动调节区域与空间注意力和执行控制相关的大脑网络相关。在较冲动的青少年中，这些运动调节区域与默认网络相关。这些研究结果表明，默认网络与控制空间注意力和执行控制的网络之间的平衡，对于决定皮质运动调节区域的输出至关重要，并最终决定受试者的冲动程度。

（4）DMN 的解剖结构证据：大脑连接解剖结构的研究，揭示了默认网络对大脑组织的潜在重要性。Hagmann 等人通过使用扩散光谱成像（diffusion spectrum imaging, DSI），无创地绘制了人类皮质-皮质的轴突通路。结果表明大脑后内侧和顶叶皮质内有一个结构核心，以及不同的颞叶和额叶模块。在这个结构核心内的大脑区域构成连接所有主要结构模型的连接枢纽。他们确定的结构核心包含一些区域，这些区域构成了默认网络的后端组件。他们还比较了结构连接度量和静态功能连接度量，并得出结论，这两种度量之间存在大量对应关系。从他们的工作中得出的结论是，这个结构核心，就像它位于默认网络的后端一样，对于功能集成非常重要。这类的其他研究将默认网络置于大脑组织结构和功能的中心。

（5）最新的结构基础相关研究：目前，能够说明默认网络存在多个分布式关联网络的证据已经不断出现。虽然最初设想默认网络是一个单一的网络，但它很可能是由多个彼此相邻的不同网络组成的。当对个体内部的内在功能连通性进行充分研究时，这些网络的详细组织就会显露出来，从而使精细的空间细节得到观察，而不会与群体的平均水平相混淆。从这些研究中出现的证据表明，默认网络至少包括两个独立的网络，在大脑的后中线和前中线脑区上有明显的空间差异，这两个区域通常被认为是中心节点。这些多个分布式网络具有组织特性，可以洞察它们的功能和发展起源。第一个显著特征是组件网络包括分布式并行节点。除了少数例外，一个网络的节点与另一个网络的节点并列。一种可能性是，这种分布式和并行的组织可能是在早期发展阶段出现的细分和专门化的结果。因此，一个单一的、差别较小的原组织在功能开发的过程中通过依赖于特定活动的过程变得专门化［作者举了一个面部视觉区在人类和猴子的视觉皮层出现并发展的例子，在成年人类和猴子中，多个外纹皮质区域（在猴脑中被称为斑块区域）优先对面部刺激做出反应。而这些具有面部选择性的皮质区域并不是先天形成的，这些区域在早期只具有视网膜的组织特性，在面部刺激（典型刺激）的反复活动下，这个区域的原型组织进行了细分和专门化。最终，颞叶皮层中靠近中央视觉表征的某些区域成为人脸的特化区域］。第二个关键特征是，尽管这两个网络在许多关联区域并立，但它们与内侧颞叶内的后海马旁皮质的耦合关系显示出分离。文献中一个流行的主题是，默认网络参与了一系列广泛的任务，包括记忆和推断他人的想法和信仰，从而引出了关于这些任务可能共享同一核心流程的想法。外纹视觉皮层的特化对于理解多个并置关联网络的特化具有重要的借鉴意义。虽然不同的外纹视觉区域的处理模式是共享的,而且所有区域都包含从视网膜开始的平行前馈解剖投射,但不同的特定区域对不同类别的刺激做出反应(即功能特异)。默认网络中的多个分布式网络也可能具有相同的处理模式,这种处理模式依赖于内部构造(即内部信息加工)的表示,而不是外部约束(即外部刺激表征)的表示,并包括专门用于不同处理域(即功能不同)的独立并置网络。个体中明显的精细空间细节也需要重新评估关于默认网络的组织假设。具体地说,默认网络的某些区域被估计为网络中心的"集线器"——即对默认网络的多个子网之间的信息流起信息交换的中心作用的节点。新近受到重视的默认网络的精细组织研究表明,用于确定这种强中心性区域的建模方法将需要重新评估,因为多个网络上的组平均方式是模糊的,这种模糊可能扭曲了对中心性节点的估计。沿着类似的思路,一个突出的假设是,默认网络由位于中线的一组集线器所连接的子网络组成。这种中枢与特定的子网络相互作用的可能性需要加以修正,因为假定的中心性节点,包括内侧前额叶皮质内的节点,现在已被证明参与了多个不同的、空间并列的网络。

默认网络的分布式关联网络由解剖连接支持作者认为,以往研究中,传统上所定义体系结构区域与默认网络的解剖连接的估计之间似乎不存在简单的对应关系。在神经科学研究中,一个经常持有的假设是,功能专门化的网络将与架构性定义的大脑区域(即由结构连接所定义的框架)有可定义的相互关系。对人类和猴子骨髓结构和细胞结构的比较研究表明,默认网络由多个广泛分布的区域集群组成,包括从额极延伸的区域、中线从后压部皮质延伸到楔前页的腹侧区域、后顶叶皮层接近枕叶的一部分区域、颞联合皮层的广泛区域和背外侧前额皮质内的其他区域。默认网络跨越多个相邻区域的范围表明,这些区域与传统上所定义的体系结构区域的边界经常重叠。因此,默认网络和底层体系结构区域之间不太可能像迄今为止定义的那样对应。解剖连接的研究为我们提供了一个不同的观点。通过对示踪剂注射产生的投射模式的研究,人类神经成像对大范围默认网络模式的估计与猴子解剖之间出现了明显的同源性。这些解剖投影的几个特征与典型的人类默认网络平行。首先,白质投射的区域在空间分布上与定义人类默认网络的多个分布式区域重合。其次,这种投射模式是通过使用分布在大脑多个区域的注射位点进行的白质纤维束追踪研究来概括的。例如,海马旁注射确定了分布网络的大部分,这一观察结果在随后的研究中得到了重复,另一项研究中包括的后扣带回注射也证实了这一点。在额极的注射也概括了网络上的许多区域。最后,一个区域内的投射区域(最明显的是顶叶联合皮层)在解剖学上是特定的。顶叶联合皮层接收和发送投射到海马旁皮层的区域是OPT(顶下小叶的尾部)。在靠近OPT的顶叶皮质内注射有时出现一种与更大区域相连接的印象,尤其是考虑到局部投射几乎总是在注射部位附近发现。相比之下,通过注射在海马旁皮质和后扣带回三角部中识别出的中心节点,其特异性得到了提高,这一区域可能是默认网络的中心区域。在对猕猴的大脑示踪剂的研究中发现了令人惊喜的结果。猕猴拥有一个解剖学上连接的网络,其中包括在人类默认网络中发现的所有分布区域。例如,逆行示踪剂注入额极皮层区10和与其相邻的额极皮层区域9和11,可以通过示踪剂显示预测的区域包括:海马旁皮层、前扣带、顶叶腹侧、后扣带,或广泛的前颞联合皮质一直延伸到颞极。人类与新大陆猴最近的共同祖先生活在距今约 4 500 万年前,这一事实提出了一种有趣的可能性,即支持人类默认网络的基本解剖结构可能在数千万年前就已经在灵长类祖先身上得到了很好的体现。这个网络的一个关键特征是它与前额皮质的前顶端的连接,这是由来自三个不同的新大陆和旧大陆的猴子的共同解剖数据所支持的[新大陆猴在几个方面与旧大陆猴略有不同,最突出的表型区别是鼻子,这是最常用于区分两组的特征。新大陆猴阔鼻亚目的分支意味着"扁鼻子"。新大陆猴(除了吼猴属的吼猴)也通常缺乏旧大陆猴的三色视觉]。一个尚未解决的重要问题是,动物模型是否能为在人类身上发现的多个紧密并列的网络提供解剖学基础(从系统发育的角度看,这一点可能是难以解决的重要议题)。同时,这也对猴子解剖研究的解释提出了挑战,就像对群体平均人类神经成像研究的解释一样。虽然个别猴子的投射模式可以高精度地分辨出来,但注射本身往往很大,而且在个别猴子之间并不精确对齐。现有的数据表明,猴子确实拥有与人类默认网络相同的基因,但其分化程度仍未确定。如果分布式关联网络(即默认网络)的进化与现存灵长类动物的额皮质区的扩张和分化相平行,将这一现象从进化的角度来看,对构成人类默认网络的多个网络的研究将会非常有趣,因为它们同样具有相对的扩展和分化。

(6) 将默认网络嵌入到一个宏观的脑网络组织中:构成人类联系皮层的多个相互交织的网络的一个显著特征是,它们在广泛的网络组织方面是极为相似的。这种组织主题不仅适用于分解默认网络的两个主要网络,还适用于其他几个相邻的分布式关联网络,包括那些支持外部感官注意和认知控制方面的网络。因此,将默认网络与其他高级认知网络放在一个宏观的脑网络组织结构中去讨论是必要的。尽管存在一些例外,但每个分布式关联网络往往在大脑皮层的每个主要关联区域都有一个较为独立的组织成分。此外,当所有的网络被放在一起观察时,它们的分布揭示了皮质表面的有序空间分布。在猕猴解剖连接研究中,以及在猕猴和猕猴的功能网络研究中,也发现了相同的主题和多个关联网络之间的空间关系。这些组织形式包括两个特征:第一,跨网络的组织形式。第二,不同网络在空间上有序展开。这两个特征为从进化和发展的约束中提出宏观组织的出现提供了一定的可能性。同时,这些多个分布的关联区域在空间上都远离感觉区。这些关联区域包含多个关联网络,包括那些定义默认网络的关联网络,这些关联区域被认为是用来填充感觉网络与高级网络之间的空白的。从空间上可以观察到,与外部感官注意相联系的联想网络最接近初级感官区域,接着是多个更高阶的网络,一个接一个。就初级感觉皮层向外的空间进展而言,默认网络是最远的。有趣的是,人类小脑皮层网络表征的有序空间排列也遵循同样的顺序:小脑前叶包含主要的躯体运动模块,在此之后,小脑的后续区域代表了与皮质序列所反映的相同的联系网络。大脑联合皮层中网络的顺序在小脑中反映了两次。在小脑序列中,默认网络再次被指定为离感觉皮层最远的顶点关联网络。默认网络(或者更具体地说,由多个并列的网络组成的默认网络)位于跨模式网络的顶点,这一发现具有有趣的含义。首先,这一观察为理解神经成像早期出现的无数经验发现提供了一个背景,神经成像主要针对感知任务和刺激控制决策。集中于需要外部注意的任务的研究,会集中强调与处理当前环境信息有关的网络的贡献。只有被动任务才会意外地放松对外部注意力的要求,从而充分揭示顶点跨模态网络中的活动,这可能是因为这些网络专门用于不同的面向内部的处理模式。其次,沿着多个并行网络在宏观梯度上彼此相邻的概念可以发现一些重要的问题,例如,多个独立网络的存在是否为探索网络之间的竞争提供了可能。特别值得注意的是,内在功能连通性研究揭示了跨模态顶点网络与接近感觉皮质的早期网络之间的负相关关系(可能是一种对抗关系)。除了表明这些网络的功能专门化之外,这些观察结果还可能反映出在全脑范围内广泛网络集团之间竞争的稳定机制。

(7) 神经生理学:人类颅内记录显示,在积极的外部指导任务期间,默认网络会受到抑制。在一项关于高频宽带(HFB)信号的研究中,当个体从事活动任务时,位于后扣带皮层和内侧前额叶皮层的电极都检测到信号明显减少(可理解为负激活)。这些反应在解剖学上是选择性的,放置在辅助运动区和初级视觉皮层的电极会检测到相反的效果(即出现信号的明显增强,可以理解为激活)。对任务传导抑制 HFB 信号的在空间表征的结果进行观察可以发现,这些影响跨越了默认网络的多个分布式节点。此外,HFB 监测中,默认网络受到任务抑制的程度和持续时间与任务难度呈正相关,这与人类神经影像学发现的另一个特征相一致。这些发现表明,默认网络的原始定义特征是通过外部定向和被动任务状态来调节其活动水平的,这在直接记录的神经元活动中表现得很明显。在猴子中,与任务抑制的单单位和多单位活动相关的区域在后扣带回部。相对于刺激前的基线,当猴子将目光转向暂时存在的视觉目标时,这一区域的神经活动受到了强烈的抑制,这是一项需要外界注意的任务。当收到活动任务将被延迟的提示时,这些动物的后扣带皮层的单单位活动增加,与在人类颅内记录中观察到的默认网络活动增加的现象相似。这种抑制作用对猴子和人类都具有解剖学选择性,在类似的条件下,与外部感官注意相关的侧顶叶内区域表现出增强而非抑制的活动。新出现的技术能够从猴子广泛的皮层区域进行长期记录,为深入探索任务抑制的电生理相关提供了一种方法。这些强大的方法,同时在许多不同的网络中调查了神经元的反应特性,揭示了任务相关的增强和抑制作用在整个大脑中是广泛的。例如,在一项要求很高的外部任务中,明显的抑制作用与猴子大脑中假定的默认网络很接近,比如位于或接近 OPT 的顶叶联合皮层。这些有趣的方法将揭示一些关于默认网络任务抑制的生理学问题,并以一种与对人类观察相关的方式来揭示这些问题。人类的直接神经元记录(提供了慢血流动力学测量无法获得的见解)表明,HFB 信号抑制在启动外部定向任务后不久就开始了(在 250～600 ms 内),而且一旦提示休息开始,HFB 活动就会迅速增加(在 400 ms 内)。在猴子中,后扣带皮层活动的抑制也发生得很快(300～400 ms)。这种抑制的紧张性特征与对其他各种任务相关事件(包括目标陈述和奖励传递)的短暂反应形成对比,这可能是其机制起源的重要线索。人类的直接神经记录也显示,在人们普遍认为依赖于内部心理状态的各种任务中,HFB 信号的水平往往高于基线水平。在一项关于与注意相关的 HFB 信号增加的详细研究中,位于后扣带附件的颅内电极在注意力集中的数学任务中表现出 HFB 抑制,当在被问及个体确认的自传体记忆问题时,HFB 信号则表示出增强(即抑制下降)。这种反应的层次结构(HFB 的抑制在积极的外部任务中最高,在休息时居中,在需要集中内在关注的任务中最低)与神经成像的结果是一致的。尽管如此,任务调节的活动增加到目前为止并未显示出一个简单的组织模式。异质性在多个维度上是明显的,包括邻近部位反应幅度的差异,反应潜伏期沿解剖梯度的变化和对内部心理领域内不同任务的反应的可变性。一个令人困惑的观察结果是，在那些显示自传体记忆和抑制效应的电极位置之间的重叠，要比自传体记忆和暗示休息活动时信号增加之间的重叠更多，作者认为，这些复杂的模式可能反映了一种组合，即对精细组织知之甚少，同时也反映了噪声和标准化的技术来源。因此，未来研究的一个重要途径是将个人大脑网络详细组织的新知识与广泛植入颅内记录电极的患者的定向探索相结合。

（8）对默认网络的控制：默认网络在对任务抑制的最早研究中偶然出现，随后发现的负相关现象可能反映了网络之间广泛的稳定的竞争-抑制作用。一种可能性是外部和内部处理模式使用不兼容的（甚至可能是对立的）功能设定。关键的是，支持外部和内部处理模式的每个网络和区域本身并不是单一的，例如，视觉皮层拥有一系列特殊的处理区域和嵌入在平行通路中的部分组织；这些途径与更广泛的分布式网络相互作用，用于从外部世界提取和处理信息。我们可以知道最初描述的默认网络也具有多个专门区域和分布式网络，这些区域和网络提供了与内部状态相关的功能多样性。然而，控制这些竞争和相互作用的网络的机制仍有待确定。可能的解释理论如下。

1）丘脑皮层和基底前脑机制：丘脑皮层回路是控制分布皮层网络内部和网络之间信息流交换的候选回路。灵长类动物的某些丘脑核投射到大脑皮层的分布相关区域，而内侧髓核（也可能是内侧背核的一部分）与大脑皮层的前后区域也有着广泛的连接。这些区域可能是组成人类默认网络的关联网络的同系物。这些丘脑联合核由周围的丘脑网状核（TRN）直接调控。TRN 必须通过抑制丘脑投射神经元的氨基丁酸能来施加这种控制，因为 TRN 没有直接投射到皮质。由于丘脑投射神经元支配 TRN，这种结构可能与抑制有关，也可以通过在丘脑从而实现对前额叶输入信息的前馈抑制。因此，在解剖学上，丘脑皮层回路处于良好的位置，能够在皮质网络内部和网络之间发挥广泛的影响，并充当调节中枢。对啮齿类动物的基于丘脑回路的观察说明了 TRN（丘脑网状核）神经元不同亚群的相反效应，这可能表明了默认网络的控制机制。在小鼠中，长期放置在 TRN 神经元附近的电极显示，在睡眠和清醒的探索行为阶段，TRN 神经元的不同亚群与两种唤醒状态相关（或正或负）。利用光遗传学方法去探索这种差异，发现了不同的感觉投射和边缘投射 TRN 神经元的分离，以及它们生理特性的分离。与静息呈正相关的 TRN 神经元是感觉投射，而与静息负相关的是边缘投射。并且在这两个 TRN 神经元亚群中观察到了不同的行为模式，超越了睡眠-觉醒状态的差异，这种差异延伸到在要求注意力的视觉任务中更细微的差异方面。尽管还没有证据表明啮齿动物的调节作用与人类的调节作用是相似的，但值得注意的是，不同的感觉相关和边缘相关的 TRN 神经元可以表现出相反的效果，让我们可以联想到在人类任务抑制和负相关现象中观察到的大规模的网络变化。

其他候选回路也可能有助于调控默认网络。例如，对老鼠的研究表明，当老鼠从家里的笼子被转移到一个鼓励深入探索的新场所时，基底前脑的伽马波（gamma）的能量会降低，而基底前脑是大脑皮层胆碱能传递的主要物质。与主动探索相比，在梳理毛发和安静清醒期间（包括在新环境里），基底前脑的伽马波的能量会相对增加。这些调节作用在基础前脑平行特征的默认网络任务抑制中，因此，为探索性研究提供了一个额外的目标，可以提高我们对默认网络调节机制的理解。相当多的证据表明，前额叶区域参与自上而下的控制和调节整个大脑的信息处理网络。但是,对实施这种控制的具体机制的关注仍然有限。

在重点研究皮层和基底前脑回路调节不同任务状态下的放电特性时,我们要关注可能支持皮层网络对其他网络施加控制的局部回路特性。有趣的是,啮齿类动物和灵长类动物的许多回路特性是守恒的。这种守恒现象为利用现代分子遗传工具研究非人类灵长类动物的控制机制和功能障碍的人性化模型提供了一个机会。此外,这种守恒意味着,这种回路的古老特征可能是在人类神经成像研究中观察到的竞争性网络交互的构建基础。

2) 分层网络控制:我们对默认网络控制的一个方面知之甚少,即是否只有一个或有多个机制在不同规模的组织中运行。第一个是控制范围问题,这个问题涉及当个体执行外部集中的任务时出现的广泛的任务抑制。第二个是控制尺度问题,这个问题与在不同形式的内部心理状态(如记忆与社会推理)中局部网络的选择性增强有关。一种可能是有一种共同的机制在起作用:由任务驱动的特定网络的活动可能在其他可能的网络上得到增强,这样广泛任务抑制的出现仅仅是对内部和外部信息通道的定向注意状态之间的极端对比的副产品。当对比任务以更微妙的方式不同时,可能会出现局部调制。另一个有趣的替代方案是,可能存在多种机制在不同的尺度上对网络选择进行分层控制,并具有广泛的竞争机制,这个机制能够实现抑制默认网络或其他外部注意重要网络之间的皮层大片区域。但在大脑皮层的这些广阔区域内,不同的机制也可能支持根据当前进行的任务的需要来选择狭窄的皮层区域和网络。也就是说,当注意力指向外部世界时,多个网络可能会被联合抑制,但当需要在特定任务环境中进行主动信息处理时,则会选择性地增强该区域。

3) 默认网络控制机制可能提供对精神疾病的相应洞察:在具有精神病特征的精神分裂症和双相Ⅰ型障碍患者(双相情感障碍)中,参与认知控制的默认网络和相关的大型网络出现失调现象。同时,精神分裂症和双相情感障碍也是最容易遗传的精神疾病。因此,可以去考虑分子遗传变异是否会导致默认网络的失调,从而增加精神疾病的风险。特别是对精神分裂症的研究,这种研究为功能障碍的产生提供了有趣的线索。对精神分裂症患者基因变异的有力研究已经确定了一个与 T 型钙通道相关的候选风险位点,该通道在 TRN(丘脑网状核)中显著表达。这些观察结果为心理健康和认知网络失调之间提供了一种可能的联系,尽管这只是众多因素中的一种潜在作用机制。考虑到精神分裂症患者观察到的神经振荡的活动模的不规则性依赖于 TRN 回路,一种可能性是,被破坏的丘脑皮质回路可能导致默认的网络失调。同时,改变丘脑皮质回路功能的基因变异反过来可能导致临床相关的网络选择和相互作用的干扰。

联合皮层的大型分布区域由多个网络组成,这些网络在不同形式的内部思维活动中活跃。这些网络通常统称为大脑的默认网络,当注意力集中在外部世界时,这些网络就会受到抑制。因此,默认网络的偶然发现为大脑处理网络的基本专门化提供了一个窗口,这些网络参与从外部世界提取信息,而那些构建表征的网络,会部分地或完全地脱离当前外部环境。最近的研究结果表明,默认网络不是一个单一的实体,而是由多个并行交叉的网络组成,这些网络显示出跨区域的专门化,类似于那些在经过充分研究的感觉系统中发现的网络的组织形式。

对构成默认网络的多个网络的抑制和参与的现象观察结果是鲁棒的,这些结果可以通过人类和非人灵长类动物的直接神经元记录来测量,同时与啮齿动物的网络调节类似。因此,未来研究的一个关键主题是如何控制构成默认网络的网络,包括支持在外部注意期间广泛抑制默认网络的机制。这些研究表明,由不同的独立网络组所支持的广泛的信息处理模式之间可能存在着重大的竞争关系。了解这些网络是如何被调节来控制信息流的,可以让我们深入了解认知控制的一般机制以及它们在精神疾病中受到的干扰。迄今为止,对默认网络的研究表明,一些有趣的现象可能会让我们深入了解其他对人类高级思维非常重要的网络。

过去几十年的另一个收获是,人类的神经成像观测很难单独解释。可重复的发现本身无法克服用于获得它们的相关方法中所固有的模糊性。来自对同一主题进行限制的多种方法(包括神经生理学研究和适于电路解剖的动物模型)越来越多地可用来帮助解释对人类大脑网络的发现。例如,在猕猴和狨猴中存在着强大的默认网络的候选同源解剖网络。要深入了解大脑的默认网络,需要结合这些可获得的灵长类动物模型的洞见、来自人类临床人群的电生理和回路调节研究的发现,以及提供基本观察的神经成像方法。

大脑的默认网络是关于大脑组织和功能的讨论中一个相对较新的领域,但它激发了多年前关于大脑功能基本性质的讨论。Sherrington 支持的一种观点认为,大脑主要是反射性的,受环境瞬时需求的驱动。另一种观点是 Sherrington 的学生 T. Graham Brown 提出的,他认为大脑的活动主要是内在的,包括获取和维护信息,以解释、响应甚至预测环境需求。后一种观点显然占主导地位,人们对大脑正在进行的活动的兴趣迅速增加,这要求大脑必须建立和维持一个世界的运作模型,并在高度贫乏的感官信息的基础上加以实现。该活动的特征之一是其大规模的功能组织,其中默认网络似乎起着主导作用。随着我们重新审视阿尔茨海默病和抑郁症等疾病,这很可能是未来几年一个令人兴奋的前沿领域,因为这些疾病无法用简单的解释来进行理解。默认网络很可能在所有这些研究领域都占据重要地位,当我们开始越了解它在大脑功能中的真正作用时,就会发现它的作用之大。

## 六、从简单映射到多维网络

先进的神经影像技术的发展及其在大规模数据中的应用,使得对功能和结构的脑网络架构的研究达到了前所未有的细致程度(而且发展速度相当快,尤其近 10 年的发展中,脑网络的概念已经得到了极大的扩充,在方法上从物理、神经生物学和数学方法等方面都获得了许多进步)。无论是在时间尺度,还是在空间尺度上,网络神经科学已经成为研究焦点,寻求对大脑网络的有意义的可描述和可解释性的网络特征,已经成为构成健康功能和疾病功能障碍的基础。然而,传统的网络科学工具虽然可以对大脑功能进行基本的特征描述,通常却无法识别病理、生理机制,也无法将系统层面的表型与大脑功能的多层次联系起来。Urs Braun 等人[3]总结了最近刚发展起来的技术,主要包括多层网络、网络生成模型、网络控制理论。这些技术源于复杂系统和网络科学的进步。这些技术有可能克服上面所说的这一局限性,从而为神经解剖学、功能动力学和病理学提供机制方面的见解。

大脑的功能依赖于不同脑区之间高度复杂的相互作用,而神经影像学仍然是在大规模系统水平上研究这些相互作用的核心方法。分析影像数据的概念框架已经从单一分析(即连接度量)发展到了现代神经网络科学。这类研究与精神疾病极其相关,因为自 Wernicke

时代以来,就有人提出,大脑脑区间相互作用的改变是神经病理学的核心。脑网络的相关模型起源于数学的一个分支——图论,网络模型将复杂系统表示为离散的节点及其成对关系(边)的集合,从而构成图。节点间的不同连边模式构成了网络的不同拓扑结构,可以通过一系列广泛的方法进行描述性分析,这些方法可以从局部视角和全局视角来探索网络的组织。相对朴实的形式和简单的表征突出了网络神经科学的一个主要优势:它的广泛性和适用性。网络方法可以应用于大脑生理学的所有空间尺度和时间尺度,并且可以用来分析各种数据类型,如细胞水平网络、基因表达图谱以及结构或功能神经成像数据。近年来,在网络神经科学背景下,研究者们得到了健康人脑的大规模结构网络和功能网络的详细架构图谱(Map)。已经被证实这种网络架构的组织特征出现在不同的物种大脑中,并能够描述认知。另外,有研究报告了这些网络架构在疾病中的变化。尽管这些组织特征的发现程度和速度让人印象深刻,但其在临床上的应用却受到了限制。缺乏临床转化能力是因为目前的方法主要是描述性的,因而最终无法提供功能/功能损伤的解释机制。解决这一局限性对于精神疾病干预和治疗的前瞻性发展以及增强在健康和疾病中的认知功能至关重要。通过描述一组新的计算工具,称之为"多维网络神经科学"的领域(图绪-2-4)。可以引入额外的维度(包括时间、空间或功能),拓展了当前的分析工具。通过这样做,他们可以生成具有过程或机制的网络模型,超越了简单的统计依赖性或相关性。

1. 二维网络神经科学

(1) 人脑连接组的图论评价:使用不同的神经影像学模式结合图论方法对整个大脑结构和功能连接进行表征,可以深入了解大脑成熟和神经精神疾病。图论提供了一种数学语言,通过它可以将复杂系统提炼成一组成分(节点)及其相互作用(边)。节点和边的模式形成了一幅图,该图的体系结构可以深入了解系统所能支持的动态特性。在人类或非人类神经成像的背景下,数据可以呈现为不同类别的图或网络。结构网络可以对神经元之间的真实物理连接进行建模,例如,由白质连接的脑区、通过轴突投射连接的神经元群体以及由突触连接的单个细胞等。功能连接捕捉了反映神经元活动的时间序列之间的统计关系,包括血氧水平依赖(BOLD)信号之间的相关性、神经元放电模式的统计相似性或神经元、脑区、感官皮层之间的因果关系。最后,形态相似网络捕捉到了脑区形态学之间的统计关系,如跨大量被试的灰质厚度或体积。这些网络类别中的每一个都唯一的量化了神经系统组织和功能的一个特定方面。这些网络拓扑结构的变化可能预示着功能障碍,从而导致出现认知缺陷或神经精神疾病。

年轻的网络神经科学领域最基本的发现之一就是神经系统(从线虫的神经元水平到高度功能化的人类的白质连接水平)均显示出枢纽节点(在网络中占据影响位置的节点)特性。根据经验,在一个适当的随机网络零模型中,枢纽节点倾向于高度连通,并且比预期的更为中心。枢纽节点也倾向于形成许多长距离的连接,将遥远的神经元群彼此连接起来。这些长距离连接与局部的密集连接相结合,构成了小世界网络,网络具备短路径长度和高聚类系数,促进快速信息传输和高效通信。值得一提的是,小世界网络结构的存在受到了采用高分辨率解剖学示踪方法的研究的挑战,这些研究报告了猕猴大脑中的连接比以前报道得更为紧密,其二值网络有着更短的路径长度和更小的小世界属性估计。然而,最近开发的用于评

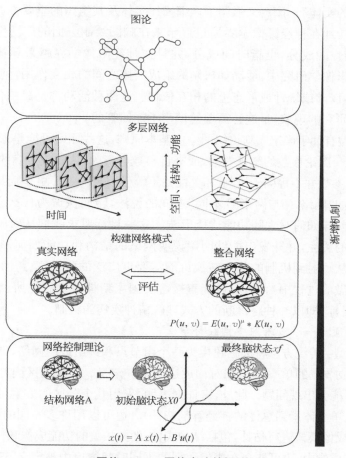

**图绪-2-4 网络方法的概述**

注：图论作为数学学科中的传统工具在描述结构和功能脑网络方面特别有用。多层网络方法通过在二维图形中添加额外的维度（如时间或数据模式）来扩展这种静态表示。生成网络方法可以用来研究大脑网络进化或过度发展的机制。根据预先定义的规则来模拟网络的生长，然后将其与真实的大脑网络进行比较。最后，网络控制理论提供了一个机制性的解释，解释了大脑的激活模式是如何基于底层结构来控制的。（图片来自参考文献[3]）

估加权网络中小世界属性的方法再次证实了多物种中小世界拓扑属性的存在。

最近，全局属性被证明存在一种独特的社区结构，其中网络可以分解为社区或模块，内部密集的神经元集群彼此之间很少连接。有趣的是，枢纽节点往往分布在各个模块之间，同时彼此之间保持着紧密的联系，从而形成了"富人俱乐部"（rich-club），它被认为是整合特定模块信息并在大脑中快速传输的主干。更通俗地说，"富人俱乐部"组织是一种核心-外围结构，在这种结构中，有着密集连接的节点核心伴随着更稀疏的外围连接。这些基本属性现在已经在跨物种（从线虫到老鼠到人类）、跨生命周期（从婴儿期到衰老期）和跨多个大脑成像模式（结构、功能和形态相似网络）都得到了证实。

（2）局限和挑战：图论的简单性也可能是一种局限性。它在神经影像学数据上的应用掩盖了一些弱点，这些弱点挑战了它在揭示精神疾病机制方面的长期效用。"机制"一词的确切定义当然还存在一些争论，但一种普遍的观点将一种现象的机制描述为"其活动以产生现象的方式组织的实体"。该定义强调了详细描述实体及其组织的重要性。重要的是,这一前提条件已经成功地在神经影像学界通过近年来在脑图绘制方面的广泛努力得到了解决。此外,组织不仅指空间成分,也指时间成分,并且在神经影像学界越来越被认为是重要的。在大多数的神经影像学研究中,活动如机制的组成实体之间的相互作用,到目前为止已经被描述为脑区激活,以及或统计或形态上的相互依赖。这两种活动都是简单化的模型,计算如何形成以产生所研究的现象,是这种简单的模型不能回答的。

虽然网络模型有助于确定大脑组织的一些基本原则,这些原则可能是形成认知功能的基础,但这通常来源于图论参数的统计差异,或来自参数与行为、认知或疾病的经验性估计之间的相关性。然而,参数并不等同于机制,相关性并不等于因果。为了更全面地理解大脑功能,我们希望超越诸如"网络 A 与网络 B 不同"这样的说法,转而探讨为什么会出现这些差异,以及网络架构的差异如何对大脑功能造成影响。这一目标要求我们从对映射(mapping)的关注转向对机制的关注,并开发出能够明确说明网络的结构和功能如何影响人类认知和行为的工具。这种从映射到机制的范式转换可能需要更广泛的跨被试、跨时间和跨成像模式的评估。在这样做的过程中,它将有可能直接解决国家精神卫生研究所(NIMH)研究领域标准(RDoC)的目标,即以一种跨诊断的方式理解精神疾病的机制。

2. 从描述到预测——多维网络神经科学

多层网络模型:传统方法将大脑建模为一个由节点和边组成的网络,但这样做意味着网络被限制为对构成节点的单一定义和对构成边的单一定义。如果脑区内部不足以捕捉到功能,则节点定义可能会出现问题。此外,有证据表明,采用几个分区的方案可能有助于跨空间尺度研究大脑(从单个体素到总体的神经解剖特征)。边可以用许多不同的方式定义,并且可以从许多不同的成像模式进行估计,包括结构成像、任务相关的功能成像和任务无关的功能成像。此外,在功能成像中,边可能会在成像数据的不同时间窗口中被定义,这可能与研究中被试的不同认知状态有关。在应用数学中,多层网络分析的发展已成为当前研究的焦点,旨在确定如何最好地将这些附加层和维度整合到网络模型中。从网络神经科学的角度来看,神经系统的多层网络模型提供了一种潜在的可能性来阐明大脑功能的各个方面,而这些方面是传统的单层网络模型无法全部刻画到的。然而由于最近人们对用多层网络来描述复杂系统的兴趣很高,导致出现了一些混淆的、常常是并行的术语。2014 年,Kivelaetal 提出的多层网络的广义定义可以用来表示由多个网络组成的大多数类型的复杂系统(图绪-2-4)。在此框架中,表征在特定时间点的网络状态或不同连接属性的连接矩阵可以通过将一层中的每个节点连接到不同层中的自身来连接在一起。在时间网络的特定情况下,边是相对于时间窗口定义的,邻接矩阵可以按如下顺序链接:s 层(时间窗口)的节点 i 链接到相邻时间窗口 s−1 和 s+1 中的节点 i。在多模态网络的情况下,边是根据一种相互作用来定义的,邻接矩阵不是以有序的方式连接的,而是以范畴的方式连接的。一种常见的方法是将每个节点链接到所有其他层中的自身节点,尽管在某些情况下其他更复杂的数据模式也是可能的。当层在不同的频带中代表发送连接时,一般的多层结构就很有用;在这种情况下,层间耦合可以是所有对所有的(all-to-all),从而跨所有频带连接数据;层间连接的权重可以代表各个脑区之间的交叉频率耦合的大小。许多经典的网络诊断方法,如路径长度、聚类系数和表征社区结构的统计特性等,已经扩展到多层网络,并开始在许多学科领域得到应用。与这些方法论上的进步相平行,认为大脑网络在认知努力的任务处理过程中不是静息态而是动态的这一观点得到了越来越多的关注,这一观点加强了我们对于网络在从毫秒到数年的时间尺度上的配置变化的认识。第一次将(时间)多层网络技术应用于神经影像数据上的研究表明,在认知发生变化时,大脑网络会重新配置。这项研究发现,灵活的即随时间变化的功能连接模式预先决定了学习中的个体差异,随着学习向自动化的发展,底层子网络工作的独立性不断增强。随后的研究将灵活性网络重构的概念扩展到其他认知领域,包括工作记忆、注意力、认知灵活性和语言处理,认为动态网络重构可能是健康执行功能的更一般的先决条件。许多人认为,这些类型的动态网络技术对于更广泛地理解认知功能是必不可少的,最近的研究表明,动态网络参数确实能捕捉到传统大脑功能分析所无法检测到的大脑活动或连接度量。除了在单个任务期间使用多层网络评估网络重构外,一些研究开始使用此公式来研究多个任务之间的网络重构。在最简单的情况下,人们可能会对两种状态之间的差异感兴趣,比如静息态和一种对认知要求很高的任务态。在这种情况下,估计了两种状态下的连接矩阵,每一个矩阵被视为多层网络中的层。这个简单的扩展使我们能够在一个单表征模型中显式地模拟任务之间的相似性和差异性。当然,这个两状态的例子可以很容易地扩展到其他任务。

多层网络可以解决网络动力学在任务期间是否相似或不同以及任务期间差异是否大于或小于被试间差异的问题。最后,人们可能希望知道大脑是如何在大量状态之间转换的,以及认知系统的角色是否会以一种可预测的方式在这些任务集上产生变化。多层方法提供了一种解决任务态和静息态脑网络之间或功能网络和结构网络之间的二分的原则性方法。有研究者认为,这些不同的统计表征只是同一个潜在动力系统的不同方面,该系统穿过受神经解剖学约束的复杂能量,在有意义的认知状态之间移动。也许在多层网络应用于神经影像数据的方向中,最有力但研究最少的,在于跨影像模式的整合。例如,结构如何影响或约束功能动力学的问题,一个频率如何与另一个频率耦合的问题。形态学特征如何与遗传信息或神经递质分布相关的问题尤其适合于使用多层网络模型来解决,在该模型中,脑区可能以不同的方式相互联系。事实上,最普遍的是,了解从不同模态中估算的脑区关系和脑区间的相互作用的不同估计是如何相互关联的,而这种关系如何影响行为,是一个关键的挑战。网络生成模型网络神经科学的一大类问题在于描述和理解大脑网络如何在进化这一时间尺度上演变、从童年到成人的发育或在正常健康的衰老过程中的重新配置。虽然一个重要的初始策略是简单地描述网络结构中的这些变化,但科学家们渴望的是通常只能从预测模型中进行的机制性理解。在大脑连接的背景下,生成网络模型具有满足这种好奇心的特殊的大脑表征框架。生成网络模型是一组方法的集合,这些方法可以用来模拟基于简单假设机制的网络的增长和演化(图绪-2-5 A)。例如,一类生成模型提出两个节点连接的概率取决于它们的潜在属性。对模型的参数进行拟合,以便生成具有与真实世界网络相同特性的综合网络。目标是模型生成的综合网络与真实观察到的网络最相似。如果模型网络与真实网络相似,则表明模型的生成机制可能会驱动现实世界网络的增长和演化。生成模型在网络科学中有着悠久的历史。研究最多的是优先附加模型,它生成的网络具有类似于在许多

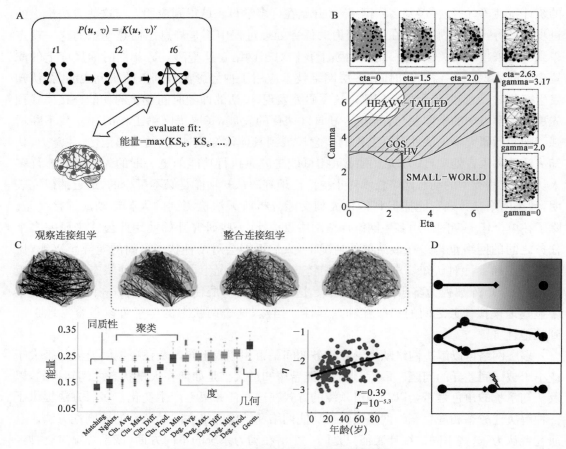

**图绪-2-5　多层网络与生成模型的建模方法**

注：A. 生成网络模型是根据预先确定的规则，以逐步的方式向网络添加连接来创建的（这里展示的是优先附加模型：枢纽节点之间倾向于相互连接），然后将最终的网络与真实的大脑网络进行比较，并根据几个拓扑度量进行评估；B. 例如，使用 Kolmogorov-Smirnov 统计方法表明，静息态大脑功能网络在最小化布线长度和保持拓扑复杂性之间的权衡下进化而来。精神分裂症患者对布线成本的依赖较低，这表明神经元迁移、分化和轴突引导的差异调节；C. 有研究测试了基于多个拓扑度量以及脑区间欧几里得距离的各种增长规则，他们证明了距离的惩罚项和对两个节点邻域重叠的规范化拓扑度量的偏好是所观察到的结构连接的主要驱动因素，但它们的相对贡献在健康老龄化过程中会发生变化；D. 假设的神经生物学机制有助于改变神经网络的生成。（图片来自参考文献[3]）

现实社会技术网络中观察到的，比如 Facebook 和 Twitter。这个模型最初由 De Solla Price（1965）提出，后来由 Barabasi 和 Albert（1999）重新提出：一个节点的连接是按概率和比例添加的，这样枢纽节点比非枢纽节点获得更多的连接。然而，这些简单的优先附加模型在神经系统精确建模中的实用性受到质疑，因为它们无法再现人脑网络的本质特征。有人认为，不适合是因为该模型只关注拓扑网络特征，而没有考虑到大脑网络是在进化的压力下演变的，并且是空间嵌入的。在这些初步研究之后，大脑网络的研究已经开始更多地关注那些能够解释几何特征的模型，即通过将连接距离作为进化压力下布线成本（纤维束越长，消耗的能量越大，大脑要保持长时间的低功耗高效运作，就需要在尽可能小成本消耗的情况下保持最好的工作效率）最小化的代理惩罚项。尽管这些模型可以复制真实观察到的大脑网络的某些特征，但许多模型不能解释所有的拓扑方面。结合网络拓扑和网络几何特征，Vertes 和他的同事们验证了这样一个假设：大脑网络在进化过程中形成了一种介于最小化布线成本以及允许出现强适应性，但代谢代价高昂之间的平衡（trade-off），因而出现了当前的解剖或功能连接的拓扑模式（图绪-2-5 B）。在评估不同的生长规律时，作者发现，当使用一种惩罚长距离连接并有利于社区内连接的生成模型时，得到的生成网络与真实的大脑网络最相似。在相似的研究中，Betzel 等人使用了几个生成模型来研究从健康成人个体获得的结构脑网络的网络组织（图绪-2-5 C）。有趣的是，当将他们的最佳拟合模型应用于一个涵盖7～85岁的大群体的数据集时，他们观察到，随着年龄的增长，智力对远距离连接的影响减弱，这支持了这样一个观点：随着年龄的增长，大脑网络的组织结构不再受空间关系的影响。虽然该框架可以在其他研究领域下推广，包括适应和学习，但最有趣的一个研究方向是精神疾病。尤其重要的是，确定正常大脑发育的规律，并找出可能预示心理症状出现的偏离轨迹。为了实现这些目标，还需要在方法论上进行创新，因为目前还不清楚用哪些参数来评价拟合出的生成网络。还有，重要的是要记住这样的解释：生成网络中相似的结构不一定证明相似的机制。

当我们构建一个适合成人神经影像数据的生成模型的时候，下一个问题是是否可以构建一个适合从儿童到成年的模型。是否可以构建一个生成增长模型来解释正常健康老龄化过程中的重构？那么，下一步自然是用一个通用的疾病生成模型来对神经发育改变（如自闭症）进行预测编码，或者在疾病生成模型中对异常生长（如阿尔茨海默病）的变化进行预测编码。这些模型可以在神经发育障碍和健康老龄化障碍的神经影像学数据中得到明确的检验。因为这些模型是机制性的，它们为揭示不同的发育过程和识别深入的细胞机制提供了可能，例如轴突引导或突触修剪的改变（图绪-2-5 D）。在遗传基础已知的发育性精神障碍中，该方法还可以提供风险基因与其系统水平后遗症之间的联系。

网络控制理论对一个系统的真正理解提供了控制其特性或扰动系统以使其按期望的方式运行的能力。网络控制理论领域的最新进展为研究复杂生物网络的可控性建立了一个强有力的框架。除了一个系统是否可控制这一全球问题，控制理论可以用来检查大脑可能状态的能量；也就是说，在动态系统中，系统难以访问哪些状态，哪些区域需要扰动以使这些状态可访问，为了达到这些状态，一个特殊的微扰应该有多大的能量。在控制理论中，如果一个动力系统能够在有限时间内从任何初始状态驱动到任何期望的最终状态，则该系统是可控的。为了简单起见，假设观测到的系统经常是线性的（图绪-2-6 A），控制一个复杂的网络，然后：① 选定特定节点，通过直接控制，可以间接地将网络的其余部分驱动到任何期望状态。② 通过时间相关的控制输入，应用于这些节点时，将驱动系统进入期望状态。理论工作为基础网络的拓扑结构如何影响系统的控制特性提供了重要的见解。例如，稀疏的不均匀网络（如大脑）比密集的规则网络更难控制。控制理论在神经系统中的传统应用主要集中在小脑环路图或神经元水平动力学，例如，在帕金森病治疗或昏迷抑制中确定深部脑刺激的最佳靶点等。从大规模的神经影像数据中明确应用于复杂的网络结构是很少见的，但是最近的开创性工作评估了成人大脑结构网络（由高分辨率的扩散成像数据估计）的可控性（图绪-2-6 B）。默认网络中的脑区倾向于向容易转换的大脑状态过渡，而认知控制脑区却更倾向于向难以到达状态的转变。此外，目标状态下具有大量间接（远距离）连接的脑区往往是优化控制效率的重要脑区,这些脑区的有效性在发育过程中发生了变化(图绪-2-6 C)。下一步是根据观察到的功能磁共振成像(fMRI)激活模式,通过数据驱动方法获得更真实的大脑状态之间的转换。这些模式可以从静息态数据和任务范式中获得的数据来估计。由最小控制能量来衡量转换的难易程度,被试在这些状态之间的转换可以用来识别与多个认知和情感领域相关的结构和功能的驱动节点或子系统。这些驱动因素可用于构建特定于被试的控制概况,这可能有助于建立一个更具生物学机制的知识来了解患者的心理和临床缺陷。在这方面的初步开创性工作中,最近的研究使用网络控制理论定义了癫痫发作缓解的最佳控制原则。其他重要前沿还包括为其他神经系统疾病或精神疾病制定类似的干预策略。

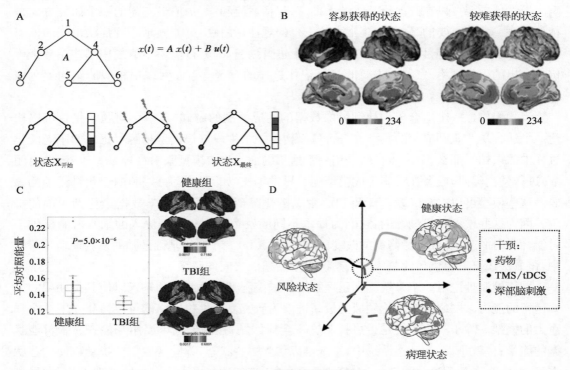

图绪-2-6　网络控制理论方法

注:A. 基于结构网络,网络控制理论可以用来模拟网络如何从初始状态 $x(0)$(左侧,蓝色的活动节点)过渡到最终的目标状态 $x(t)$(右侧,蓝色活动节点),选择在网络上表现出控制的特定节点(中间,红色箭头),并通过找到相应哈密顿量最小化问题的最佳解,计算出每个控制节点中驱动网络从 $x(0)$ 到 $x(t)$ 的最小控制能量 $u(t)$;B. Gu 等人研究了结构脑网络的可控性,默认模式网络中的脑区向容易到达的大脑状态(平均可控性)过渡,而认知控制脑区向难以触及的大脑状态(模式可控性)过渡;C. Gu 等人的研究表明,尽管健康人和脑外伤被试的脑区有很高的重叠,但脑外伤组的平均控制效率却显著降低,误差线表明 SEM;D. 网络控制理论在临床人群中的应用可以提供一种从机制上理解治疗干预的可能性,例如药物治疗、经颅磁刺激(TMS)、经颅直流电刺激(tDCS)或回路水平上的深部脑刺激,防止向病理状态转变,以此来引导大脑向更有利的方向发展。(图片来自参考文献[3])

**3. 临床转化前景**　临床转化的策略到目前为止讨论的例子说明了多维网络神经科学以多层网络、生成模型和网络控制理论的形式,可以用来支持对健康成人、儿童以及老年人的脑网络功能的机制化的理解。但是如何将这些方法扩展或潜在地转化到神经精神病学,从而有助于更好地识别精神疾病的潜在病理、生理机制呢?尽管神经影像学和网络神经科学成功地将精神障碍视为网络的功能障碍,但临床转化的效用性仍然是有限的,原因是这种转化的缺乏可能是方法论上的(观察到的信号与神经血管耦合或神经计算之间的未知关系),或者它们可能与当前诊断精神疾病的性质有关,这有助于让研究者关注到缺乏生物学水平上精神障碍的金标准定义、精神障碍的异质性以及相互作用的生物水平和时间尺度的复杂性。由于单变量神经影像分析的局限性,这些问题中的许多问题尤其难以解决。生理疾病的表型和异质性目前对精神疾病的诊断方法有限(例如,精神障碍诊断和统计手册依赖于识别症状组合来达到对精神疾病的诊断)。同一诊断类型的患者可能会表现出截然不同的症状。有 636 120 种症状组合都符合创伤后应激障碍(PTSD)的诊断标准。虽然这些症状组合在临床上可能并不全部可信,但在门诊患者中的研究表明,这种表现的异质性并不明显,在 3 703 名抑郁症门诊患者中观察到 1 030 种独特的症状特征,诊断类别中的症状异质性代表了精神疾病生物学的决定因素。精神病理学的网络方法在疾病之间共享症状,作为疾病之间的因果桥梁。这里的重点是症状之间的相互作用,而不是两种潜在疾病的精神障碍表现的异质性。当前精神疾病的病理组织学并非以生物学为基础,这意味着不同的精神疾病的不同生物学过程受损。

　　一个典型的例子是精神分裂症的频谱特性,它至少有三个来源。第一,遗传风险。第二,社会环境因素,如产科并发症、压力、城市教养和移民导致精神分裂症的风险并影响特定的神经回路。第三,大多数精神障碍,当然还有精神分裂症有一个发展的方面:在疾病真正出现症状之前,它们表现为大脑功能和结构的改变。上述因素(多基因基础、社会环境和发育因素)的结合导致了不太可能符合当前诊断界限的差异系统的异质性功能障碍。虽然异质性和诊断类别的共病性开始被认识到,但是大多数神经影像学和网络神经科学研究还是使用分类诊断类别来比较疾病状态。那些坚持现有诊断类别的网络方法的工作将继承在识别异构和扩散基础上的机制方面存在的困难。因此,在网络方法论中,研究必须与理论框架中的创新相配合,这些理论框架更多地关注维度和精神障碍的多重性,如 RDoC 和新兴网络方法。这些新方法才是解释疾病前因后果的未来。生物和时间尺度上的复杂性如上所述,不同的病理、生理机制有助于精神障碍的异质性探究,这些精神障碍可能反映在不同的潜在生物系统的功能障碍中。然而,这些系统在更大范围的空间和时间尺度上表现出扰动,从基因、分子到神经元、到大脑系统的驱动行为。例如,精神分裂症越来越被认为是大规模脑网络动力学中广泛干扰的一种疾病,这种观点扩展了精神分裂症中连接性失调的概念。这种不连通性基于两种不同但相互关联的病理、生理机制:① 结构连接中的拓扑异常,这是由受损的发育过程(如神经元迁移和成熟)引起的。② 脑区和认知系统的功能交流的生理变化。这些功能交互的改变与精神分裂症在空间和时间尺度上观察到的病理、生理变化有概念上的联系。尽管如此,从理论角度来看,这些病理、生理机制的多层次之间是相互联系的,结合不同空间尺度和不同成像方式的网络神经科学研究相对较少。以前发展起来的方法,如影像学,已经为我们对大脑功能的理解做出了重大贡献,但它们还需要扩展,而不仅仅是考虑单个基因的变异。此外,如果没有一个解释性的尝试来模拟大脑其他脑区的动态效应,也无法探索机制性的解释。动态的研究将特别有助于检查患者群体,多层次的方法将为病理物理学的分子和细胞基础提供一个窗口,同时确定未来治疗的目标。针对大脑系统的干预神经影像学方法可以用来描述系统水平的脑功能。然而,影像方法并不能直接针对当前的药物干预,而只是在分子水平上起作用。一些目前正在开发的治疗策略,如深部脑刺激,明确针对系统级脑环路功能障碍。然而,由于我们对局部扰动如何影响全脑动力学的有限的机制解释,迄今为止,脑成像对系统水平上的常规目标识别贡献甚微,精神病学方法所固有的问题不能完全用日益复杂的数据分析方法来解决。特别是,精神障碍的表型和生物学异质性要求我们重新构建我们的概念和理论框架、我们的假设和我们的实证研究设计,这些都是最近 RDoC 倡议提出的。这种前瞻性的变化可以通过加强对机制网络模型的探索来加以补充。由于机制性的描述(如多维网络神经科学工具提供的)需要描述所涉及的对象及其时空动态组织,因此这些模型可能可以更准确地捕捉潜在病理、生理过程。因此,当前神经影像学和网络神经科学方法的一些局限性,特别是在发育轨迹、多模式方法以及对脑环路多层次功能障碍的日益机制化理解等方面存在的问题,可以被多维网络神经科学所克服。

发展轨迹与网络形成越来越多的证据支持这样一种观点,即在疾病发作之前,在许多疾病中的大脑网络都会发生变化,发病后的不同轨迹是基于遗传风险结构和药理学干预的。然而,由于缺乏合适的建模方法,包括对大脑网络发育参数的经验估计,目前大多数关于精神障碍的研究都倾向于动态改变大脑的概念。多层网络方法可以提供在建模网络重构的时间依赖性方面的关键优势。例如,在自闭症患者中,有研究表明不同年龄段的大脑系统会发生不同的变化,但这些差异是由于自闭症谱系障碍(ASD)大脑特有的发育轨迹还是特质,仍然存在争议。在群体研究中,多层网络既可以利用群体内的共同特点,也可以利用群体间的不同特点,对个体的发展进行纵向研究。评估被试内部和被试之间的年龄依赖性差异有助于确定模块结构经历重大重组的发展关键时期(图绪-2-7)。对神经发育障碍(如精神分裂症和精神分裂症)中的这些关键时期的识别,可以帮助我们深入了解干预措施的重点时期,比如高可塑性时期。此外,对某些年龄段的脑系统或脑区进行识别,可以为神经治疗干预,如为经颅磁刺激(TMS)提供解剖学靶标。除了多层网络方法外,大脑网络的生成模型已被证明有助于解释健康老龄化期间的脑网络重构。因此,下一步将是对神经发育改变进行预测编码,例如在自闭症中观察到的或遗传或环境变化的后续变化,在疾病生成模型中(图绪-2-7)。该模型也可用于探讨健康青春期变化的机制。类似地,人们可以选择对异常衰老中变化进行预测编码,例如在一个衰老的生成模型中观察到异常衰老的变化,以探索网络退化的机制。目前的生成网络模型只包含了网络的内在特征,如度,作为其增长规律的参数。包含神经生物学衍生的参数可以提供更多的网络生长的生物学信息模型。控制大脑和控制轨迹,许多精神疾病与结构网络的拓扑变化有关。

有趣的是,这些变化对大脑动力学有着深远的影响,但很少有人用它们来解释精神病理学是如何产生和发展的。控制理论为理解变化结构网络的功能结果提供了一个独特的视角,也提供了一个机制性的解释,来说明非典型的功能连接模式是如何在精神分裂症等疾病中观察到的。了解结构和功能网络的控制理论不仅可以提供大脑回路和跨脑区的精神病理学之间的联系,而且还可以深入了解行为异常随时间推移的表现形式。显著的不稳定性(如双极障碍或边缘型人格障碍中的情绪调节)和显著的抵抗力(如强迫症患者)是精神疾病的最显著特征,可以用网络控制的一般解释范式来解释。动态功能网络是指大脑通过各种状态进行转换,随着认知过程的展开,从一种活动模式切换到另一种模式。

在精神疾病(如精神分裂症)中,理论和实证研究都指出,维持稳定活动模式、在状态之

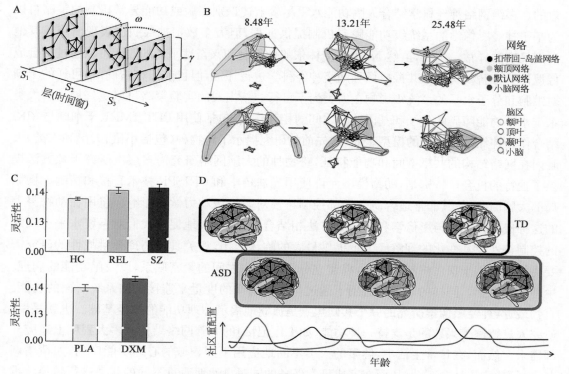

图绪-2-7　多层网络方法和开发的应用程序

　　注：A. 时空网络方法以特定的时间顺序表示特定时间网络的连接模式的链接连接矩阵；B. Fair 等人展示了在开发过程中从局部解剖结构的组织向更分散的功能网络体系结构的转变；C. Braun 等人使用时变网络探究工作记忆任务期间大脑功能网络的时间分辨重配。精神分裂症患者(SZ)和一级亲属(REL)显示的重配效率比健康对照(HC)低；D. 多层社区检测工具评估的正常发育(TD)和自闭症谱系障碍(ASD)被试的结构变化示意图。(图片来自参考文献[3])

间切换以及以适当方式过渡的能力受到损伤。来自网络控制研究的新兴数据表明，拓扑结构与能量较低的状态转换有关，从而为结构网络架构中的畸变如何导致精神分裂症患者功能状态不稳定提供了可能的机制解释。下一个问题是，脑区的哪些内在(分子和神经元)特性会影响它们的控制特性？理论和实验研究表明，大脑状态转换严重依赖于谷氨酸能和GABA 能量信号，而转换到某些状态的一般能力或准备状态可能会受到更多张力单胺能过程的严重调节。原则上，网络控制理论可以识别干预的目标控制中心，药物调节和网络控制这两种方式都是：① 间接地通过认知行为疗法。② 直接调节，如深层脑刺激(DBS)。在患有难治性抑郁症的患者中，深部脑刺激方案可以通过诱导分布式脑环路中的可塑性，向特定区域提供强大的刺激。在未来，人们可能会使用控制理论来识别这些能够恢复大脑轨迹的脑区，并将其作为基于功能磁共振成像的生物反馈来刺激的目标。当然，在这样的努力之前，需要广泛的临床验证尝试。在原理上，网络控制理论也可以用来识别潜在的药理学目标。例如，一项结合了多个成像数据集(这些数据集包括关于血管、功能、结构、代谢的信息)的最新研究试图以健康人和阿尔茨海默病患者大脑的沉积特征来解决两组被试在受控脑轨迹上的差异生物分布和干预策略。有趣的是，尽管可以将血管调节障碍视为导致迟发性阿尔茨海默病的初始病理事件，但单一的治疗方案被证明对复杂的多病理间的相互作用是无效的。多维网络神经科学结合人脑功能水平尽管上述识别疾病或功能异常机制的策略可以为基于神经影像学的系统级功能障碍机制提供证据，但大多数精神疾病也表现出跨越其他空间尺度的异常。例如，虽然 NMDA 受体依赖性抑制和兴奋性平衡的改变可以通过结合成像遗传学、药物、功能磁共振成像和网络神经科学进行评估，但目前研究精确的、可逆的干预对细胞和分子水平的系统级影响在人类尚不可行。新出现的实验策略可以更好地理解人类系统水平功能障碍的分子和基因改变之间的相互作用，包括使用 PET、fMRI、干细胞与 MRI 结合作为神经精神疾病的模型。此外，先前的研究揭示了跨物种（包括小鼠、大鼠和人类）大脑内在网络结构的共享空间和功能特征，跨物种的大脑网络研究为多层次研究干预方法提供了独特的机会。特别是，动物模型允许使用光遗传学和 CRISPR 技术直接和精确地操纵局部大脑回路，使其非常适合研究局部控制特性对系统级动力学的影响。将用在动物身上的这种侵入性工具与影像学和药理学方法相结合，可以极大地促进我们对系统水平上疾病的控制特性及其变化的理解。为了提供最大的临床效用，相关具有药理学挑战性的研究需要更好地应用于疾病机制的研究，以建立分子和细胞之间的紧密联系，以及脑功能的病理、生理神经机制。同样的观点也适用于通过行为和情绪的度量来连接大脑系统层面的功能。直到最近，神经影像学研究的一个共同焦点是孤立地揭示心理功能的神经基础。也就是说，研究人员普遍感兴趣的是支持一种功能（如工作记忆）的大脑网络结构在多大程度上适应外部需求。然而，在日常生活中，健康的人类不断地应用不同领域的心理功能序列，如情绪调节、执行功能或社会互动，从而在完成日常任务的同时自然地通过不同的状态进行转换。重要的是，使用网络控制理论可以对这些状态转换进行有益的研究，为大脑如何在不同的心理功能之间进行转换提供见解。精神分裂症和其他精神障碍患者的状态稳定性发生了变化，那么，下一步将是探究大脑如何控制由不同行为相关的心理功能引起的现实大脑状态之间的转换，以及这些转换在大脑疾病中在何处以及如何受损。使用涵盖心理功能多个领域的神经影像数据集将使我们能够研究这些大脑状态转换，并将它们与（最可能相关的）心理功能联系起来。进一步扩展现有研究，利用动态评估方法捕捉日常生活中的心理功能将允许我们构建人类神经和心理功能的整合网络模型，并捕捉日常生活中发生的脑功能失调的状态转变机制。虽然我们已经取得了很大的进展，可以从生物学的角度来看精神障碍，并揭示潜在的神经过程，但目前的所有网络方法都有着将相关研究极大推进的潜力，可以使我们对精神障碍的理解朝着一个更加机制的角度发展。然而，有挑战性的技术、实验和概念问题仍有待解决。如何加快临床工具的转化，则需要临床医生与生物医学和计算研究人员之间更加密切的合作。

### 七、结果与功能的关系

结构-功能关系是自然界中许多系统的基本原则。然而，网络神经科学研究表明，大脑的结构连接和功能连接之间的联系不是完美对应的。目前的大部分模型没有包含生物学细节，这不利于更好地预测功能网络（FC）。在结构网络（SC）重建中，加入局部分子信息和细胞的元数据，并考虑功能和属性的细微表征，可以为真正了解结构-功能关系提供巨大的可能。

　　结构/功能脑网络：结构-功能的关系是自然科学与工程的核心概念，比如，我们可以想象蛋白质的结构如何决定它的化学性质，并最终决定它的生物学功能。蛋白质折叠成三维结构以促进氨基酸之间的相互作用，使蛋白质与其他分子发生化学反应，实现其功能。相反，蛋白质结构的破坏会导致功能的丧失，即变性。这一现象突出了改变其结构已经从根本上改变了其自然功能的观点。类似地，神经系统的功能是由神经元和神经元群的结构和排列方式所塑造的。复杂的突触投射网络形成了一个嵌套的、多功能的、具有层次结构的神经回路，以支持感觉、认知和行为。现代成像技术已允许跨时空尺度和跨物种对神经回路进行高通量重构，通过国际数据共享的努力，我们目前可以对人类和其他很多物种（包括无脊椎动物、鸟类、啮齿动物和灵长类动物）的神经系统的连接模式进行越来越详细的重构。这些神经系统的综合连接图，称为结构连接网络或连接体，代表了神经元群之间的物理连接。网络神经科学的出现为量化和阐明神经元网络的组织特征和皮层图谱之间的联系提供了机会。结构连接网络具有独特的非随机属性，包括高局部聚类和短路径长度、小世界属性等特征；具有相似功能特性的脑区倾向于聚集在一起，形成了有着交互错杂连接的专门化模块，不同的模块具有不同连接特征；网络的中心相互连接，形成了 rich-club 结构，这一结构特征允许了信号从专门的模块中进行采样和集成。脑网络具有空间嵌入的特点，为了精准代谢和优化能量利用，短距离、低成本的连接普遍增加。这些组织属性已经在一系列物种和不同的纤维追踪技术下被重复发现，表明在跨物种进化过程中存在共同的组织原则。结构连接的架构使得神经元共激活模式具有独特特征。脑区间的纤维投射促进了远距离神经元集群间的信号同步，由此产生连贯的神经动力学。脑区之间的协同激活可以用于功能连接网络，静息态功能连接被认为反映了自发性的神经活动，这种内在的连接模式是高度组织化的、可重现的、可与任务驱动的共激活模式相提并论。休息期间大脑活动的持久性和可复制性使静息态 FC 成为研究结构与功能关系的理想起点。在结构连接和功能连接之间直接进行一对一的操作的方法（直接做相关）是有局限的；通过将功能概念化为来自多个神经元群体之间的高级交互作用而摆脱了结构和功能之间的直接相关分析，重点关注这种高阶交互方法的优势、局限性以及这种高阶交互方法和直接相关方法的共性在哪里。目前认为，在网络层面上理解结构-功能关系的下一步必须考虑到脑区的异质性。

　　1. 结构功能间的"不完美"对应　早期的研究强调了结构和功能之间的相关性。结构网络与功能网络在连边信息上是相关的，结构网络的中心节点也往往是功能网络的中心节点。此外，在结构上有连接的脑区比结构上没有连接的脑区显示出更大的功能连接权重。更广泛地说，许多内在的功能网络（特别是视觉网络和感觉运动网络）被密集的解剖连接模式所约束。尽管功能连接和结构连接之间具有显著相关性，但是目前报道的最好的结果也不过是 R2 为 0.5，这意味着功能连接有至少一半的差异无法通过与结构连接的简单 1v1 对应来解释。在没有相应结构连接的功能连接中这种差异会扩大。一个特殊的例子是同源脑区间的功能连接，这些连接通常是功能连接中权重最大的，但是，并不是所有的同源脑区间的功能连接都有胼胝体投射的支持，在没有胼胝体连接的个体中也可以观察到强同源功能连接。这个例子说明了一个简单的观点：通过间接解剖连接的持续通信也可能表现为强功能连接。同样，在介观尺度上结构功能关系的"不完美"对应尤为明显。通常在静息状态功能连接和元分析共激活模式中观察到的内在网络无法从结构网络中识别到。无论是静息态功能连接还是元分析任务激活，内在网络能够被主成分分析、社区检测和数据驱动的聚类方法来重现，将类似方法应用于扩散加权结构网络或结构协方差网络上时，会产生空间上更相邻的网络。例如，模块或社区检测方法通常无法在结构网络中识别出默认网络，这可能是因为并非网络的所有部分在解剖学上都是相互连接的。结构网络和功能网络也显示出在全局组织上的不同。例如，结构网络中具有相似性质（例如度）的节点更有可能彼此连接，而功能网络则不是这样。在介观尺度上，结构网络中识别出的社区或模块是同配的，而功能网络中识别出的社区是非同配的。换句话说，在功能网络中，具有不同属性的节点之间存在明显的亲和力。因此，将社区检测算法调整为对非同配结构敏感，可以提高结构模块和功能模块之间的匹配。总之，大量的工作表明了 SC 和 FC 之间的不一致，这种不一致从单个节点和边的嵌入到它们的全局排列，跨越了多个层面。为什么结构网络和功能网络之间存在差异？功能相互可能通过间接的结构连接产生，导致有着突触彼此分离的两个或更多脑区之间的时间序列一致。换言之，两个脑区时间序列相互关联的倾向不仅是由它们之间的直接信号所驱动的，而且是由它们从感觉器官和整个网络接收到的共同输入所驱动的。目前的一个推论是功能连接远没有结构连接那么依赖解剖距离，解剖连接受到纤维特性、空间和代谢的约束，这些约束带来的压力表现为脑区间连接概率和连接权重的降低、空间分离增加。虽然相似的距离依赖性在功能连接中也观察到了，但是二者的关系很微弱，这样就导致了功能连接和结构连接在配置上的不同。

2. 高阶交互作用模型　目前许多模型被提出来以应用到估计结构功能关系，包括统计模型、通信模型和生物物理模型。尽管这些模型在实现和假设上有所不同，但它们共同的想法都是强调神经元素之间的集体的、高阶的相互作用，这种相互作用超越了二元结构关系的强局部聚集性和几何依赖性。或许探究结构功能关系最简单的方式是统计，各种形式的回归已经出现，特别有用，包括相关和参数最小二乘法。在这些数据驱动模型中，目标是同时识别结构和功能连接的加权组合，让连接权重在个体间具有最大相关性。这些模型的一个吸引人的特点是它们包含了多种结构-功能模式。换句话说，一个特别的结构配置或者子网络可能导致不同的功能交互模式。更进一步，人工神经网络可以用来从结构网络中学习功能网络。例如，最近的一项研究使用了 word2vec 算法的变体来构建连接体的低维嵌入表示，并使用它来训练深度神经网络来预测功能连接。总之，统计模型提供了一种数据驱动的方法来关联结构和功能连接的组合，而不需要假设神经元群体之间存在特定的交互模式。

网络科学和通信工程中出现的通信模型将功能交互概念化为底层解剖网络上基本信号的叠加。通过明确地建立一个脑区间信号传导模型，这些模型提出了两个重要问题：模型的生物学实现是什么，以及模型拟合功能网络的程度如何？早期的研究关注集中的通信形式，如最短路径传递，即离散信号通过最短的边从源节点传输到预先指定的目标节点。最近，研究者更关注分散机制的通信模型，其中信号是通过网络进行扩散，而不再是集中传导。还有的研究考虑了既不完全集中也不分散的机制，包括所谓的通信以及多重策略通信。一个正在形成的共识是，考虑到大脑中几何和拓扑之间的密切关系，分散机制有可能利用网络的最短路径结构，实现扩散传递或导航传递。在这些方法的实现中，一个常见的做法是将成对功能连接操作为传输事件或协同激活。最具有生物细节、目前研究最充分的模型是生物物理动力模型。神经元集群的群体动力学被认为是足够低维的，所以可以用平均发放率来描述他们的神经活动。生物物理模型模拟生物学上真实的神经元群体之间的同步模式，从而直接产生自发或刺激诱导的活动。我们如何比较这些模型？它们从结构预测功能的能力如何？在这里，进行一项正式的元分析是有挑战性的，因为目前的研究在分析方法上几乎没有达成共识。例如，模型拟合可以报告为方差解释或某种形式的平方误差，并且可以在样本内或样本外进行评估；一些研究侧重于对个体被试的估计，而另一些研究关注由多个个体组成的组水平网络。在关注个体的研究中，一些研究报告了被试之间的某条网络连边的拟合准确度，而其他研究则报告了某个被试所有连边的拟合准确度。由于纤维追踪算法的不精确性，许多研究只报告了单半球的预测效果，而其他研究则报告了全脑上的预测。最后，不同研究人员使用了具有不同节点和边的分区方案，使得直接比较研究中的模型拟合具有挑战性。其实，缺乏标准化的结论并不是研究结构功能关系特有的问题，而是网络神经科学中普遍的关注点。据我们所知，功能连接的样本外预测通常在 $r=0.3$ 和 $r=0.5$ 之间，最大值约为 $r=0.6$。

3. 功能-结构耦合的个体差异　尽管在组水平上研究结构网络和功能网络之间关系的工作很多，但是在个体中他们的关系，我们了解得很少。2017 年的一项研究表明，结构和功能之间的一致性程度与认知灵活性的个体差异相关。另外，最近的一项研究加强了结构和功能之间不完全匹配的观点，它显示出被试间的差异模式，并将其以不连续的方式映射到认知功能上。更广泛地说，结构-功能耦合的个体差异为量化操作和干扰的影响提供了新的机会，如认知任务、发育和衰老、神经和精神疾病及损伤。功能结构关系有一个重要的问题是：在一般任务和特定任务中，结构功能关系是不是一致的；在任务态和静息态中，结构功能关系是不是一致的。有研究表明，对于使用静息态功能连接得到的结构-功能耦合的个体差异，可以使用基于任务的功能连接和脑区激活模式来重复得到。研究结构-功能耦合个体差异的挑战是：这种关系会受到功能边界中个体差异的干扰。虽然对所有被试用统一的分区模版有助于进行个体之间的比较，但是这需要一个假设，即可以将同一个脑区映射到每个被试大脑中相同的空间位置。2017 年的一篇文章，采用了 10 个被试、每个被试长达 5 h 的静息态 fMRI 数据，来进行功能分区的个体映射。说明功能边界可以在个体内部以及个体之间系统地变化。所以，如何在考虑形态组织个体差异的同时构建网络仍然是未来结构-功能关系研究的主要问题之一。

4. 结构功能关系的脑区异质性　无论是直接比较还是使用高阶模型，结构连接可以解释功能连接中的大部分方差，但是 FC 中还有很大一部分方差仍然不知来源。很大一部分方差得不到解释的一种可能性是，宏观尺度上的图表征不包含生物学细节，而这些生物学细节是完全预测功能连接所必需的。所以，现在已经有多项研究将局部分子信息、微观结构、形态信息等与大尺度网络联系起来进行研究。例如，转录信号在结构和功能都有连接的区域之间更趋向于显著共变，并且基因共表达的信息增强了从结构中对功能的预测。微结构图谱的协方差也与功能连接相关，这些微结构图谱包括了形态相似性、皮质内髓鞘形成、层流分化等。同样，神经递质受体的分布从根本上决定了功能交互作用的范围和表达。最后，单个脑区的内在时间动态系统地在新皮质内变异,促进了一些神经元群体之间的同步,但也限制了其他神经元群体之间的同步。总之,局部特性是如何与宏观尺度脑网络连接进行联系的,这仍是一个令人兴奋的开放性问题。越来越多的研究关注这种所谓的带注释图,即图中的节点附加了其他数据,这些研究可能会加深我们对局部电路如何对全局功能模式做出贡献的理解。如果全局水平上的结构-功能关系依赖于微观尺度的特性,那么我们就有了一个有趣的可能性:结构和功能之间的关系本身在全脑上是异质的。换句话说,与其他脑区相比,在某些脑区结构与功能的耦合可能更加紧密。最近的一些研究,各自独立的使用不同的方法,发现了结构功能关系在全脑上沿着一个从 unimodal 到 transomodal 的梯度分级。具体而言,结构和功能在单模态感觉皮层中似乎紧密耦合,但系统性地向层次结构顶端的跨模态皮层方向解耦。这种解耦特性不仅在功能连接中观察到,在任务激活模式中也观察到。一个重要的解释是,关联皮质的快速进化扩张有效地将多感官区域从分子信号梯度和规范的感觉-运动活动级联中分离出来,导致沿单模态-跨模式层次结构有着根本不同的结构-功能关系。结构和功能的逐步分离可能反映了细胞分化和细胞结构中的系统层次变化。最近的两个计算模型研究支持了这个想法。首先,生物物理模型的微尺度相关参数在大脑区域之间存在差异。最佳拟合模型的特点是在感觉运动区域有较强的重复连接和兴奋性皮层下输入;相反,默认网络区域具有较弱的重复连接和皮层下兴奋性输入。一项补充研究发现,利用根据 T1WI/T2WI 比值估算的层次异质性,生物物理模型可以更准确地估计功能连接。这种区域异质性可能反映了细胞结构的空间变化。多种证据表明,现有的具有均匀节点的图模型掩盖了重要的生物学细节;如何在结构-功能关系模型中集成节点的附近信息是未来研究的一个重要问题。

5. 神经调节对于结构-功能关系的影响　也许目前宏观连接图中最重要的注释是每个节点的神经递质受体特征。通过脑干和皮下核团的递增式投射进行的调节会改变神经元的放电速度,使神经元或多或少对传入信号做出响应。将网络视为一个整体,很容易看出神经调节提供了一种机制,通过这种机制,结构网络可以支持不同的传播模式。这种现象在各种通用的、现实世界的网络系统中都可以观察到。单个网络可以根据网络上展开的交互模式来支持不同的时空传播机制,一个直观的例子是道路交通网:由于条件(一天中的时间、星期几、天气、建筑)的不同,同一个交通网可能具有不同的交通负荷和模式。类似地,上行神经调节投射系统赋予了将静态解剖网络转换为多种功能配置并在这些配置之间灵活切换的能力。此外,每种受体类型都有特定的分布、亲和力和对神经增益的影响,这意味着调制可以是靶向的,也可以是扩散的,并且可以在一系列的时间尺度上发挥作用。来自药理学调节的最新证据支持了上行系统促进不同功能配置的观点。功能网络的重新配置与去甲肾上腺素能、多巴胺能和血清素能信号的扰动有关。在计算模型中,由于在连接体上产生了复杂的非线性动力学,即使很小的激发抑制平衡局部调制也可以实质上改变功能相互作用的组织,从而促进拓扑集成状态与隔离状态之间的动态切换。但是,目前研究中提出的这些新的计算模型很少考虑到神经调节,而且因为在皮下核团上进行纤维跟踪和皮层分区还存在一些挑战,脑干和皮下核团通常在网络重建的时候被排除掉。

因此,上行系统调节结构网络上的功能相互作用,促进多种功能配置之间的转换,是功能还是属性？我们首先要区分结构-功能关系和结构-属性关系的概念。在一个有着特定的尺寸、形状、排列和方向的复杂系统中，属性可以是任何可测量的特征，但这与它们的功能不同。例如，蛋白质的质量和电荷是特征，但蛋白质的功能是与另一个分子结合并进行相互作用。尽管静息态功能连接显示出许多直观的、方法上便利的属性，但它们可能不是脑区间信号传递的主要目的，而是该过程的一种表现。这一想法已经在这个领域站稳了脚跟，目前正在进行多项努力，以了解大脑的结构组织如何影响静息状态以外的其他属性。一个简单的扩展是研究结构和动态功能连接的关系，另一个是通过构造同时描述三个或多个节点之间的功能交互的超图或捕捉在连续时间帧内节点间交互的时间网络，来表征脑区间功能连接之间的高阶交互作用。考虑到功能网络的退化性质，也有越来越多的努力将功能动力学投射到低维空间或研究时变网络的相互作用。更进一步，我们关注那些更直接地与内部表示和行为相关联的属性。例如，结构连接可能影响不同脑区在内在功能网络中的参与情况。某些脑区的解剖连接指纹或嵌入可能使它们容易在大规模认知系统之间频繁切换从属关系，而其他脑区可能显示出与一个系统稳定的或不变的从属关系。其他方法可能直接关注于将结构连接与任务激活联系起来。特别值得一提的是人工智能的进步，如储层计算，使得将连接体作为人工神经网络实现成为可能。这些"神经形态"或"仿生"网络，被赋予了现实的连接模式和生物物理动力学，可以处理时变信号，并接受包括语音识别和空间导航在内的一系列任务的训练，使研究人员能够直接评估解剖连接和功能配置之间的关系。

6. 大脑结构-功能关系的研究前景　虽然大脑结构-功能关系的研究仍处于初级阶段，但目前已经成为焦点。结构在功能上留下了不可磨灭的印记。目前有大量的文献支持这样一种观点：SC 和 FC 之间的联系是复杂的，需要排除简单的一对一映射。新兴的模型强调通过超越二元关系的解剖学联系进行更高层次的相互作用，从根本上为我们提供了一个新的机会来研究大脑的连接是如何支持功能的。结构网络重构丰富了细胞和分子元数据，与更细致的功能和属性表示相一致，对于精细和真正多尺度理解结构-功能关系具有巨大潜力。总的来说，技术、分析和理论的进步为发现大脑网络中的跨结构功能的物理规律提供了全新的机会。

# 第三节　磁共振成像主要研究内容

MRI 在医学领域具有广泛的应用，估计全世界有超过 25 000 台扫描仪在使用。在神经科学领域，MRI 是神经系统癌症诊断的首选工具，因为它具有比 CT 更好的分辨率，并且可以更好地显示包含脑干和小脑的后颅窝。灰质和白质之间的对比使得 MRI 检查成为中枢神经系统的许多病症的最佳选择，包括脱髓鞘疾病、痴呆、脑血管疾病、传染病、阿尔茨海默病和癫痫。MRI 也被用于引导立体定向手术和放射治疗颅内肿瘤、动静脉畸形，以及其他外科手术治疗。近年来，随着超高分辨率 MRI 的出现，fMRI 的快速发展，MRI 已经被广泛应用在精神分裂症、抑郁症、双相情感障碍、自闭症、认知行为评价、音乐鉴赏鉴定和经济决策等方面。在心血管领域，心脏 MRI 可以作为其他成像技术的补充，如超声心动图、心脏 CT 和核医学。其应用包括评估心肌缺血和活力、心肌病、心肌炎、铁超负荷、血管疾病和先天性心脏病。在肌肉骨骼领域，MRI 在肌肉骨骼系统中的应用包括脊柱成像，关节疾病评估和软组织肿瘤。在肝脏和肠胃系统成像领域，肝胆 MRI 用于检测和表征肝脏、胰腺和胆管的病变。通过在磁共振胰胆管造影术中使用重度 T2 加权序列来实现胆管的解剖成像。在施用促胰液素后进行胰腺的功能成像。MR 肠造影提供炎症性肠病和小肠肿瘤的非侵入性评估。MR 结肠成像可能在结直肠癌风险增加的患者中检测大息肉中起作用。磁共振血管造影可以生成动脉图像，以评估动脉的狭窄或动脉瘤。磁共振血管造影术通常用于评估颈部和大脑、胸主动脉和腹主动脉、肾动脉和腿部的动脉。

## 第四节　磁共振成像在神经科学中的应用

MRI 从问世起，人们就对其寄予了厚望。自 MRI 开始应用到医学领域以来，得到了广泛的应用。由于 MRI 能提供清晰的解剖定位、优良的软组织对比及 MR 波谱等功能信息，因此，其应用热点主要集中在肿瘤学、心脏病学及脑神经科学中。在脑神经科学的研究中，MRI 已成功应用于颅内肿瘤显像、脑缺血脑外伤诊断、脑血管病检查、胶质瘤的分期研究、痴呆的早期研究及轻度认知障碍、退行性改变、精神分裂症、抑郁症、自闭症和脑功能核团等研究。

脑动脉狭窄是临床上中老年患者常见的脑血管疾病，是导致短暂性脑缺血或脑梗死病发的关键性因素。利用磁共振血管成像（MRA），不仅可以清楚地确定脑动脉的狭窄程度，同时可以更加清晰地评定脑动脉狭窄中是否存在低灌注，为确定患者是使用药物治疗还是介入手术治疗提供准确依据。此外，3D-TOF MRA 具有无创伤性、无需对比剂和操作简单等优势，有着很好的应用价值，为确定患者是使用药物治疗还是介入手术治疗提供准确依据。老年痴呆主要包括血管性痴呆、阿尔茨海默病和其他痴呆（如帕金森病、匹克病等）。发病原因各不相同，有各自的影像学特点。由于 MRI 的影像质量不断提高，在老年痴呆的临床诊断中成为必不可少的辅助手段。可以对老年痴呆患者实施一定的刺激，并通过 MRI 观测到患者脑血流的变化信息，以了解患者受到不同刺激下对应脑区的应变能力和反应。对阿尔茨海默病患者，MRI 可以观测到患者海马区和内嗅皮层的体积变。通过 MRI 可以定量检测到正常老年人的白质损伤，与阿尔茨海默病患者的脑细胞变化，为临床对阿尔茨海默病的诊断提供依据。精神分裂症、抑郁症和自闭症等精神疾病临床缺乏有效的生物标记物，常常需要依靠医生基于诊断标准进行主观评价，从而导致不同的医生可能具有不同的诊断结果。近年来，MRI 分辨率的提高、fMRI 的快速发展和新的数据分析技术的出现，使得 MRI 用于诸如精神分裂症等神经功能异常疾病的客观诊断得到了突破性发展。

## 第五节　磁共振成像与其他学科的联系

如今，MRI 作为一种成像的技术手段，涉及物理学、工程学、医学、计算机科学、数学和统计学等诸多学科。如果对 MRI 感兴趣或者想要应用 MRI 进行基础研究或临床研究，则必须对这些学科有所了解，甚至一定程度的精通。

　　MRI 是基于核磁共振现象的一种成像手段,在学习任何一门技术之前,都必须了解该技术的基本理论和原理。MRI 成像过程中涉及多种扫描序列和参数的调整,针对不同的研究目的需要采用不同的序列和参数,往往这些序列和参数是影响 MRI 图像效果的重要因素,如果不了解 MRI 成像的各种序列和参数的作用,则很难进行 MRI 的研究。MRI 的最终目的是对人体的某一种疾病或者病理状态做出诊断。因此,掌握一定的医学知识对于 MRI 相关研究至关重要,在进行 MRI 研究之前,要清楚地知道所研究的疾病是什么,疾病发生在什么部位,该部位的正常结构是什么样的。只有这样,才能对 MRI 图像做出最基本的评价。MRI 数据分析最重要的一项就是采用合适的统计学手段做出合适的统计学结果。拥有坚实的统计学知识是 MRI 数据分析的重要基础。近年来,随着大数据时代的到来,采用简单的操作界面进行 MRI 数据分析已经满足不了需求,基于计算机编程的 MRI 数据分析是大势所趋,没有强大的计算机编程技能根本无法完成一个 MRI 数据分析,尤其是对于功能磁共振分析的研究人员。

# 第一章　磁共振成像原理

在学习磁共振成像数据分析之前，了解和掌握磁共振成像的原理十分重要。磁共振成像的原理相对复杂，加之新的成像技术和算法的不断更新，使得许多想要从事 MRI 研究的学生或医生认为 MRI 是一门复杂而深奥的学科，使得初学者望而却步。在这里，我们将详细讲解 MR 成像的原理、常用扫描序列和图像采集技术。此外，在后续数据分析章节也将结合范例讲述常用的几种扫描序列。

## 第一节　磁共振成像基本原理

### 一、MR 活性元素

生物体是由无数的诸如氢、碳、氧、氮、磷等元素组成的。元素又由原子核内的质子、中子和核外的电子组成。X 线的成像原理是 X 射线撞击电子时发生的变化。而 MR 成像的基本原理是由于原子核中带正电荷的质子存在自旋现象。原子核内，质子和中子做方向相反、大小相同的自旋运动，当质子和中子数量相同时，原子核总的自旋为零，但当质子和中子数量不同时，原子核总的自旋不为零，即存在剩余自旋。由于运动的电荷会形成电流，根据电磁物理学理论，质子的自旋会形成一个磁场，同时质子因自旋而产生磁矩。磁矩可用矢量表示，把质子看作一个磁铁，磁矩方向是从磁铁的南极指向北极，质子磁矩的方向决定于粒子的自旋方向，磁矩的大小取决于自旋产生的磁场的磁性与量值。在自然状态下，生物体内的质子磁矩方向是任意排列的。但是，当给予一个外加磁场时，质子磁矩的方向会在外加磁场的影响下发生改变，其方向与外加磁场的方向相同或相反，具有这种特性的元素我们称之为具有 MR 活性的元素。

生物体内具有 MR 活性的元素很多，理论上可以利用每一种活性元素进行 MR 成像。但是生物体中氢元素的含量最为丰富，同时氢质子的磁矩相对较大。所以，常规 MR 成像均采用氢元素作为能量来源。

### 二、磁化矢量与磁场强度

前面我们已经知道氢质子具有磁矩，而磁矩是有方向和大小的，因此可以用矢量来表示。在自然状态下，生物体内的质子磁矩排列是任意方向的，总的磁化矢量为零。当存在外加磁场（B0）时，质子磁矩的排列方向与 B0 磁场的方向平行或相反。

根据量子理论，可以把质子在静磁场中的状态分为低能级状态和高能级状态。低能级状态的质子的磁矩方向与静磁场的方向一致,高能级状态的质子磁矩与静磁场的方向相反。当静磁场强度较低时,磁场内具有高能级状态的质子数量将略少于低能级状态的质子数,二者相互抵消后的总磁化矢量较低,此时 MR 信号较低。当静磁场强度较高时,位于高能级状态的质子数量将明显少于低能级状态的质子,二者相互抵消后总的磁化矢量较高,此时,MR 信号也较高。

### 三、共振

物理学中的"波粒二象性"理论认为,任何物质都伴随着波,而且不可能将物质的运动和波的传播分开。波并不只是光才具有的特性,而是一切实物粒子都共有的普遍属性,原来被认为是粒子的东西也同样具有波动性。而波动力学认为任何物质的波都具有共振特性,都具有超微细振动的特定信号,有固定的基础振动频率。当两个相同波长的波相遇时可发生波的叠加而增幅,这种共振的原理同样存在于声波、电磁波等一切波动的物质,是自然界的普遍原理。

1946 年,美国科学家布洛赫和珀塞尔发现,将具有奇数个核子(包括质子和中子)的原子核置于磁场中,再施加以特定频率的射频场,就会发生原子核吸收射频场能量的现象,这是人们最初对核磁共振现象的认识。共振发生时,实际上是该物质从外界的震动中获得能量,从而引发该物质的震动。当外界震动停止后,该物质震动的能力来源随之消失,震动也逐渐减弱直至停止。在 MR 成像中,设备会发射具有特定频率的电磁波,即射频脉冲(radio frequency, RF)。RF 脉冲是 MR 成像中能量的来源。如果要使生物体内的元素中质子和 RF 脉冲发生共振,那么 RF 脉冲的频率就要和该元素中质子的频率一致。以特定的频率激发出 RF 脉冲,引起体内元素质子共振的现象,称为激发。

MR 成像中,最常用的活性元素为氢元素,所以 RF 脉冲的频率与氢质子的进动频率一致。氢质子受到 RF 脉冲激发后,将吸收 RF 的能量,一些低能级状态的氢质子可转变为高能级状态。

### 四、进动

自然状态下,有序排列的质子不是静止不动的,质子沿自身轴做旋转运动,即自旋。在静磁场中,还会产生另外一种运动,即以静磁场的方向为中心旋转,做快速的锥形旋转运动,称之为进动(procession)。进动速度用进动频率表示,即每秒进动的次数,单位为 Hz 或 MHz。外加磁场强度越强,进动频率越快。在相同的磁场强度下,不同元素具有不同的进动频率,因此,MR 成像时能够特异性地选择某种元素,从而忽略掉其活性元素。此外,同一种质子的进动频率与静磁场的强度成正比。

### 五、弛豫

RF 脉冲发射时,氢质子吸收来自 RF 脉冲的能量,发生能级跃迁。RF 脉冲终止后,氢质子受到静磁场的影响,将逐渐释放出之前吸收的能量,并恢复到原来静止时的低能级状态,我们将这一过程称为弛豫(relaxation),所用的时间称为弛豫时间,弛豫的过程即为产生

MR 信号的过程。

弛豫过程中,磁化矢量发生两个方面的变化:一是沿 Z 轴的磁化矢量(纵向磁化矢量)由小到大恢复,此过程呈指数式增长,称为纵向弛豫;二是沿 XY 平面的磁化矢量(横向磁化矢量)由大到小衰减,此过程也呈指数式衰减,称为横向弛豫。

在纵向弛豫过程中,氢质子释放出所携带的能量,将其转移到周围的组织和晶格中,从而导致反转到 XY 平面的磁化矢量逐渐恢复到纵向,纵向磁化矢量的恢复是一个指数化过程,纵向磁化矢量恢复到初始值的 63% 所需要的时间称为纵向弛豫时间,简称为 T1。在横向弛豫过程中,原本相位一致的氢质子磁矩变得方向各异,发生失相位,失相位将会导致横向磁化矢量的衰减和消失,横向磁化由最大衰减到初始值的 37% 时所需的时间,称为横向弛豫时间,简称 T2。

T1 和 T2 反映的是物质的特征。T1 的长短同组织成分、结构和磁场环境有关,与外界磁场强度也有关系。T2 的长短与质子相互作用、外加磁场和组织内磁场的均匀性有关。人体正常组织的 T1 和 T2 的值是相对恒定的,病变组织会产生异常的值和信号,从而借此对疾病进行诊断。

表 1-1-1　几种常见正常组织 1.5 T MRI 系统中在 T1WI 和
T2WI 上的弛豫时间、信号强度和影像灰度

| 组织类型 | T1 时间(ms) | T1 信号 | T2 时间(ms) | T2 信号 |
|---|---|---|---|---|
| 脂肪组织 | 240～250 | 高白 | 60～80 | 较高白灰 |
| 血液 | 350 | 低黑 | 200 | 高白 |
| 脑脊液 | 2 200～2 400 | 低黑 | 500～1 400 | 高白 |
| 灰质 | 920 | 中等灰 | 100 | 较高白灰 |
| 白质 | 780 | 较高白灰 | 90 | 中等灰 |
| 肌肉 | 860～900 | 中等灰 | 50 | 中等灰 |

## 六、成像参数与图像对比度

1. 重复时间(repetition time,TR)　是指脉冲序列中,相邻两次射频脉冲发射之间的间隔时间,单位为毫秒(ms)。TR 对两个 RF 激发脉冲间隔期间的纵向磁化矢量的恢复起着决定性作用。此外,TR 的长短决定着能否显示出组织间 T1 的差别,使用短 TR 可获得 T1 信号对比,而长 TR 则不能。

2. 回波时间(echo time,TE)　是指从发射射频脉冲开始至获得回波的时间,单位为毫秒(ms)。TE 决定 T2 信号加权,使用长 TE 可获得 T2 信号对比。

3. 对比度(contrast to noise ratio,CNR)　是指 MR 成像中,由于机体组织结构的不同,从而造成 MR 成像时显示不同的亮度的现象。在 MRI 成像中,影响图像对比度的因素包括外源性和内源性两类,内源性因素是机体自身特有而无法改变的。外源性因素与机体自身无关,认为是可以改变的。

4. 信噪比(signal-noise ratio,SNR)　也就是 MR 成像中的有效信号和无效噪声之比。

SNR 越大,说明图像越好。

# 第二节 扫描参数的质量控制

在 MRI 成像中,影响图像质量的因素众多,主要包括信噪比、对比度、分辨率、扫描时间和伪影等。这些因素相互制约,在控制图像质量时需要综合考虑,兼顾各方面的影响,获得最佳的图像。

1. 信噪比(signal-noise ratio, SNR) 是指接收到的信号强度和接收到的噪声的比值。因此,影响 SNR 的因素实际上就是影响信号和噪声的因素,主要包括磁场强度、TR、TE 和翻转角等。其中,TR 时间过短,SNR 下降;反之 TR 时间足够长,SNR 增加。TE 时间越长,SNR 越小;反之,TE 时间较短时,SNR 增加。翻转角大的 RF 激发脉冲形成的横向磁化矢量分量相对较大,最终图像的信号也较强。此外,激励次数(NEX)也会对 SNR 造成影响,激励次数越多,得到的图像信息越多,最终图像的信号强度也越高,但是图像的 SNR 不会随着激励次数的增多而成倍地增加。层厚也是一个很重要的参数,层厚越厚,部分容积效应就越重,但是信噪比就越高。层厚越薄,部分容积效应就越弱,层间分辨率就越高,SNR 越低。扫描时间固定的话,空间分辨率越高,体素越小,信噪比越低;体素增大,空间分辨率下降,但是信噪比上升。空间分辨率固定的话,增加扫描时间,信噪比肯定上升;减少扫描时间,信噪比下降。信噪比固定的话,减小体素,分辨率增加,但是信噪比下降,要保持信噪比不变,必须增加激励次数,这样就增加了扫描时间;同样,减少空间分辨率,体素变大,信噪比上升,可以减少扫描时间。

2. 分辨率(resolution) 是指显示器所能显示的像素有多少,显示器可显示的像素越多,画面就越精细,同样的屏幕区域内能显示的信息也越多。同样的,MR 图像也是有许多个与每个像素相对应的人体组织结构中的体素所组成。体素越大,其中包含的氢质子数量越多,信号强度就越强。体素的大小由相位分辨率、频率分辨率和层面分辨率决定。其中,相位分辨率=扫描视野/相位矩阵,频率分辨率=扫描视野/频率矩阵,层面分辨率=层厚。减少扫描视野、减少层厚和增加扫描矩阵可以增加分辨率。此外,零填充式 K 空间重建也可以增加分辨率,零填充式 K 空间重建可以在不增加扫描时间的情况下提高分辨率,但是这个重建的高分辨率与真正的扫描矩阵图像比较,分辨率仍存在较明显的差距。

# 第三节 脉 冲 序 列

## 一、自旋回波序列

1. 传统自旋回波序列 自旋回波(spin echo, SE)序列在 MR 成像早期是主要的成像序列,该序列的特点是在 90°射频脉冲激发之后,采用 180°重聚脉冲,将失相位的质子重聚,产生一个自旋回波信号。其主要参数设计见表 1-3-1。但是,由于 SE 序列扫描时间长,目前主要用于 T1WI 成像。

表 1 - 3 - 1　常用 SE 序列扫描参数设定

| 脉 冲 序 列 | TR(ms) | TE(ms) |
|---|---|---|
| T1WI | <600 | <20 |
| T2WI | >2 000 | >80 |
| PDWI | >2 000 | ≈20 |

2. 快速自旋回波序列　快速自旋回波(turbo/fast spin echo，TSE/FSE)序列是在一个射频脉冲激发后，采用多个 180°回聚脉冲回聚信号，一次性填充多条 K 空间相位编码线。

表 1 - 3 - 2　常用 FSE 序列扫描参数设定

| 脉 冲 序 列 | TR(ms) | TE(ms) | ETL |
|---|---|---|---|
| T1WI | <600 | <20 | 2~4 |
| T2WI | >3 000 | >80 | >16 |
| PDWI | >2 000 | ≈20 | 6~8 |

3. 反转恢复序列　反转恢复(inversion recovery，IR)序列是在 SE 序列的前面多出了一个 180°激发脉冲。MRI 系统先发射一个 180° RF 激发脉冲，将与静磁场方向一致的磁化矢量全部翻转到−Z 轴方向。随后关闭 RF 脉冲，−Z 轴方向的纵向磁化矢量逐渐恢复。在恢复过程中，给予 SE 序列。第一个 180°RF 激发脉冲与 90°RF 激发脉冲之间的时间间隔称为 TI。由于 IR 序列较 SE 序列多出了一个 TI 时间，因此总扫描时间延长，已被临床淘汰。但是 IR 序列与 FSE 序列结合的快速反转恢复序列被广泛应用，常见的 STIR、FLAIR、TIFLAIR 等都属于 FSE‑IR 序列。

### 二、梯度回波序列

相比于 SE 序列，GRE 序列扫描时间明显缩短。GRE 使用的 RF 激发脉冲小于 90°。如前所述，SE/FSE 序列是利用 180° RF 脉冲作用后，XY 平面小磁矩的位置发生转换，经过一段时间之后，所有的小磁矩将会发生相位重聚。GRE 序列不使用 180° RF 脉冲进行相位回聚，它使用的是梯度场使相位回聚，即 XY 平面的小磁矩的空间位置没有变化，只不过在梯度场的作用下，原来进动慢的变快了，而快的变慢了。经过一段时间之后，所有的小磁矩将会发生相位重聚。利用梯度场进行相位重聚的速度非常快，所以形成 MR 信号也较快。同样，TE 和 TR 时间也缩短，最终整个序列的扫描时间将明显地缩短。

# 第四节　常用成像技术

## 一、T1 加权成像(T1WI)

在 SE 序列中，选用短 TR(通常小于 500 ms)、短 TE(通常小于 30 ms)所获图像的影像对比主要由 T1 信号对比产生，此种图像称为 T1 加权成像(T1WI)。

## 二、T2 加权成像(T2WI)

在 SE 序列中,选用长 TR(通常大于 1 500 ms)、长 TE(通常大于 80 ms)所获图像的影像对比主要由 T2 信号对比产生,此种图像称为 T2 加权成像(T1WI)。

## 三、质子密度加权成像(PDWI)

在 SE 序列中,如果 TR 时间足够长,消除了 T1 弛豫对图像对比度的影响,同时 TE 时间足够短又消除了 T2 弛豫的影响,质子含量高的组织信号较高,质子含量低的组织信号较低。这种选用长 TR(通常大于 2 000 ms)、短 TE(通常为 20 ms)所获图像的影像对比,既不由 T1 也不由 T2 信号对比决定,而主要由组织间质子密度差别所决定的图像称为质子密度加权成像(PDWI)。

## 四、弥散加权成像(DWI)

DWI 是一种可以对分子弥散进行定量分析的 MR 成像方法。DWI 序列的本质是单次激发的 SE-EPI 序列。通过增加一对弥散梯度来测量组织内自由水分子的弥散系数。在常规 MRI 的 SE 序列中加入一对大小和方向均相同的梯度场的梯度脉冲,置于常规 SE 序列中的 180°脉冲的两侧。第一个梯度脉冲引起所有质子自旋,从而引起相位变化,而后一个梯度脉冲使其相位重聚,但此时相位分散不能完全重聚,而导致信号下降,从信号变化的差异反应水分子的扩散能力差异。DWI 成像中,反映弥散强度大小的参数是 $b$ 值,$b$ 值越大,弥散强度越大,DWI 图像的信号强度越差,但显示自由水分子弥散的敏感性越强。在普通 DWI 成像时,MRI 系统假设成像区域的自由水分子在各个方向的弥散能力一致,即各向同性,因而常规设定在 X、Y、Z 三个梯度各施加一次弥散梯度,并采集三个方向的信号,然后将这三幅图像的信号整合为一幅图像。

表 1-4-1  DWI 常规扫描参数

| 序　　列 | NEX | TR | TE | B 值 |
|---|---|---|---|---|
| SE - EPI | 1 | >2 000 ms | 50~100 ms | 1 000 |

在活体中,扩散是多种因素的综合作用,因此用表观扩散系数(ADC)来描述每个体素内水分子的综合微观运动。为了方便计算弥散系数,DWI 成像时 MRI 系统将扫描一套高 $b$ 值的图像,同时自动计算出一套 $b$ 值为 0 或者低 $b$ 值的图像。此时 ADC=ln(S2/S1)/(b1/b2)。S2 代表高 $b$ 值时弥散图像的信号强度,S1 代表低 $b$ 值时弥散图像的信号强度。

## 五、弥散张量成像(DTI)

弥散张量成像(diffusion tensor imaging, DTI)技术是在 DWI 技术基础上发展起来的一种新的磁共振成像技术,其可以在三维空间内定时定量地分析组织内水分子弥散特性。活体组织中结构的不同从而影响水分子自由弥散的方向和速率,这种差异是 DTI 成像的基础,并为其所检测并转为图像和各参数值。DTI 为三维信息的采集,因此至少要在 6 个方向施加弥散敏感梯度。具有随意微结构的组织中,水分子的弥散是随机的,即向各个方向运动的概率相同,表现为弥散的"各向同性"。各向同性用扩散张量的踪迹来描述,与各个方向平均 ADC 值成正比。具有固定排列顺序的结构中,水分子通常更加倾向于沿某一特定方向进行弥散,表现为弥散的"各向异性"。如在脑灰质主要为神经元的胞体,脑白质主要为神经元的突起——神经纤维组织。在神经纤维组织,水分子因受髓鞘、轴索排列方式等影响,表现为沿纤维走行方向的扩散比与其垂直的方向更容易。DTI 是目前唯一能在活体中显示神经纤维束的走行、方向、排列等信息的技术,可以研究不同脑区结构的解剖连接,被广泛应用于中枢神经系统的组织形态学和病理学研究。

## 六、平面回波成像(EPI)

平面回波成像(echo planar imaging, EPI)是最快速的磁共振成像方法,在脑功能磁共振成像(包括脑功能活动、脑灌注和脑弥散 MRI)等方面得到广泛应用。EPI 成像可以在一个 TR 时间内采集全部扫描层面的信息,速度极快。它采集的 MR 信号不使用 180°相位聚脉冲,而是利用频率编码梯度场。因为梯度场作用的速度要比 180°相位回聚脉冲快很多,因为可以提高整个序列的扫描速度。EPI 采集充分利用了梯度场使相位回聚的特性,可以在一个 TR 时间内反复施加不同斜率的相位编码梯度和读出梯度。读出梯度是一个反复震荡的梯度,即梯度场的变化是正负、负正的往返形式,每次打开梯度场,系统采集一个 MR 信号,直到所有层面的信号采集完毕。此外,在 EPI 成像时,K 空间的填充方式也是往返回旋式填充。这种往返式的空间填充会造成不可忽略的相位偏差。

根据激励次数,EPI 可分为单次激发和多次激发 EPI。在一个 TR 时间内采集全部的信号的方式称为单次激发 EPI 采集;在多个 TR 时间内采集全部信号的方式称为多次激发 EPI 采集。单次激发 EPI 存在信号强度低,空间分辨力差,视野受限及磁敏感伪影明显等缺点,多次激发采集可尽量减少信号强度的波动,明显减少图像的变形。但多次激发 EPI 成像时间相对延长。EPI 采集成像的扫描时间 = $TR \times No_{shot} \times NEX$。

## 七、磁共振波谱成像(MRS)

MRS——磁共振波谱技术,是利用磁共振化学位移现象来测定组成物质的分子成分的检测技术,是目前唯一可以测得活体组织代谢物的化学成分和含量的检查方法。目前临床上以 H1、P31 多用(还有更多化学标记物处于研究阶段),可根据其测得的波谱特点反映各种代谢物的含量比例,以反映疾病的分子水平改变,从而表示功能代谢的结果。

## 八、磁共振血管成像(MRA)

磁共振血管成像(magnetic resonance angiography, MRA)是一种可以进行血管成像的无创性检查技术。MRA 成像的基础是血管内流动的血液。MRA 成像技术主要分为两类:时间飞跃法血管成像和相位对比法血管成像。时间飞跃法 MRA(TOF - MRA)就是 MRI 系统利用梯度作用,强化血流的流入增加效应,同时采用短 TR 强化静止组织的饱和效应,从而使血流表现为明显的高信号,而背景组织信号表现为低信号。利用血流的 TOF 现象进行 MR 血管成像时,扫描层面方向与血管方向垂直,薄层、适当的翻转角度、选择和血流方向相反的扫描方向,就可以使血管表现为高信号,背景组织表现为低信号。但是这种方法会导致动静脉同时显影,为了观察单一方向的血管,可以采用欲饱和技术,消除反向血流的信号。TOF 法 MRA 成像不易显示血流较慢的血管或是层面内流动的血管。相位对比法 MRA (PC - MRA)可以利用流速实现血管成像,不仅可以进行血管成像,还可以定量测量血流速度。PC - MRA 成像的基本序列是 GRE/SPGE。利用双极梯度对血流进行速度编码。双极梯度是指两个强度相同,但方向相反的梯度组合。通过双极梯度的作用,MRI 系统可以使流动的质子产生相位偏差,这个相位偏差可被 MRI 系统记录并形成图像,这就是 PC - MRA 成像的原理。

### 九、功能磁共振成像(fMRI)

功能磁共振成像(fMRI)是使用磁共振成像技术来观察活体功能代谢活动的实验技术方法。20 世纪 90 年代初,由于 BOLD 技术的开创而逐渐兴起,起初被广泛用于神经科学研究领域,尤其在认知心理学和神经生物学研究方面取得很好的成绩。实际上,广义的功能磁共振成像,不单指 BOLD 技术而言,还包括多种其他可以用来探察活体功能代谢情况的磁共振成像技术,包括 CBF、CBV、MRS、DWI、DTI 等。这些技术各自有着不同的特点,在不同的研究领域有着各自相对的优势。目前,功能磁共振成像一般是指 BOLD 技术。

BOLD——血氧水平依赖(blood oxygenation level dependent)技术,是通过脑血管内去氧血红蛋白的含量变化对脑皮质局部功能活动变化进行磁共振成像的一种脑功能影像学检查手段,去氧血红蛋白的磁敏感性是 BOLD 的成像基础。这项磁共振成像技术最早出现在 1990—1992 年,它是一种无创性检查,且具有较高的信号敏感性和空间特异性。BOLD 技术的主要原理是,当神经元活动增强时,脑功能区皮层的血流量和氧交换增加,但与代谢耗氧量的增加不成比例,超过细胞代谢所需的氧供应量,其结果可导致功能活动区血管结构(静脉和毛细血管)中氧合血红蛋白增加,脱氧血红蛋白相对减少。脱氧血红蛋白是顺磁性物质,有明显的 T2 缩短效应,其直接作用是引起 T2 加权像信号减低。当其浓度增加时可引起局部信号减低,浓度减低时则其作用减小而导致信号升高,使脑功能成像时功能活动区的皮层表现为相对高信号。BOLD 信号的变化本质上反映的是脑静脉和毛细血管中脱氧血红蛋白浓度的变化,但脱氧血红蛋白浓度变化的实际值是难以具体测定的。脱氧血红蛋白浓度变化也不是脑神经活动的直接反映,它是脑神经活动引起的血流改变(CBF、CBV)和氧代谢改变综合作用的间接结果。所以 BOLD 信号的本质来源成分复杂(以 CBF 为主),干扰因素较多。此外,由于 BOLD 信号主要反映脱氧血红蛋白浓度的变化,故其灵敏度依赖磁共振场强大小而不同。

# 第二章　人、大鼠和树鼩脑正常结构

　　30 多年以来，随着超声成像（USG）、X线计算机断层成像（CT）、磁共振成像（MRI）、单光子发射计算机断层显像（SPECT）、正电子发射计算机断层显像（PET）和光学相干断层成像（OCT）等迅速崛起且不断更新，已成为疾病研究和诊治中不可或缺的手段，尤其以MRI 为代表的多模态成像技术在脑结构和功能异常的研究正处在史无前例的发展中。观察和分析 MRI 影像的形态学基础是人体解剖和断层解剖，因此，要想采用磁共振成像数据分析技术解决关键问题，了解并熟悉人体正常结构是掌握磁共振成像数据分析技术基础中之基础。

　　在人类发育、衰老和疾病相关研究中，实验动物学是促进相关研究快速发展的奠基学科。人类基因组计划、基因结构与功能组学的研究等重要研究都离不开高质量实验动物的广泛应用。当前国际上已经把实验动物科学条件作为衡量一个国家科学技术现代化水平的标志，实验动物被广泛地应用于医学、药学、制药、生物制品、农药、食品、添加剂、化工产品、化妆品、航天、放射、军工、交通、环保等方面。据统计，在生命科学领域里，动物实验的课题占 60%，是生命科学研究的重要支撑条件，历史上很多重大的科研成果都是通过动物实验获得的。通过动物实验，解决了临床医学中许多重要技术课题，如低温麻醉、体外循环、脑外科、心外科、器官移植等。无论是生命科学、制药工业、化学工业，还是畜牧业、农业、轻工业和国防军事科学、交通能源、航天、公害监测、环境保护，无一能离开动物实验的。在人类的健康和福利研究中，实验动物总是起着人类替身的作用。因此，了解并掌握医药研究常用的实验动物（如啮齿类动物——大小鼠、攀缘类——树鼩和非人灵长类动物——猴子）的解剖结构是有效利用实验动物进行科学研究，并进行科研成果临床转化的重中之重。

## 第一节　正常人脑解剖结构

　　断层结构的描述必须遵循解剖学姿势和人体解剖学的基本方位术语。断层是指根据研究目的，沿某一方向所做的具有一定厚度的切片或扫描，切片所得结果称断层标本，扫描所得结果称断层影像。断面是指断层的表面。切面或扫描的厚度越薄，断层与断面就越接近。断层结构包括冠状面（图 2-1-1 和图 2-1-2）、矢状面（图 2-1-3）和横断面（水平面）（图 2-1-4）。冠状面同时垂直于矢状面和水平面，按左右方向将人体分为前、后两部分。沿冠状面所作的扫描称冠状断层扫描（coronal scan），一般观测其前表面。矢状面按前、后方向将人体分为左、右两部分，与水平面垂直。通过人体正中的矢状面成为正中面。沿矢状面所作的扫描称为矢状断层扫描（sagittal scan），一般观测其左表面。横断面是与水平面平行将人体分为上、下两部分,沿横断面所作的扫描称为横断层扫描(transverse scan),一般观测其下表面。学习断层解剖和影像需要全面掌握三个方位的结构,这样才能对脑组织结构产生整体的认识。人脑在进化过程中形成了特殊的沟回结构和脑区,前人在漫长的历史过程中不断地探索、实践和积累知识而逐步完善了人体解剖结构。此外,结构是功能的载体和基础,每项活动都需要多个脑区的协调合作共同完成。最常见的分区方法便是布罗德曼分区(Brodmann areas),德国医生 Korbinian Brodmann 在 1909 年根据大脑皮层的厚度、细胞层数和其中细胞的不同结构提出了 Brodmann 分区,成为沿用至今并不断修正的最为流行的结构分区方法。每个区域的命名不但与其所处位置(前/中/后/腹侧/背侧的顶叶/额叶/枕叶/颞叶等)有关,研究者也希望能找到该区域参与的生命活动,用最能代表该区域功能的词命名它们。

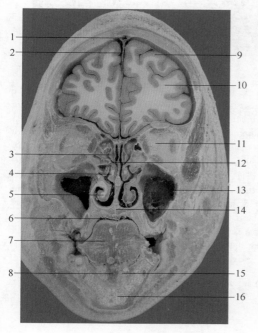

**图 2-1-1 人脑冠状切面**

注:1. 上矢状窦(superior sagittal sinus);2. 大脑镰(falx cerebri);3. 上鼻甲(superior nasal concha);4. 中鼻甲(middle nasal concha);5. 下鼻甲(inferior nasal concha);6. 口腔(oral cavity);7. 舌肌(tongue);8. 颏舌肌(genioglossus muscle);9. 皮质(cortex);10. 灰质(gray matter);11. 视神经(optic nerve);12. 鼻中隔(nasal concha);13. 上颌窦(maxillary sinus);14. 硬腭(hard palate);15. 舌下腺(sublingual gland);16. 下颌骨(mandible)。

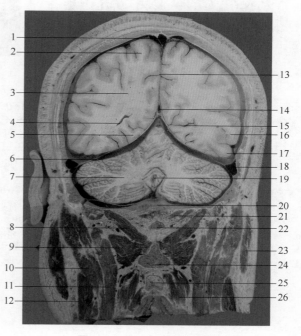

**图 2-1-2 人脑冠状切面**

注:1. 上矢状窦(superior sagittal sinus);2. 顶上小叶(superior parietal lobule);3. 辐射冠(corona radiata);4. 侧脑室后角(posterior horn of lateral ventricle);5. 舌回(lingual gyrus);6. 小脑幕(tentorium of cerebellum);7. 小脑半球(cerebellar hemisphere);8. 头后大直肌(rectus capitis posterior major);9. 头下斜肌(obliquus capitis inferior);10. 头半棘肌(semispinalis capitis);11. 头半棘肌(semispinalis capitis);12. 头夹肌(splenius capitis);13. 大脑镰(falx cerebri);14. 直窦(straight sinus);15. 距状沟(calcarine sulcus);16. 颞中回(middle temporal gyrus);17. 颞下回(inferior temporal gyrus);18. 横窦(transverse sinus);19. 小脑蚓(vermis);20. 枕骨(occipital bone);21. 头后小直肌(rectus capitis posterior minor);22. 寰椎后弓(posterior arch of atlas);23. 胸锁乳突肌(sternocleidomastoid);24. 枢椎棘突(spinous process of axis);25. 第三颈椎棘突(spinous process,C3);26. 颈半棘肌(semispinalis cervicis)。

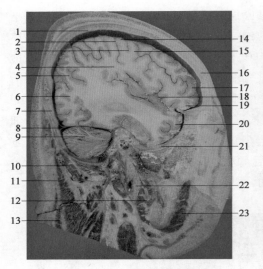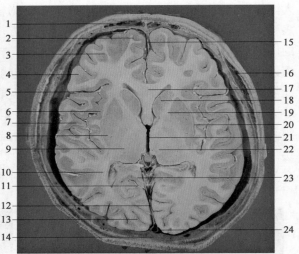

图 2-1-3　人脑矢状切面

注：1. 顶骨（parietal bone）；2. 中央后沟（post central gyrus）；3. 中央沟（central sulcus）；4. 辐射冠（corona radiata）；5. 角回（angular gyrus）；6. 枕叶（occipital lobe）；7. 枕骨（occipital bone）；8. 小脑幕（tentorium of cerebellum）；9. 小脑半球（cerebellar hemisphere）；10. 头半棘肌（semispinalis capitis）；11. 头夹肌（splenius capitis）；12. 翼内肌（medial pterygoid）；13. 斜方肌（trapezius）；14. 中央后回（post central gyrus）；15. 中央前回（precentral gyrus）；16. 额骨（frontal bone）；17. 额叶（frontal lobe）；18. 外侧沟（lateral sulcus）；19. 眶回（orbital gyri）；20. 颞极（temporal pole）；21. 蝶骨大翼（greater wing of sphenoidal bone）；22. 腮腺（parotid gland）；23. 咬肌（masseter）。

图 2-1-4　人脑水平切面

注：1. 额窦（frontal sinus）；2. 额上回（superior frontal gyrus）；3. 额中回（middle frontal gyrus）；4. 额下回（inferior frontal gyrus）；5. 外侧沟（lateral sulcus）；6. 岛叶（insular lobe）；7. 颞叶（temporal lobe）；8. 壳（putamen）；9. 内囊后肢（posterior limb of internal capsule）；10. 视辐射（optic radiation）；11. 距状沟（calcarine sulcus）；12. 大脑镰（falx cerebri）；13. 枕叶（occipital lobe）；14. 枕骨（occipital bone）；15. 大脑镰（falx cerebri）；16. 颞肌（temporalis muscle）；17. 胼胝体膝部（genu of corpus callosum）；18. 尾状核头（head of caudate nucleus）；19. 内囊前肢（anterior limb of internal capsule）；20. 屏状核（claustrum）；21. 第三脑室（3rd ventricle）；22. 背侧丘脑（thalamus）；23. 扣带回峡（isthmus of cingulate gyrus）；24. 上矢状窦（superior sagittal sinus）。

# 第二节　正常人脑磁共振成像结构

　　MR 成像过程中的射频脉冲、梯度脉冲、MR 信号采集等参数进行有逻辑、有目的地排序，从而使采集到的 MR 信号有诊断价值，这里的参数排列就叫脉冲序列。不同的研究目的所采用的序列不同，得到的影像图像也会存在显著的差异。目前，最常用的是自旋-回波序列（SE 序列）。通过改变序列中的 TR（射频重复时间）和 TE（回波时间）两个参数，可分别获得质子密度 β、T1 和 T2 的加权图像（图 2-2-1、图 2-2-2 和图 2-2-3），三种不同成像参数的加权图像，分别代表了组织的三种不同的磁共振特性，借以分辨正常组织并识别病变。此外，还有反转回复序列（IR 序列），此序列所得到的图像，能重度体现组织的 T1 特征（重度 T1 加权）；饱和回复序列（SR 序列）为质子密度加权序列；部分饱和序列（PS 序列）为 T1 加权序列。T1 加权图像可以很好地区分大脑的灰质（神经元胞体聚集地）和白质（神经纤维聚集地），常用于大脑解剖结构成像。T2 图像无法区分灰质白质，脑脊液呈亮白色。

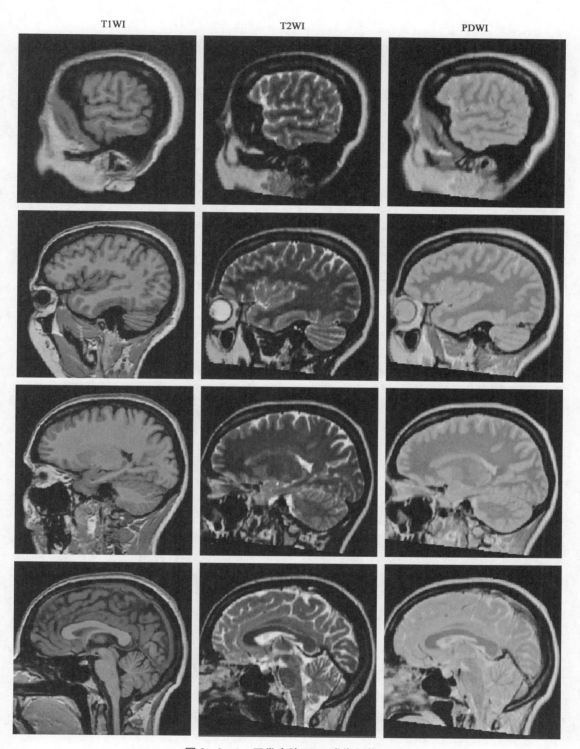

**图 2-2-1　正常人脑 MRI 成像矢状面**

注：左列，正常人脑 T1 加权成像图；中间列，正常人脑 T2 加权成像图；右列，正常人脑 PD 加权成像图。

T1WI　　　　　　　　　　T2WI　　　　　　　　　PDWI

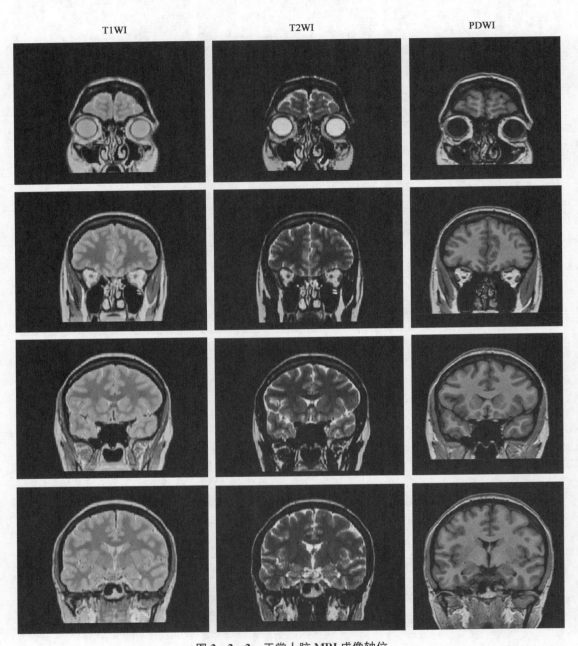

图 2 - 2 - 2　正常人脑 MRI 成像轴位

注：左列，正常人脑 T1 加权成像图；中间列，正常人脑 T2 加权成像图；右列，正常人脑 PD 加权成像图。

T1WI　　　　　　　　　　T2WI　　　　　　　　　　PDWI

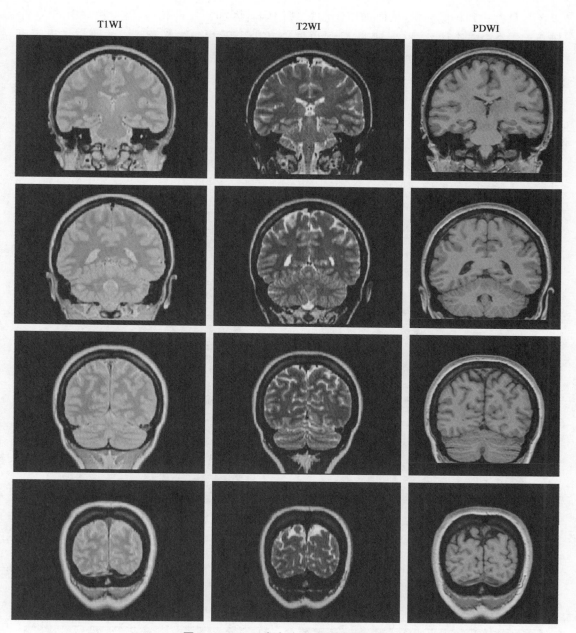

**图 2-2-3 正常人脑 MRI 成像冠状面**

注：左列，正常人脑 T1 加权成像图；中间列，正常人脑 T2 加权成像图；右列，正常人脑 PD 加权成像图。

## 第三节　正常大鼠脑解剖结构

大、小鼠是医药研究使用最多的实验动物模型,大、小鼠作为医药研究的重要动物模型,主要有几点原因：① 大、小鼠的全基因组和人类的相似度极高,很多人类难以治愈的疾病可以在其身上找到相似性状,从而加以实验发现治病基因和研发药物。② 实验专用的大、小鼠几乎完全没有个体差异(生理上)。尽可能地减少先天的个体差异造成的研究结果不可靠。③ 数量充足,许多实验需要统计学分析,这需要一定的数量,大、小鼠在人工繁殖条件下足够满足这一要求。④ 使用大、小鼠的成本更低。人脑和鼠脑细胞类型同源性很高,表明大脑皮层细胞在进化过程中保守程度很高,但是大、小鼠的组织结构与人类相差较大,表观上,大鼠大脑呈一尖端向前的梯形体,表面光滑无沟回,属平脑型,是哺乳动物中较低级的水平,嗅球发达。此外,人类和小鼠大脑皮层细胞在细胞比例、基因表达水平等方面也存在较大差异,提示人类和大、小鼠的脑功能存在差异。未来,研究并解析大、小鼠的脑部结构和功能与人脑之间的差异是促进相关研究成果实现转化的关键。

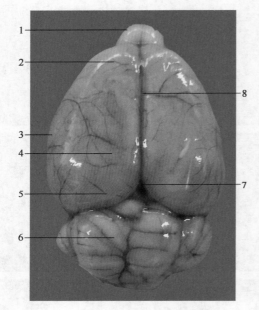

图 2-3-1 大鼠脑整体观顶面

注:1. 嗅球(olfactory bulb);2. 额叶(frontal lobe);3. 颞叶(temporal lobe);4. 顶叶(parietal lobe);5. 枕叶(occipital lobe);6. 小脑(cerebellum);7. 松果体(pineal);8. 大脑纵裂(longitudinal cerebral fissure)。

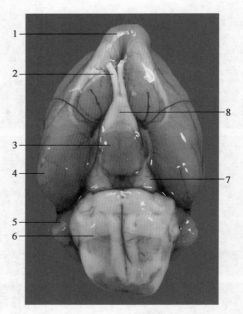

图 2-3-2 大鼠脑整体观底面

注:1. 嗅球(olfactory bulb);2. 视神经(optic nerve);3. 后穿质(posterior perforated substance);4. 颞叶(temporal lobe);5. 小脑(cerebellum);6. 脑桥(pons);7. 大脑脚(cerebral peduncle);8. 视交叉(optic chiasm)。

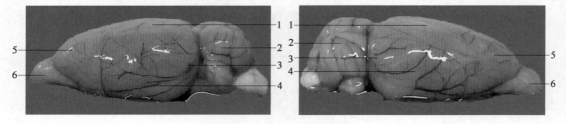

图 2-3-3 大鼠脑侧面观

注:1. 顶叶(parietal lobe);2. 小脑(cerebellum);3. 枕叶(occipital lobe);4. 颞叶(temporal lobe);5. 额叶(frontal lobe);6. 嗅球(olfactory bulb)。

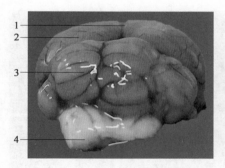

**图 2-3-4 大鼠脑整体观背侧面**

注：1. 大脑纵裂（cerebral longitudinal sulcus）；2. 枕叶（occipital lobe）；3. 小脑（cerebellum）；4. 脑干（brainstem）。

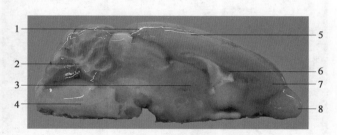

**图 2-3-5 大鼠脑正中矢状面**

注：1. 枕叶（occipital lobe）；2. 小脑（cerebellum）；3. 丘脑（thalamus）；4. 脑干（brainstem）；5. 顶叶（parietal lobe）；6. 侧脑室（lateral ventricle）；7. 额叶（frontal lobe）；8. 嗅球（olfactory bulb）。

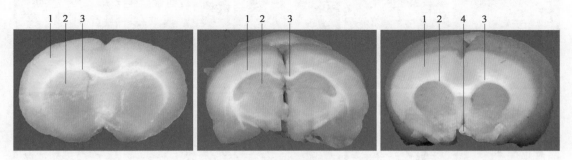

**图 2-3-6 大鼠脑断层**

注：1. 顶叶皮质（cortex of parietal lobe）；2. 丘脑（thalamus）；3. 胼胝体（corpus callosum）；4. 视交叉（optic chiasm）。

## 第四节 正常大鼠脑磁共振成像结构

和人类一样，大、小鼠 MR 成像也包含不同的脉冲序列。但是常用的是 T2 加权成像、EPI 和 DTI。由于大、小鼠本身体积较小，MRI 扫描得到的图像结构并不像人类那样清晰分明（图 2-4-1）。观察和分析大、小鼠 MR 图像需要结合相应的立体定位图谱，从而了解特定的脑区所在的位置。

## 第五节 正常树鼩脑解剖结构

树鼩（Tupaia belangeri）隶属攀鼩目，广泛分布于南亚、东南亚及我国西南地区。其具有体型小、脑-体重比例较高、生殖周期短、饲养成本低等独特优势。基于遗传学的分析表明，与目前广泛使用的模型动物小鼠和大鼠相比，树鼩与灵长类亲缘关系更接近，且被认为是有望替代昂贵的灵长类动物的新型模型实验动物。目前，已经有多种疾病相关的树鼩动物模型被报道，比如乙型肝炎病毒感染、压力与抑郁、情绪相关精神疾病、乳腺癌、血栓疾病和代谢性疾病等。在脑的结构上，相较于大鼠和小鼠，树鼩大脑前额叶皮质发育较好，与灵长类

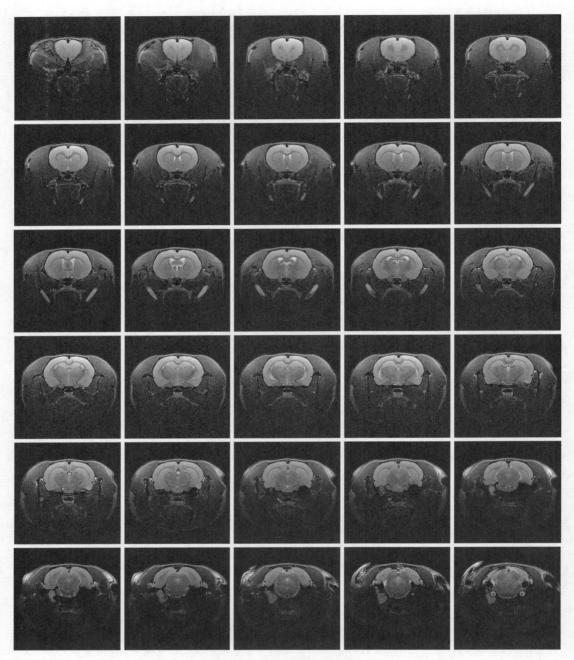

图 2-4-1　大鼠脑 MRI 轴位

更为相似；在进化上，树鼩的神经系统与灵长类神经系统较为接近。这些特点说明树鼩较为适合作为一种研究脑功能和精神神经疾病的模型动物。树鼩特有的物种特性使其成为研究神经系统发育衰老和疾病的理想模型。树鼩脑结构和大、小鼠类似，也缺乏显著的脑沟、脑回（图 2-5-1），表面的分区界限并不明显。从外观上看，树鼩的脑呈椭圆状，前部略窄，枕颞部较宽；枕部皮层向后接小脑前叶，但未覆盖小脑前叶；颞皮层较为突显，已类似于灵长类

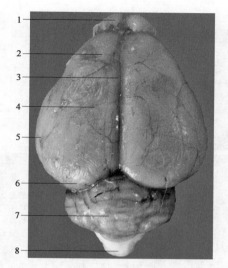

**图 2-5-1　树鼩脑整体观顶面**

注：1. 嗅球（olfactory bulb）；2. 额叶（frontal lobe）；3. 大脑纵裂（longitudinal cerebral fissure）；4. 顶叶（parietal lobe）；5. 颞叶（temporal lobe）；6. 枕叶（occipital lobe）；7. 小脑（cerebellum）；8. 延髓（medulla oblongata）。

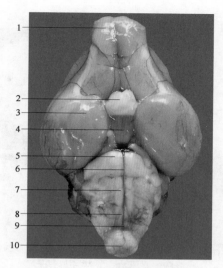

**图 2-5-2　树鼩脑整体观底面**

注：1. 嗅球（olfactory bulb）；2. 视交叉（optic chiasm）；3. 颞叶（temporal lobe）；4. 后穿质（posterior perforated substance）；5. 脑桥（pons）；6. 基底动脉（basilar artery）；7. 延髓（medulla oblongata）；8. 椎动脉（vertebral artery）；9. 脊髓前动脉（anterior spinal cord）；10. 脊髓（spinal cord）。

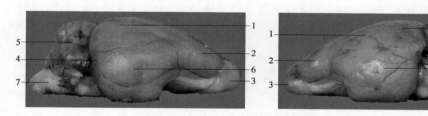

**图 2-5-3　树鼩脑侧面观**

注：1. 顶叶（parietal lobe）；2. 额叶（frontal lobe）；3. 嗅球（olfactory bulb）；4. 枕叶（occipital lobe）；5. 小脑（cerebellum）；6. 颞叶（temporal lobe）；7. 脑干（brainstem）。

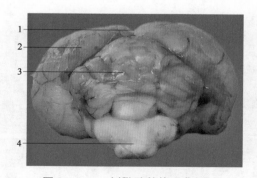

**图 2-5-4　树鼩脑整体观背侧面**

注：1. 大脑纵裂（cerebral longitudinal sulcus）；2. 枕叶（occipital lobe）；3. 小脑（cerebellum）；4. 脑干（brainstem）。

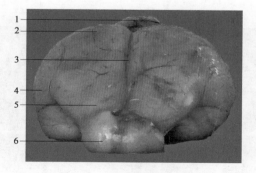

**图 2-5-5　树鼩脑腹侧面**

注：1. 小脑（cerebellum）；2. 顶叶（parietal lobe）；3. 大脑纵裂（cerebral longitudinal fissure）；4. 颞叶（temporal lobe）；5. 额叶（fontal lobe）；6. 嗅球（olfactory bulb）。

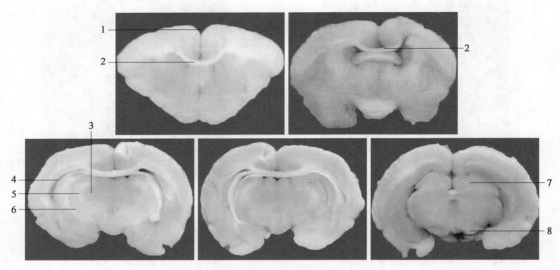

**图 2‑5‑6　树鼩脑断层解剖**

注：1.大脑纵裂（cerebral longitudinal fissure）；2.胼胝体（corpus callosum）；3.丘脑（thalamus）；4.侧脑室（lateral ventricle）；5.内囊（internal capsule）；6.豆状核（lenticular nucleus）；7.尾状核（caudate nucleus）；8.中脑（midbrain）。

的颞叶形态。顶、枕、颞等叶较为发达，尽管树鼩的大脑皮层平滑，为少沟回的皮层，但显微观察表明，其皮层具有沟回的雏形，即部分区域的脑组织具有皮层折叠现象。小脑则较为发达，特别是后叶优于猕猴。视交叉的体积相当大，可能与树鼩演化有关。

## 第六节　正常树鼩脑磁共振成像结构

树鼩的 MR 图像类似于大、小鼠 MR 成像（图 2‑6‑1），同样包含不同的脉冲序列。观察和分析树鼩 MR 图像往往也需要结合相应的立体定位图谱，才能了解特定的脑区所在的位置。

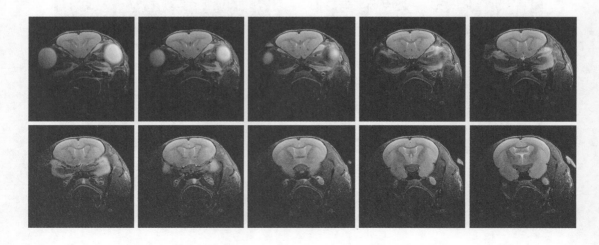

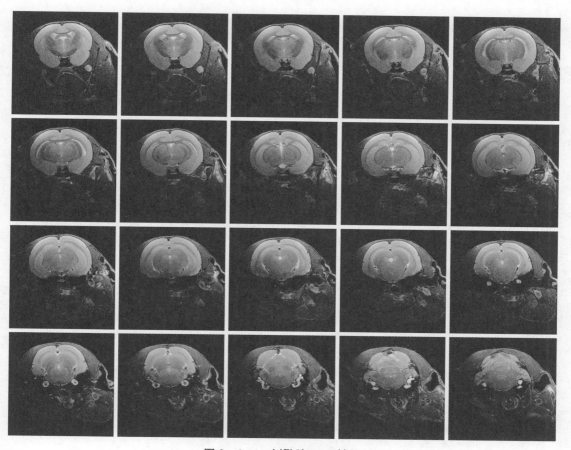

图 2-6-1 树鼩脑 MRI 轴位

# 第三章 软件介绍与安装

表 3-0-1 常用软件及相关情况

| 软 件 包 | 开 发 者 | 平 台 | 网 址 |
|---|---|---|---|
| MATLAB | 美国 MathWorks 公司 | Windows Linux macOS | https://ww2.mathworks.cn/?s_tid=gn_logo |
| ITK - SNAP | 宾夕法尼亚大学 犹他大学 | Windows Linux macOS | http://www.itksnap.org/pmwiki/pmwiki.php?n=Downloads.SNAP3 |
| SPM | 伦敦大学学院 | Matlab | https://www.fil.ion.ucl.ac.uk/spm/software/download/ |
| FSL | 牛津大学 | Windows Linux macOS | https://fsl.fmrib.ox.ac.uk/fsl/fslwiki |
| AFNI | 美国国立精神卫生研究所 | Windows Linux macOS | https://afni.nimh.nih.gov |
| FreeSurfer | 阿蒂诺拉马丁诺斯中心 | Linux macOS | http://surfer.nmr.mgh.harvard.edu/fswiki/FreeSurferWiki |
| MRIcron | 南卡罗来纳大学 | Windows Linux macOS | https://www.nitrc.org/projects/mricron |
| DPABI | 中国科学院 | Matlab | http://www.rfmri.org/dpabi |
| Brainnet Viewer | 北京师范大学 | Windows Linux macOS | https://www.nitrc.org/projects/bnv |
| Track-vis | 麻省总医院 | Windows Linux macOS | http://www.trackvis.org/ |

## 第一节 MATLAB 下载安装与简单操作

MATLAB 是 matrix 和 laboratory 两个词的组合,意为矩阵工厂(矩阵实验室),是由美

60

国 MathWorks 公司出品的商业数学软件,主要面对科学计算、可视化以及交互式程序设计的高科技计算环境。它将数值分析、矩阵计算、科学数据可视化以及非线性动态系统的建模和仿真等诸多强大功能集成在一个易于使用的视窗环境中,为科学研究、工程设计以及必须进行有效数值计算的众多科学领域提供了一种全面的解决方案,并在很大程度上摆脱了传统非交互式程序设计语言(如 C、Fortran)的编辑模式,主要包括 MATLAB 和 Simulink 两大部分。

MATLAB 的基本数据单位是矩阵,它的指令表达式与数学、工程中常用的形式十分相似,故用 MATLAB 来解算问题要比用 C、Fortran 等语言完成相同的事情简捷得多,并且 MATLAB 也吸收了像 Maple 等软件的优点,使 MATLAB 成为一个强大的数学软件。在新的版本中也加入了对 C、Fortran、C++、JAVA 的支持。

MATLAB 是一个包含大量计算算法的集合,其拥有 600 多个工程中要用到的数学运算函数,可以方便地实现用户所需的各种计算功能。在通常情况下,可以用它来代替底层编程语言,如 C 和 C++。在计算要求相同的情况下,使用 MATLAB 的编程工作量会大大减少。MATLAB 的这些函数集包括从最简单最基本的函数到诸如矩阵、特征向量、快速傅立叶变换的复杂函数。此外,MATLAB 自产生之日起就具有方便的数据可视化功能,以将向量和矩阵用图形表现出来,并且可以对图形进行标注和打印。高层次的作图包括二维和三维的可视化、图像处理、动画和表达式作图,可用于科学计算和工程绘图。新版本的 MATLAB 对整个图形处理功能做了很大的改进和完善,使它不仅在一般数据可视化软件都具有的功能(如二维曲线和三维曲面的绘制和处理等)方面更加完善,而且对于一些其他软件所没有的功能(如图形的光照处理、色度处理以及四维数据的表现等),MATLAB 同样表现了出色的处理能力。同时对一些特殊的可视化要求,如图形对话等,MATLAB 也有相应的功能函数,保证了用户不同层次的要求。自开发之日起到目前为止,MATLAB 和 Simulink 已经成为全球 5 000 多所大学广泛使用的基础计算工具。MATLAB 被广泛应用于数学、物理、化学、建筑、影视和医学等领域。

在磁共振数据方面,MATLAB 具有实现医学影像图片的读取、整理、图像分割、组织提取等基本的图像处理功能。此外,基于各种工具包(如 SPM、DPABI 等),MATLAB 还可以实现 sMRI、fMRI、EEG、PET 等数据的分析。本节主要介绍 Matlab 的安装和简单操作,以及医学影像图片读取相关函数和应用。

## 一、MATLAB 下载

下载网址:https://www.mathworks.com。

(1) 复制上述链接进入浏览器,直接搜索进入 MATLAB 主页(图 3-1-1)。下载之前需要注册 MATLAB 账号并登录。登录之后,点击右下角"R2020a"进入。

(2) 点击左下角"Download now"进入(图 3-1-2)。

(3) 点击"Download R2020a"进入(图 3-1-3)。

(4) MATLAB 是一个付费的平台,但同时也提供 30 日的试用期,本节以试用期下载为例进行介绍,点击"Get a Trial"进入(图 3-1-4)。此外,也可以在软件经销处购买相应版本的安装包。

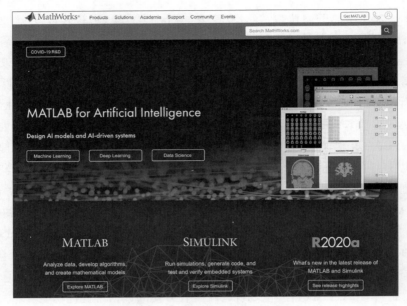

图 3-1-1　MATLAB 主页

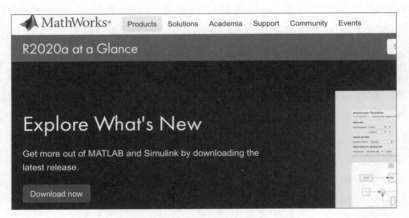

图 3-1-2　MATLAB 下载界面(1)

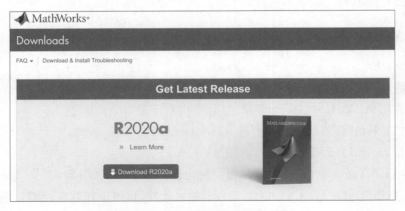

图 3-1-3　MATLAB 下载界面(2)

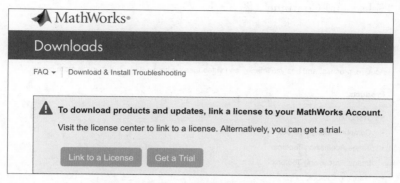

图 3 - 1 - 4　MATLAB 下载界面(3)

（5）登录账号，依次点击"I agree""Submit"进入（图 3 - 1 - 5）。

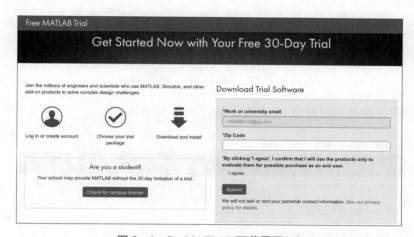

图 3 - 1 - 5　MATLAB 下载界面(4)

（6）根据需要选择相应的工具包，这里选择"Image Processing and Computer Vision"点击进入（图 3 - 1 - 6）。

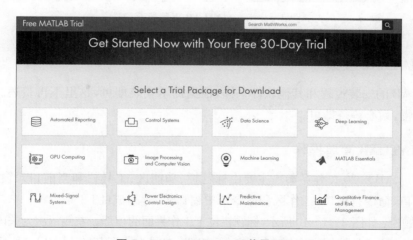

图 3 - 1 - 6　MATLAB 下载界面(5)

(7) 点击"Select and Continue"(图 3 - 1 - 7)。

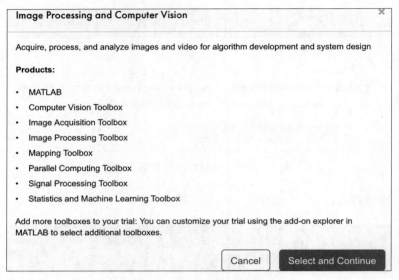

图 3 - 1 - 7　MATLAB 下载界面(6)

(8) 根据需要选择相应的版本,点击下载(图 3 - 1 - 8)。

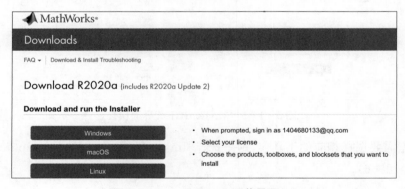

图 3 - 1 - 8　MATLAB 下载界面(7)

## 二、MATLAB 安装

MATLAB 的安装过程和其他软件一样,根据提示安装即可,这里不再赘述。安装过程可能会有点慢,耐心等待即可。

## 三、MATLAB 简单操作

1. MATLAB 2020 工作界面　主要由标题栏、功能区、工具栏和当前目录窗口(包括当前文件夹窗口、命令行窗口、工作区和命令历史窗口等)等组成(图 3 - 1 - 9)。

(1) 标题栏:如图 3 - 1 - 10 所示,标题栏位于工作界面的顶部。左侧依次为关闭 MATLAB 按钮、缩小 MATLAB 按钮和全屏 MATLAB 按钮,中间为所安装的 MATLAB 名称。

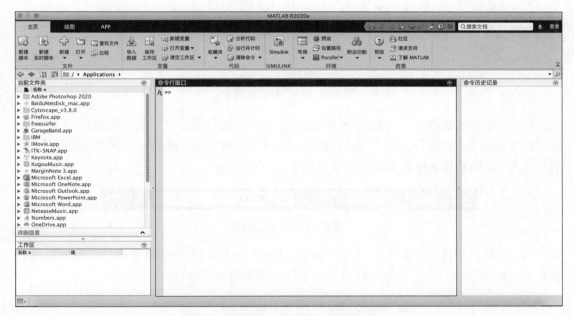

图 3-1-9　MATLAB 工作界面

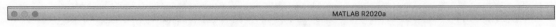

图 3-1-10　标题栏

（2）功能区：如图 3-1-11 所示，功能区分为"主页""绘图""APP"三种选项卡，每一个选项卡里面又包含若干个其他选项。

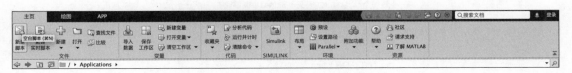

图 3-1-11　功能区和主页选项卡

1）主页选项卡：如图 3-1-11 所示，MATLAB 打开后默认为显示主页选项卡。主页选项卡包括"文件""变量""代码""SIMULINK""环境"和"资源"。每一个选项里又包括若干基本命令，如"新建脚本""新建实时脚本""打开 M 文件""导入数据""分析代码""布局""设置路径""帮助"等命令。

2）绘图选项卡：如图 3-1-12 所示，绘图选项卡包括各种绘图所需的模板可供使用和参考。

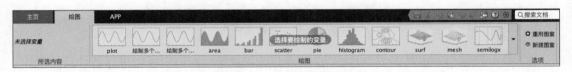

图 3-1-12　绘图选项卡

3）APP选项卡：如图3-1-13所示，APP选项卡包括计算和分析的模块可供使用。

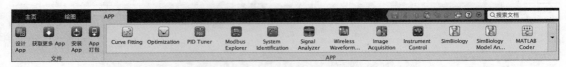

图3-1-13　APP选项卡

（3）工具栏：如图3-1-14所示，标题栏下方右侧便是"工具栏"，以图标的形式显示了常用的操作命令，如保存、剪切、复制、粘贴、撤销上一次操作、向前一步操作、切换窗口、MATLAB帮助系统和搜索文档和登录按钮等命令。

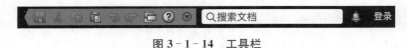

图3-1-14　工具栏

（4）当前目录窗口：如图3-1-15所示，功能区下方便是"当前目录窗口"，以图标的形式显示了向前、向后、向上一级和浏览路径文件夹和目前所在路径等。

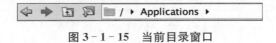

图3-1-15　当前目录窗口

1）当前文件夹：如图3-1-16所示，当前目录窗口左下方便是"当前文件夹"，显示了当前浏览路径所在的文件夹及其所包含的内容。

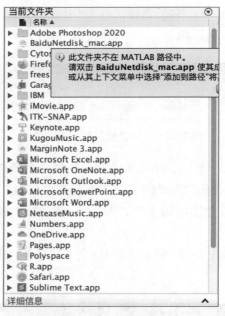

图3-1-16　当前文件夹

2）命令行窗口：如图3-1-17所示，MATLAB命令行窗口中可以进行各种计算操作，也可以使用命令打开各种MATLAB工具等。

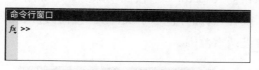

图 3-1-17 命令行窗口

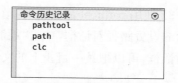

图 3-1-18 命令历史窗口

3)命令历史窗口:如图 3-1-18 所示,MATLAB 命令历史窗口中显示到目前为止操作完成的所有命令。

2. MATLAB 2020 简单操作

(1)退出或关闭 MATLAB:如图 3-1-19 所示,在命令行窗口输入"exit"或"quit",按回车即可关闭 MATLAB。

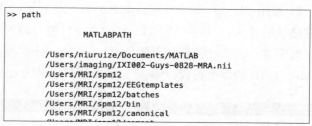

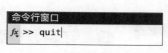

图 3-1-19 关闭 MATLAB

图 3-1-20 显示文件目录

(2)显示 MATLAB 2020 所有文件路径:如图 3-1-20 所示,在命令行窗口输入"path",按回车即可显示 MATLAB 2020 所有文件路径。

(3)扩展目录称为 MATLAB 的搜索路径

1)利用"设置路径"按钮实现:点击"功能区"的"设置路径"按钮可显示如图 3-1-21 所示的设置路径对话框。单击"添加文件夹"按钮,进入文件夹浏览对话框,可以把某一目录下的文件夹包含进搜索范围而忽略子文件夹;单击"添加并包含子文件夹"按钮,进入文件夹浏览对话框,可以把某一目录下的文件夹及其所包含的所有子文件夹包含进搜索范围。

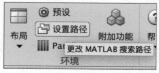

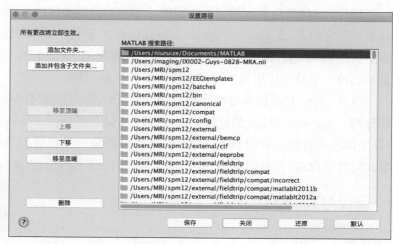

图 3-1-21 设置路径

2) 使用 pathtool 命令实现：在命令行窗口输入"pathtool"，按回车即可显示如图 3-1-22 所示的设置路径对话框，单击"添加文件夹"或者"添加并包含子文件夹"按钮，进入文件夹浏览对话框，可以把某一目录下的文件夹包含进搜索范围。

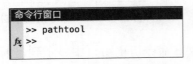

图 3-1-22　显示文件目录

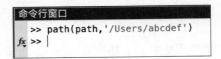

图 3-1-23　path 命令

3) 使用 path 命令实现：如图 3-1-23 所示，如果要把/Users/abcdef 扩展到 MATLAB 搜索路径，可以在 MATLAB 的命令行窗口输入"path(path,'/Users/abcdef')"。

4) 使用 add path 命令实现：如图 3-1-24 所示，如果要把/Users/abcdef 扩展到 MATLAB 搜索路径的开头，可以在 MATLAB 的命令行窗口输入"add path/Users/abcdef-begin"。

如图 3-1-25 所示，如果要把/Users/abcdef 扩展到 MATLAB 搜索路径的末尾，可以在 MATLAB 的命令行窗口输入"addpath/Users/abcdef-end"。

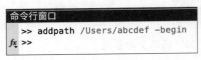

图 3-1-24　addpath 命令

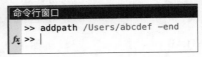

图 3-1-25　ddpath 命令

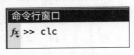

图 3-1-26　ddpath 命令

（4）清除命令行窗口：有时候命令行窗口中内容太长而显得累赘和不利于阅读，这时可以通过 clc 命令清除命令行窗口，如图 3-1-26 所示，在命令行窗口输入"clc"，按回车即可清除命令行窗口中所有的内容。

## 第二节　ITK-SNAP 下载安装与简单操作

ITK-SNAP 是一款用于医学图像三维结构分割的软件，是宾夕法尼亚大学图像计算和科学实验室的 Paul Yushkevich 博士与犹他州大学科学计算和成像研究所的 Guido Gerig 博士长达 10 年合作的产物。ITK-SNAP 是免费的、开源的和多平台的。其设计之初的愿景是创建一个易于使用和学习的用于图像分割的工具。

ITK-SNAP 提供半自动分割和手动绘制分割，可以用于 MRI、CT、PET 等图像的读取和分割。此外，与其他分割软件相比，ITK-SNAP 还包括一些核心优势，如支持多种不同的 3D 图像格式，包括 NIFTI 和 DICOM；支持多图像的链接查看和分割；支持彩色通道、多通道和时变图像；以及可以应用 3D 切割工具进行分割结果的快速后处理。

### 一、ITK-SNAP 下载

下载网址：http://www.itksnap.org/pmwiki/pmwiki.php。

（1）复制上述链接进入浏览器，直接搜索进入 ITK-SNAP 主页（图 3-2-1）。

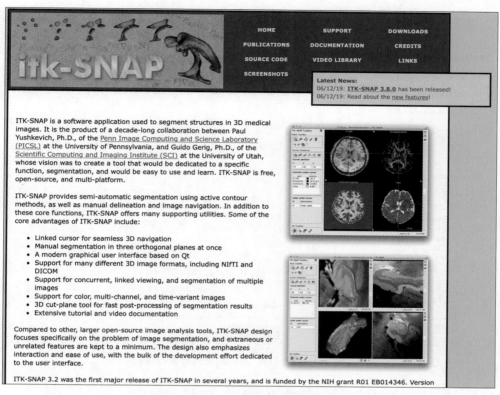

图 3-2-1 ITK-SNAP 网站主页

（2）点击右上角的"DOWNLOADS"，进入下载界面。根据个人需求选择不同操作系统相对应的版本进行下载（图 3-2-2）。

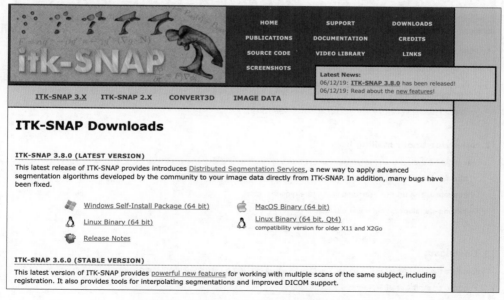

图 3-2-2 ITK-SNAP 下载界面(1)

（3）依次填写相关信息，点击"Submit"（图3-2-3）。

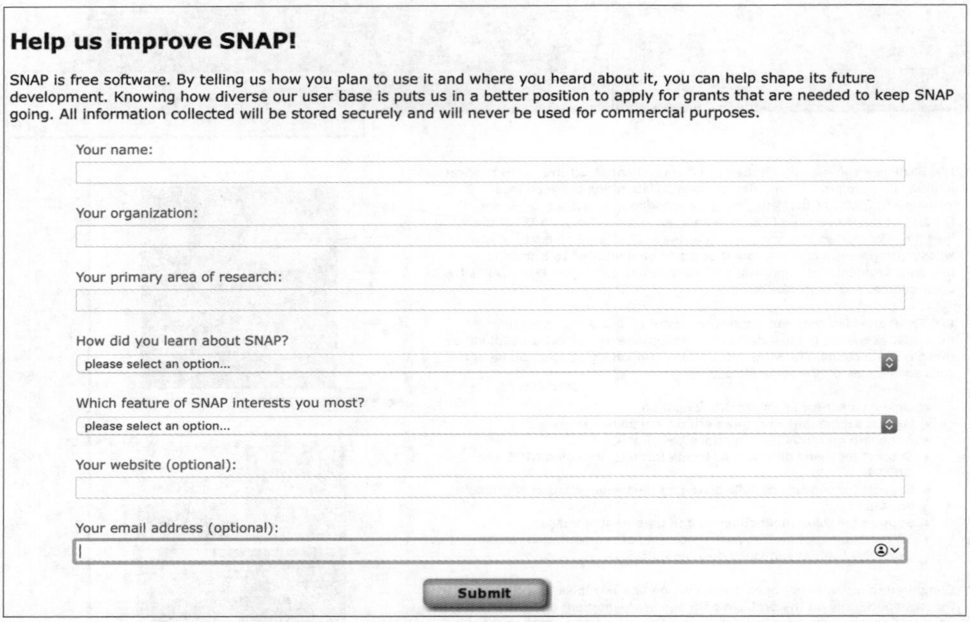

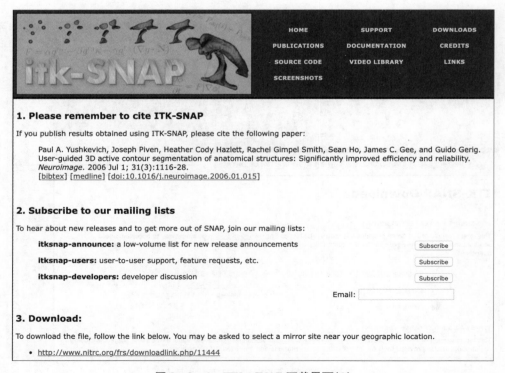

**图3-2-3　ITK-SNAP下载界面(2)**

（4）点击"Download"下面的链接进行下载（图3-2-4）。

**图3-2-4　ITK-SNAP下载界面(3)**

## 二、ITK‐SNAP 安装

和其他软件安装一样,双击上面下载的安装包打开,点击"Agree"安装即可(图 3‐2‐5)。

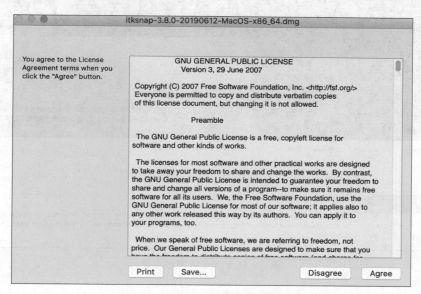

图 3‐2‐5　ITK‐SNAP 安装界面

# 第三节　SPM 下载安装与载入

SPM(Statistical Parametric Mapping)是第一个被广泛使用和公开发布的用于功能磁共振成像数据分析的软件包,由 KarlFriston 和同事在英国伦敦大学学院实验室开发。该软件是基于 Matlab 平台开发的软件系统,其统计功能非常强大,设计这个软件包的初衷是采用统计的方法来处理医学图像,在 20 世纪 90 年代初期开始作为 PET 数据分析的程序,到 90 年代中期开始用于 fMRI 数据的分析。到目前为止,SPM 已经可以用于 fMRI、PET、sMRI 和 EEG 等数据的统计分析。由于 SPM 是建立在 MATLAB 平台基础上,这使得它可以被广泛地应用在计算机平台上。基于 MATLAB 代码相对的可读性,即使一个不使用 SPM 作为主要的分析软件包,其中许多的 MATLAB 函数在数据处理时也是非常有用的,如读写数据文件。SPM 还可以通过它的工具箱功能进行功能扩展,在 SPM 网站有大量的扩展包。SPM 独一无二的特点是它的连接建模工具。SPM 的可视化工具相对有限,需要配合其他可视化软件来实现。用 SPM 进行医学图像数据处理分析过程主要分为两大部分:预处理过程和统计分析过程。这两部分内容将在后面的章节进行详细介绍。本节主要介绍 SPM 的下载与载入。

## 一、SPM 下载

下载网址:https://www.fil.ion.ucl.ac.uk/spm/。

（1）复制上述链接进入浏览器，直接搜索进入 SPM 主页（图 3-3-1）。

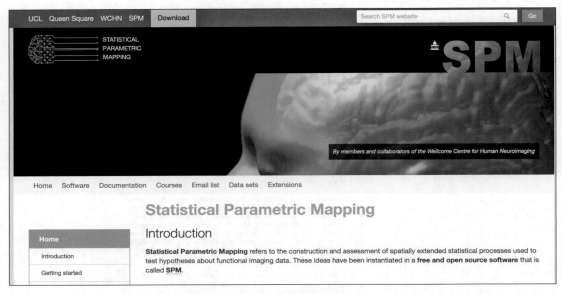

图 3-3-1 SPM 网站主页

（2）点击"Download"进入下载界面（图 3-3-2）。

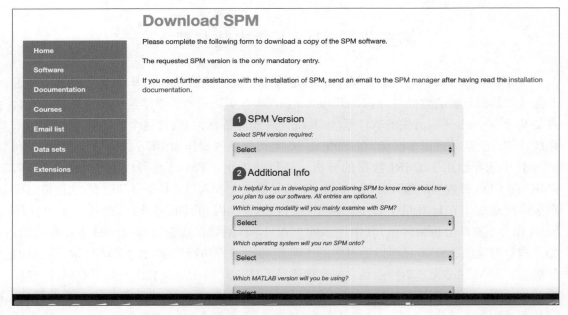

图 3-3-2 SPM 下载界面

（3）根据提示和自身要求依次选择并填写相关信息。其中，MATLAB 需要根据已经安装的版本选取相对应的版本，操作系统（operating system）根据个人需求选择相应的系统。本书的选择依次为 fMRI、SPM12、R2020a（9.8）、macOS，然后依次填入用户的名称、邮箱、工作单位和所属国家。选择和填写完毕后点击"Download"(图 3 - 3 - 3)。下载时务必牢记保存路径,建议下载到 MATLAB 所在的路径。

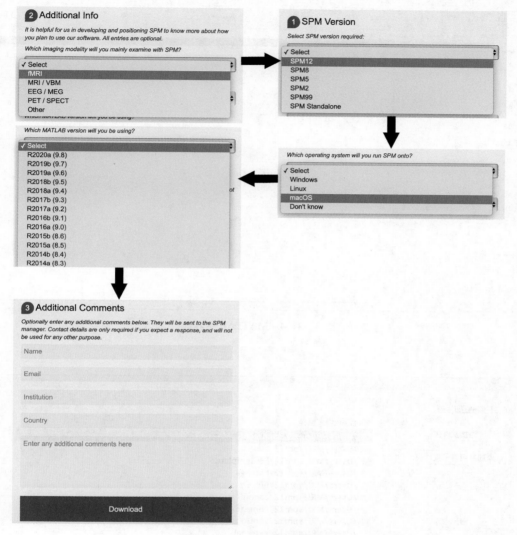

图 3 - 3 - 3　SPM12 下载流程

## 二、MATLAB 载入 SPM

(1) 打开已安装好的 MATLAB,打开过程可能会有一点慢,稍等片刻即可以打开(图 3 - 3 - 4)。

(2) 点击主页中功能区的"设置路径"进入(图 3 - 3 - 5)。

(3) 点击"添加并包含子文件夹",在弹出的窗口中找到上面下载的 SPM 所保存的路径,选中"spm12",点击"打开"(图 3 - 3 - 6)。

(4) 依次点击"保存"和"关闭"即可(图 3 - 3 - 7)。

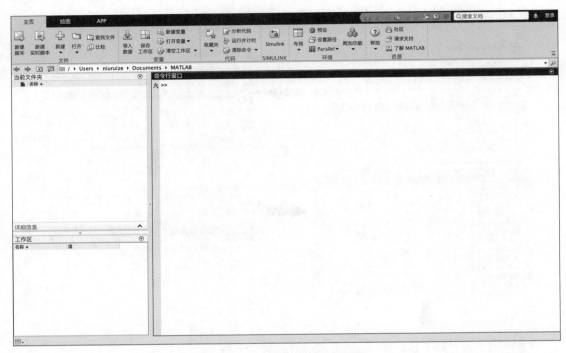

图 3 - 3 - 4    MATLAB 主界面

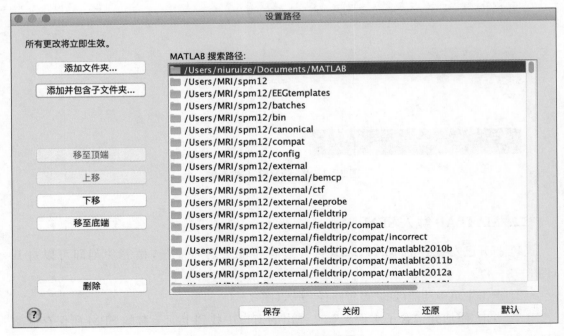

图 3 - 3 - 5    SPM 路径设置

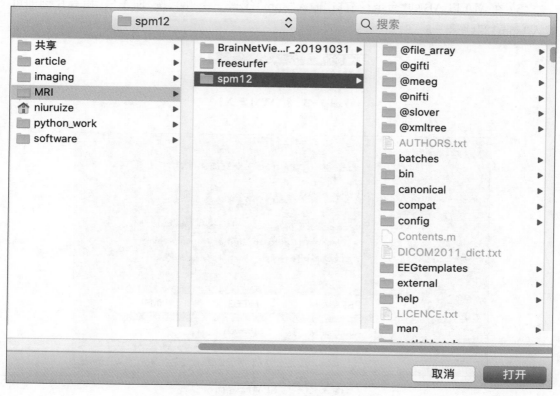

图 3 - 3 - 6 SPM 路径设置

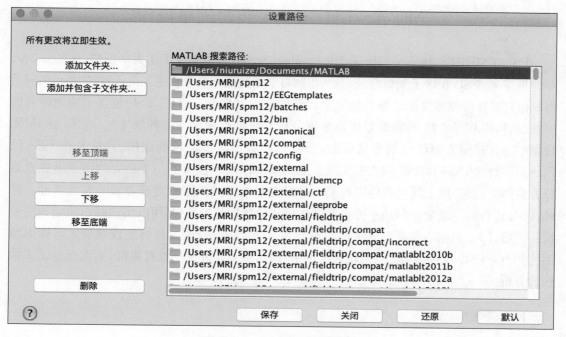

图 3 - 3 - 7 SPM 路径设置

（5）在 MATLAB 的"命令行窗口"输入"spm"（图 3-3-8），按"回车"。稍等片刻即可载入"spm12"（图 3-3-9）。

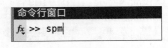

图 3-3-8　SPM 载入

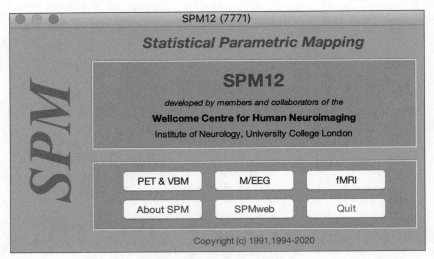

图 3-3-9　SPM12 界面

# 第四节　FSL 下载安装与简单操作

FSL（FMRIB Software Library）由 Stephen Smith 和同事在牛津大学创建，首发于 2000 年。近年来，FSL 获得了大量普及，被从事脑科学相关磁共振研究的人员所青睐，是目前磁共振成像数据分析领域功能最强大和最受欢迎的软件数据库。目前，FSL 包含了功能磁共振成像、结构磁共振成像、弥散张量成像数据分析和数据可视化等多种软件包。FSL 在 fMRI 数据的统计建模方面已经处于最前沿，开发和实施了诸多新颖的建模、评估及在 FEAT、FLAME 和 RANDOMISE 模块中实现了推断技术。FSL 包括了一个强大的用于做独立成分分析的工具包，该工具包在伪影检测和静息态功能磁共振数据建模方面非常受欢迎。此外，FSL 还包括一套复杂的用于分析弥散张量成像数据的工具包，用以实现脑白质结构的分析。最后，FSL 包括一些日益强大的可视化工具 FSLView，该工具可实现叠加大量概率脑图的能力。FSL 的另一个优点是融合了网格计算，从而允许使用计算集群，大大促进了大数据的分析。

## FSL 下载

下载网址：https://fsl.fmrib.ox.ac.uk/fsl/fslwiki/FSL。

（1）复制上述链接进入浏览器，直接搜索进入 FSL 主页（图 3 - 4 - 1）。

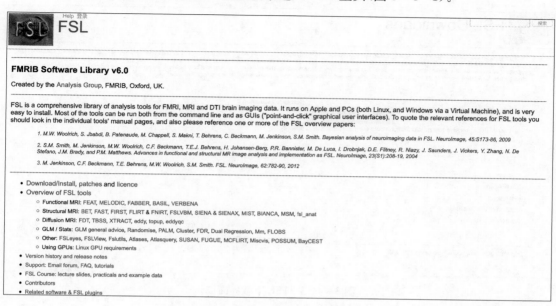

图 3 - 4 - 1　FSL 网站主页

（2）点击"Download/Install"进入图 3 - 4 - 2 界面。

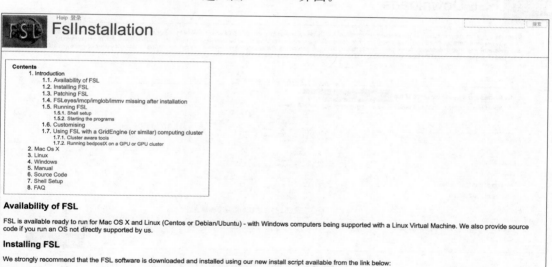

图 3 - 4 - 2　FSL 下载界面（1）

（3）点击"Download FSL"进入图 3 - 4 - 3 界面。

（4）输入相应的信息之后根据个人系统需求下载相应版本的安装包（图 3 - 4 - 4）。

（5）打开系统终端（图 3 - 4 - 5）。

（6）输入如图 3 - 4 - 6 命令。

（7）点击"Enter"即开始下载安装（图 3 - 4 - 7）。

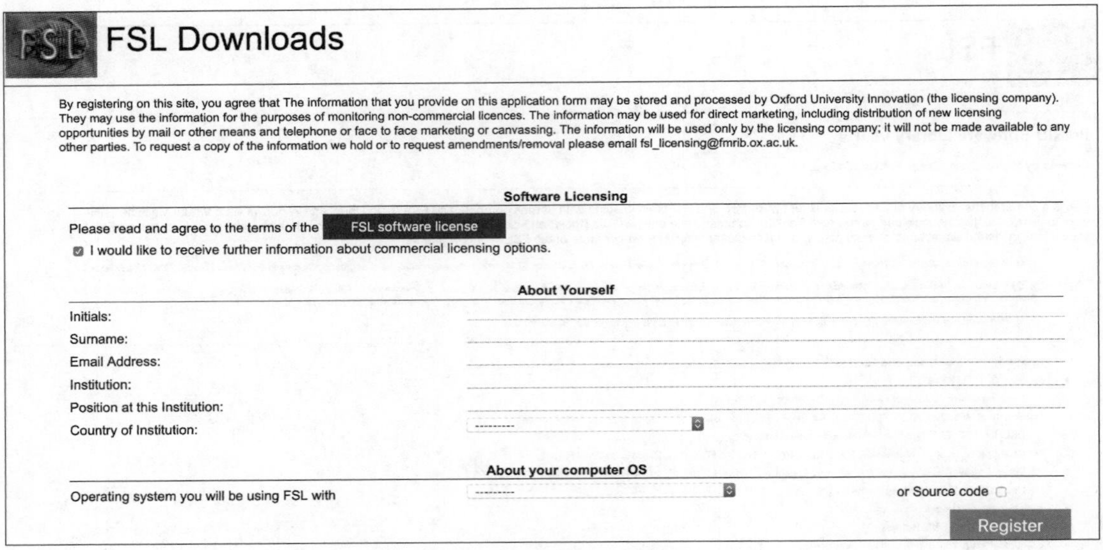

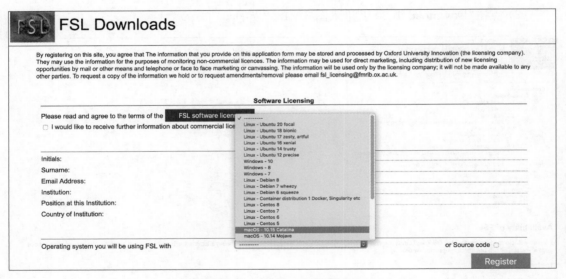

图 3 - 4 - 3　FSL 下载界面(2)

图 3 - 4 - 4　FSL 下载界面(3)

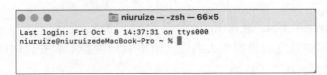

图 3 - 4 - 5　系统终端界面

```
cd ~/Downloads
python fslinstaller.py
```

图 3-4-6 FSL 安装命令

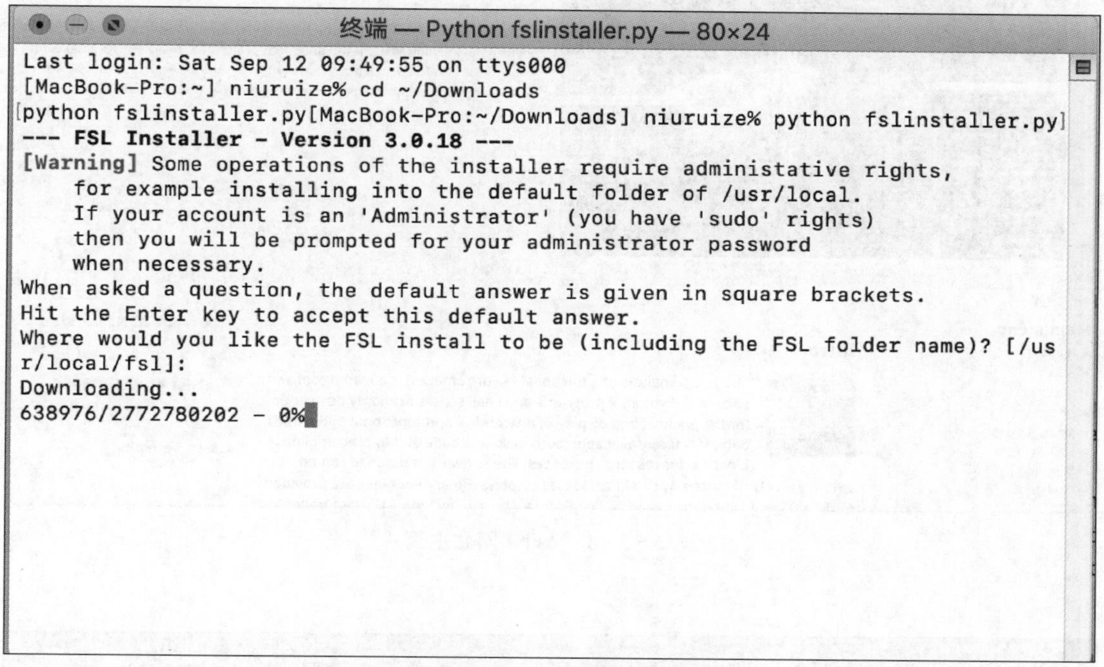

图 3-4-7 FSL 下载进程

# 第五节 AFNI 下载安装与简单操作

AFNI(Analysis of Functional Neuro Images)由 Robert Cox 和他的同事创建。在功能磁共振成像早期,AFNI 就已经开发被用于数据分析,它的主要优势在于非常强大和灵活的可视化能力,包括使用 SUMA 工具包融合体积和皮层表面的可视化能力。AFNI 的统计模型和分析工具不像 SPM 和 FSL 那样复杂。此外,AFNI 可通过 C、Python、R 和 shell 脚本进行数据处理,是一款友好的、免费的,可在 Linux 和 macOS 系统中运行使用的软件包。

## AFNI 下载安装

下载网址:https://afni.nimh.nih.gov。

(1) 复制上述链接进入浏览器,直接搜索进入 AFNI 主页(图 3-5-1)。

(2) 点击"Software"进入下载安装界面(图 3-5-2)。

(3) 选择相对应的系统点击进入(图 3-5-3)。

(4) AFIN 提供了友好的安装步骤介绍,根据其提供的安装步骤按序正确操作即可。

79

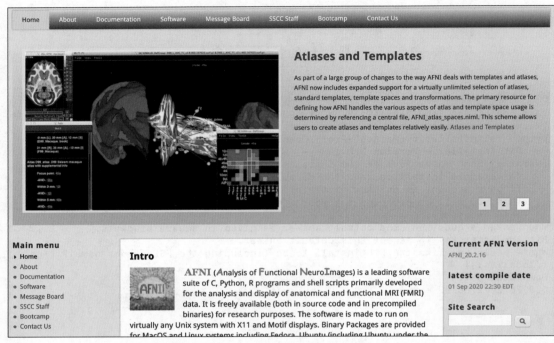

图 3 - 5 - 1　AFNI 网站主页

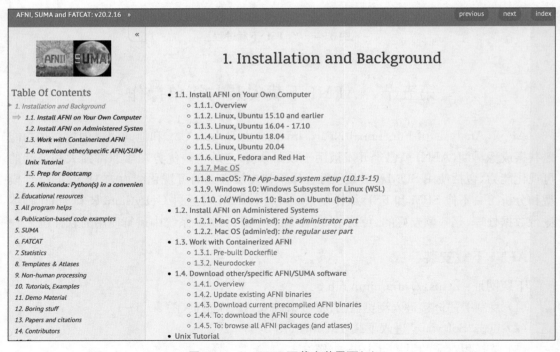

图 3 - 5 - 2　AFNI 下载安装界面(1)

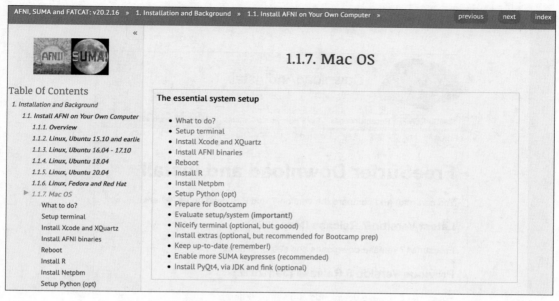

图 3－5－3　AFNI 下载安装界面(2)

# 第六节　FreeSurfer 下载安装与简单操作

FreeSurfer 是一个用于磁共振数据分析的软件包,由麻省总医院的 Bruce Fischland 及其同事开发。

## FreeSurfer 下载

下载网址：http://www.freesurfer.net/。

(1) 复制上述链接进入浏览器,直接搜索进入 FreeSurfer 主页(图 3－6－1)。

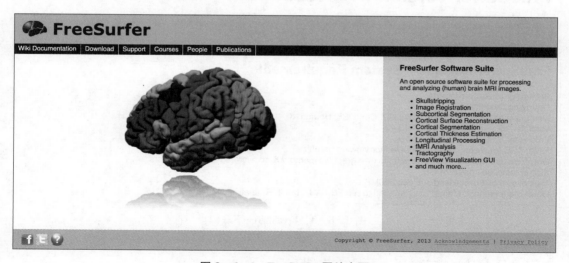

图 3－6－1　FreeSurfer 网站主页

(2) 点击"Download"进入 Download And Install 界面(图 3 - 6 - 2)。

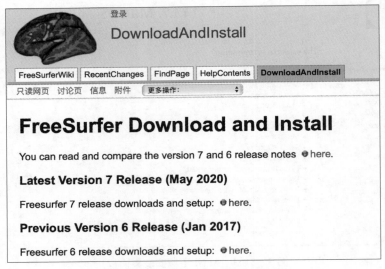

图 3 - 6 - 2　FreeSurfer 下载(1)

(3) 点击"here"进入 rel7downloads 界面(图 3 - 6 - 3)。

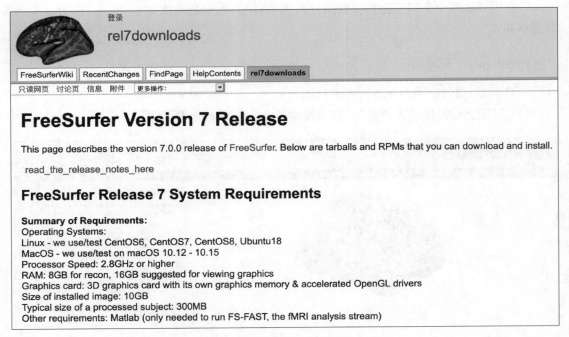

图 3 - 6 - 3　FreeSurfer 下载(2)

(4) 下拉选择相应的版本下载安装(图 3 - 6 - 4)。

**7.1.1 release**

| OS | Build Platform | Version | Release Date | Download | Size |
|---|---|---|---|---|---|
| Linux | CentOS 6 x86_64 (64b) tar archive | 7.1.1 release | July 2020 | freesurfer-linux-centos6_x86_64-7.1.1.tar.gz | 4.4G |
| Linux | CentOS 6 x86_64 (64b) RPM installer | 7.1.1 release | July 2020 | freesurfer-CentOS6-7.1.1-1.x86_64.rpm | 3.7G |
| Linux | CentOS 7 x86_64 (64b) tar archive | 7.1.1 release | July 2020 | freesurfer-linux-centos7_x86_64-7.1.1.tar.gz | 4.3G |
| Linux | CentOS 7 x86_64 (64b) RPM installer | 7.1.1 release | July 2020 | freesurfer-CentOS7-7.1.1-1.x86_64.rpm | 3.6G |
| Linux | CentOS 8 x86_64 (64b) tar archive | 7.1.1 release | July 2020 | freesurfer-linux-centos8_x86_64-7.1.1.tar.gz | 4.3G |
| Linux | CentOS 8 x86_64 (64b) RPM installer | 7.1.1 release | July 2020 | freesurfer-CentOS8-7.1.1-1.x86_64.rpm | 3.6G |
| MacOS | MacOS X (64b Intel) tar archive | 7.1.1 release | July 2020 | freesurfer-darwin-macOS-7.1.1.tar.gz | 4.1G |
| MacOS | MacOS X (64b Intel) PKG installer | 7.1.1 release | July 2020 | freesurfer-darwin-macOS-7.1.1.pkg | 4.1G |

**7.1.0 release**

| OS | Build Platform | Version | Release Date | Download | Size |
|---|---|---|---|---|---|
| Linux | CentOS 6 x86_64 (64b) tar archive | 7.1.0 release | May 2020 | freesurfer-linux-centos6_x86_64-7.1.0.tar.gz | 4.4G |
| Linux | CentOS 6 x86_64 (64b) RPM installer | 7.1.0 release | May 2020 | freesurfer-CentOS6-7.1.0-1.x86_64.rpm | 3.7G |
| Linux | CentOS 7 x86_64 (64b) tar archive | 7.1.0 release | May 2020 | freesurfer-linux-centos7_x86_64-7.1.0.tar.gz | 4.4G |
| Linux | CentOS 7 x86_64 (64b) RPM installer | 7.1.0 release | May 2020 | freesurfer-CentOS7-7.1.0-1.x86_64.rpm | 3.6G |
| Linux | CentOS 8 x86_64 (64b) tar archive | 7.1.0 release | May 2020 | freesurfer-linux-centos8_x86_64-7.1.0.tar.gz | 4.4G |
| Linux | CentOS 8 x86_64 (64b) RPM installer | 7.1.0 release | May 2020 | freesurfer-CentOS8-7.1.0-1.x86_64.rpm | 3.6G |
| MacOS | MacOS X (64b Intel) tar archive | 7.1.0 release | May 2020 | freesurfer-darwin-macOS-7.1.0.tar.gz | 4.1G |
| MacOS | MacOS X (64b Intel) PKG installer | 7.1.0 release | May 2020 | freesurfer-darwin-macOS-7.1.0.pkg | 4.1G |

图 3 - 6 - 4　FreeSurfer 下载(3)

# 第七节　MRIcro 下载安装与简单操作

　　MRIcro 是一款用于查看 NIFTI 格式的医学图像(医学 DICOM 图像可以使用 dcm2nii 等工具转换为 NIFTI)的软件。该软件可用于检查多种不同模式的图像,包括 MRI、CAT、CT、PET、SEM 和三维超声,可以帮助研究人员可视化数据或相关领域的学生学习解剖学。

## MRIcro 下载

下载网址:https://www.mccauslandcenter.sc.edu/crnl/mricro/。

(1) 复制上述链接进入浏览器,直接搜索进入 MRIcro 主页(图 3 - 7 - 1)。

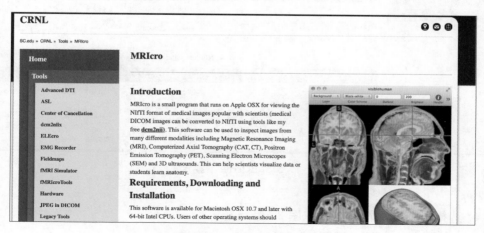

图 3 - 7 - 1　MRIcro 网站主页

（2）点击"MRIcron"进入 MRIcron 界面（图 3 - 7 - 2）。

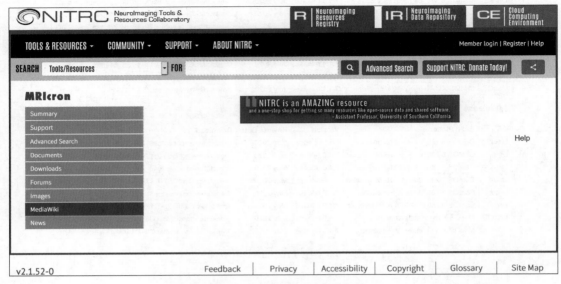

图 3 - 7 - 2　MRIcron 下载界面（1）

（3）点击"Download"进入 MRIcron 下载界面（图 3 - 7 - 3）。

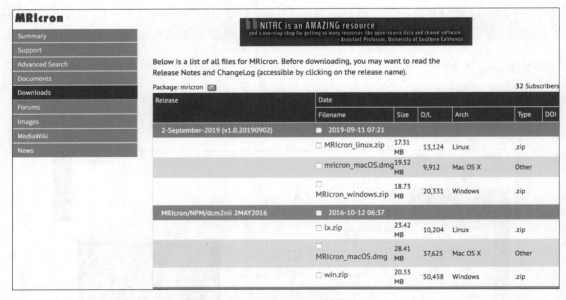

图 3 - 7 - 3　MRIcron 下载界面（2）

（4）选择相应的版本点击进入（图 3 - 7 - 4）。

（5）点击"I Agree"下载即可。

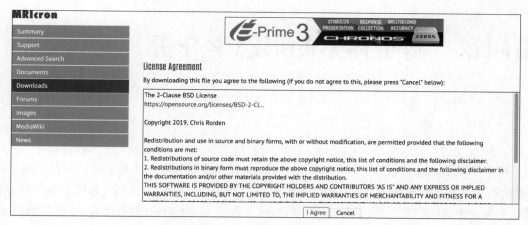

图 3 - 7 - 4　MRIcron 下载界面(3)

## 第八节　DTI Studio 下载安装与简单操作

DTI Studio 是一款用于处理 DTI 数据的经典软件。基于 DTI Studio 的 DTI 数据分析操作简单,并可以提供可视化的图像。

### DTI Studio 下载

下载网址:https://www.mristudio.org/。

(1) 复制上述链接进入浏览器,直接搜索进入 MRI Studio 主页(图 3 - 8 - 1)。

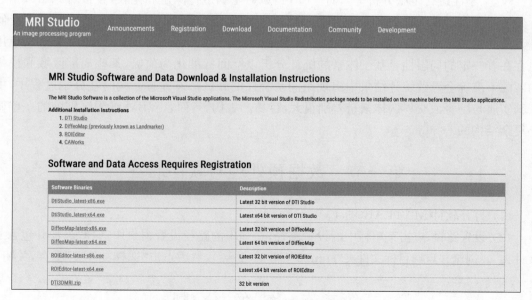

图 3 - 8 - 1　MRI Studio 网站主页

(2) 点击相应的版本,点击下载。

# 第四章 基于体素的形态学分析

基于体素形态学分析(voxel-based morphometry，VBM)是一种基于体素对脑结构 MRI 自动、全面、客观的分析技术，可以在活体脑进行精确的形态学研究。VBM 通过定量计算分析 MRI 中每个体素的脑灰、白质密度或体积的变化来反映相应解剖结构的差异，是评价脑部灰、白质病变的一种方法。1995 年，Wright 等人首先提出了基于体素对脑结构 MRI 分析的初步思想，描述了一种能在 MRI 上发现脑灰质和白质差异的新技术。2000 年，Ashburner 等人正式提出了 VBM 方法，VBM 方法是一种以体素为单位的形态测量学方法，可以定量检测出脑组织各组分的密度和体积，从而能够检测出局部脑区的特征和脑组织成分的差异。VBM 方法首先需要把被研究的所有个体的脑 MRI 梯度回波 T1 加权像，在空间上标准化到一个完全相同的立体空间中，然后对该高分辨力、高清晰度、高灰白质对比的脑结构图像进行解剖分割，得到灰质、白质和脑脊液，利用参数统计检验对分割的脑组织成分逐个进行体素组间比较分析，定量检测出脑灰质和白质的密度和体积，从而量化分析脑形态学上的异常。具体过程包括空间标准化、脑组织的分割、平滑、统计建模和假设检验。传统的 MRI 测量方法是基于感兴趣区(region of interest，ROI)，存在着一定的缺陷，如费时、主观性强、重复性较差、不能进行全脑分析等。而 VBM 可以对全脑进行测定和比较，直接对原始数据进行分析，无需对 ROI 的先验假设，而且可以定量地检测出脑组织的密度差异，同时它不受研究人员的主观影响，因此具有自动性、全面性、客观性和可重复性等优势。VBM 方法的应用也存在着一定的局限性。基于体素的统计分析以空间标准化为前提，某些局部区域和模板的匹配不准确会导致统计结果中出现组间系统性的脑区形态差异。同时在分割过程中，由于脑实质与脑脊液交界区体素量差别很大，容易产生伪影，而且 VBM 难于区别脑的一些微小复杂结构的差异等。

## 第一节 数据预处理与软件准备

(1) 打开软件 MATLAB(图 4-1-1)。

(2) 设置路径，点击菜单栏中的设置路径，在弹出的路径设置窗口中选择"添加并包含子文件夹"。浏览并点选目标文件夹"spm12"(图 4-1-2)，然后点击"选择文件夹"保存，关闭。

## 第二节 图 像 分 割

(1) 在命令性窗口输入"spm"，回车，选择第一个"PET&VBM"(图 4-2-1)。

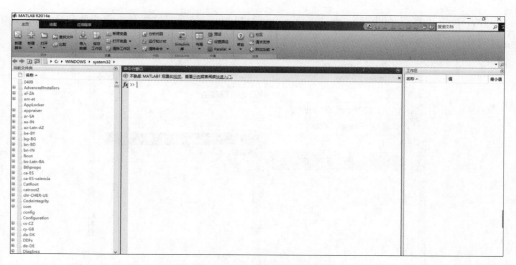

图 4 - 1 - 1　MATLAB 主界面

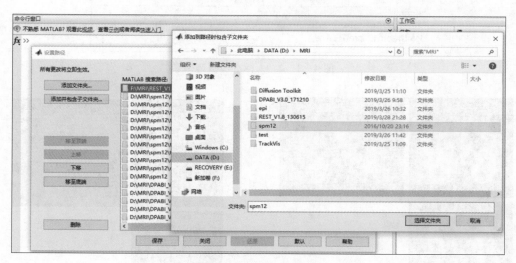

图 4 - 1 - 2　路径设置窗口

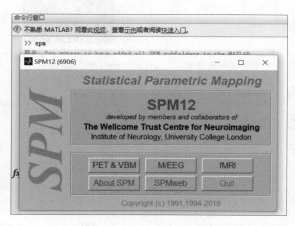

图 4 - 2 - 1　SPM12 主界面

（2）查看标准的人的模板，点击"Display"，打开 spm/tpm 文件，选中"TPM.nii"，点击"Done"（图 4 - 2 - 2、图 4 - 2 - 3、图 4 - 2 - 4）。

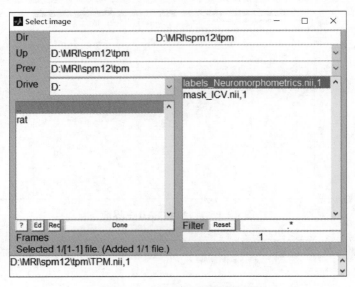

图 4 - 2 - 2　人标准模板选择

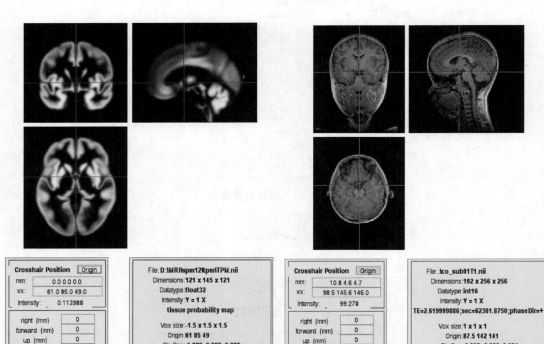

图 4 - 2 - 3　人的模板结构图（1）　　　　图 4 - 2 - 4　人的模板结构图（2）

（3）点击"Segment"（图 4-2-5）。

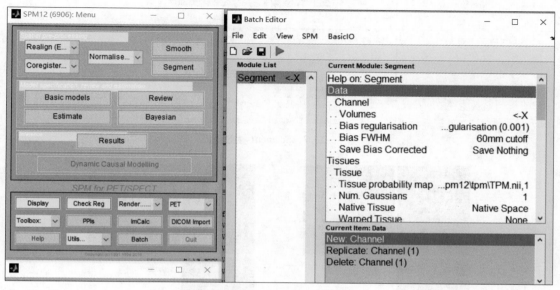

图 4-2-5 Segment 界面

（4）Volumes 选择转换后的 nii 文件（图 4-2-6）。

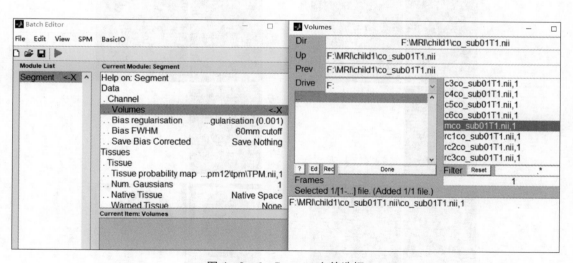

图 4-2-6 Segment 文件选择

（5）Save Bias Corrected 选中"Save Bias Corrected"。

（6）将所有的"Native Tissue"选为"Native+Dartel Imported"（图 4-2-7）。

（7）Affine Regularisation 选择"East Asiabrains"。

（8）点击绿色按钮运行（图 4-2-8）。

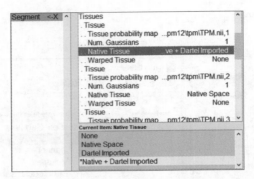

图 4 - 2 - 7　Segment 参数更改

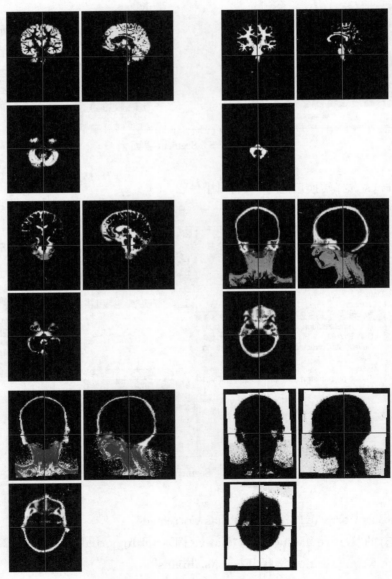

图 4 - 2 - 8　运行之后的结构图

# 第三节　创 建 模 板

（1）依次点击"Batch""SPM""Tools""Dartel Tools""Run Dartel（create Templates）"
（图4-3-1）。

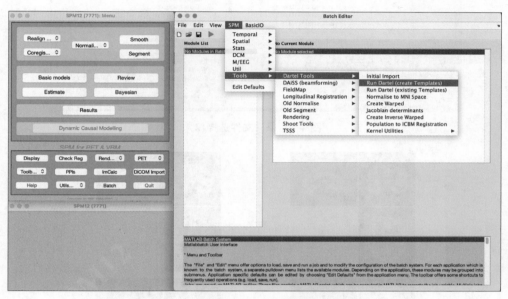

**图4-3-1　创建模板选择**

（2）点击第一个"Images"，点击下面的"Replicate Images"复制一个"Images"（图4-3-2）。

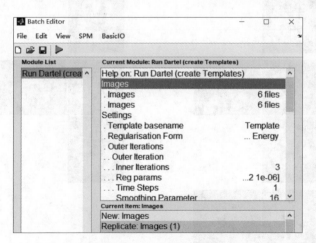

**图4-3-2　文件选择(1)**

（3）双击第二个"Images"，点选目标文件夹中的"rc1"开头的文件，点击"Done"（图4-3-3）。

（4）双击第三个"Images"，点选目标文件夹中的"rc2"开头的文件，点击"Done"。

（5）点击绿色按钮运行（图4-3-4）。

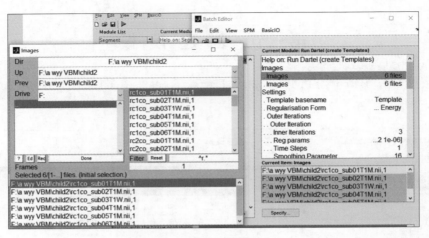

图 4 - 3 - 3　文件选择(2)

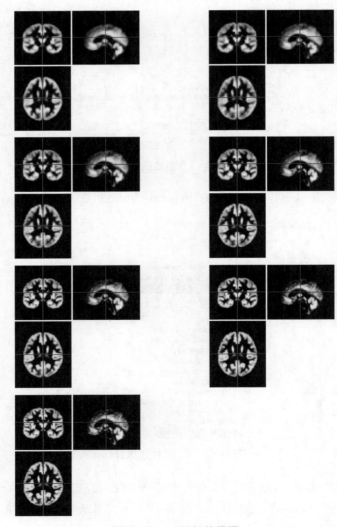

图 4 - 3 - 4　运行结果图

# 第四节　皮质、白质和脑脊液统计计算

依次点击"Batch""SPM""Util""Tissue volumes"（图 4 - 4 - 1）。双击"segmentation mat-files"，选择"segmentation"之后的文件（图 4 - 4 - 2），点击"Done"，点击绿色按钮运行。结果会呈现在 MATLAB 的命令性窗口内（图 4 - 4 - 3）。

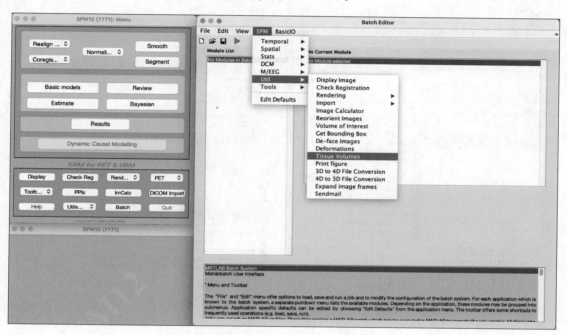

图 4 - 4 - 1　Tissue volumes 窗口选择

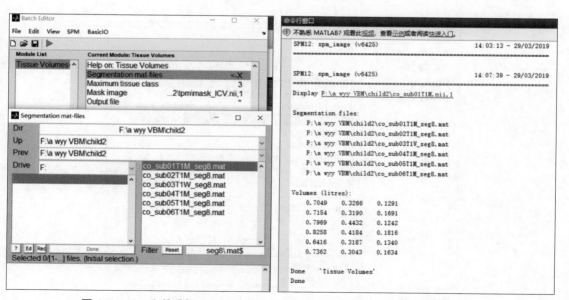

图 4 - 4 - 2　文件选择

图 4 - 4 - 3　结果呈现

# 第五节　变换到标准空间

（1）依次点击"Batch""SPM""Tools""Dartel Tools""Normalise to MNISpace"（图4-5-1）。

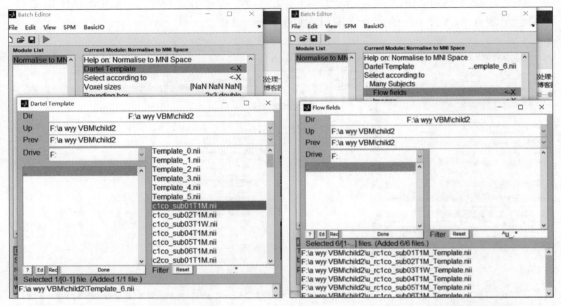

图4-5-1　文件选择(1)　　　　　　　图4-5-2　文件选择(2)

（2）双击"Dartel Template"，选择"Template6.nii"，点击"Done"（图4-5-2）。

（3）双击"Slect according to"，点选"Many Subjects"（图4-5-3）。

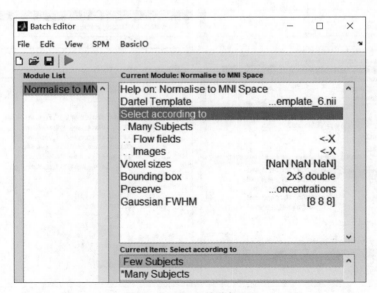

图4-5-3　文件选择(3)

（4）双击"Flow fields"，点选目标文件夹中的"u"开头的文件，点击"Done"（图 4 - 5 - 4）。

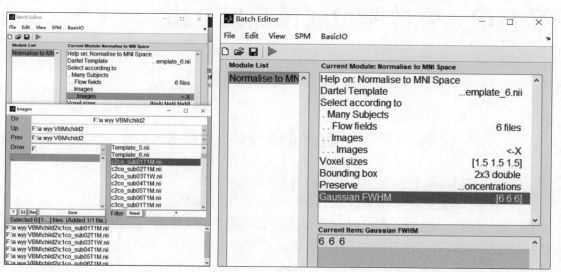

图 4 - 5 - 4　文件选择(4)　　　　　　　图 4 - 5 - 5　文件选择(5)

（5）单击"Images"，双击"Images"，点选目标文件夹中的"c1"开头的文件，点击"Done"（图 4 - 5 - 5）。

（6）双击"Voxel sizes"，改为"1.51.51.5"双击"Gaussian FWHM"，改为"666"。

（7）点击绿色按钮运行。

# 第五章　弥散张量成像数据分析

## 第一节　脊髓弥散张量成像数据分析

（1）打开 Micron 软件文件夹，双击打开 dcm2niigui（图 5-1-1）。

（2）打开 dcm2niigui 界面后，菜单栏下方的"Output Format"选择"FSL/SPM8（4D NIfTI nii）"（图 5-1-1）。然后将 DTI 数据的"dicom"文件夹拖到"dcm2niigui"界面的空白处，此时空白处即可出现 DICOM 图像转换成 nii 文件过程，具体包括 DICOM 图像储存位置、数量，转化后 nii 文件储存位置，以及转换完成时间（图 5-1-2）。

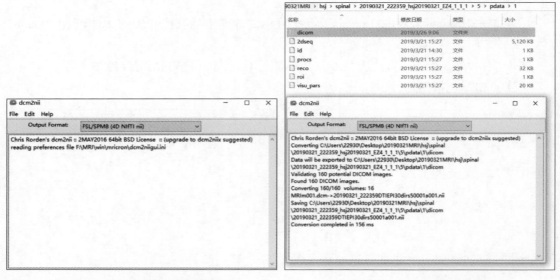

图 5-1-1　dcm2niigui 软件界面　　　　图 5-1-2　格式转换过程

（3）完成上一步后，即可在相应的 DICOM 文件夹中出现一个 nii 文件（图 5-1-3）。

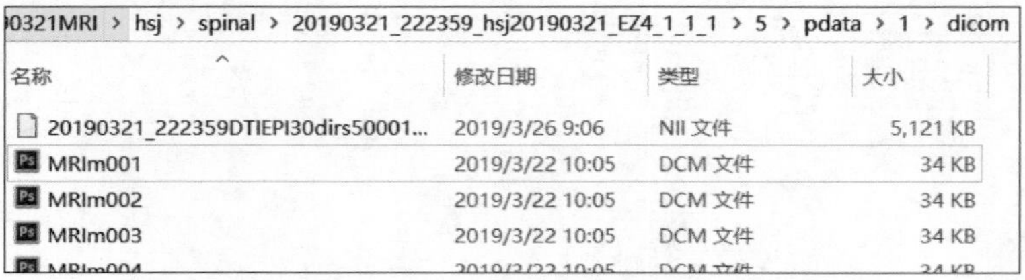

图 5-1-3　格式转换结果

（4）将 nii 文件剪切到另个新的文件夹备用。

（5）如图 5 - 1 - 4 所示，打开软件 DTI - Studio，依次点击"File""MRIView3D""nii 文件"打开。

（6）选中"NIFTI"，点击"OK"。

（7）点击"Automatic Image Registration"。

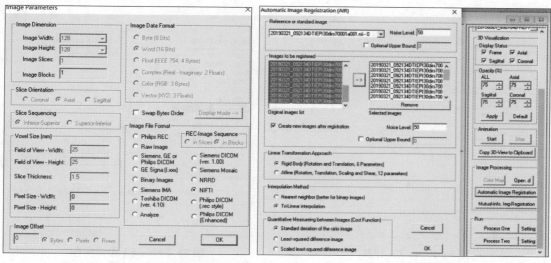

图 5 - 1 - 4　DTI - Studio 参数设置　　　　　图 5 - 1 - 5　图像自动矫正

（8）如图 5 - 1 - 5 所示，将"Images to be registered"中左边所有文件移到右边，点击"OK"。

（9）如图 5 - 1 - 6 所示，点击保存图案，将左边所有以 Air 开头的文件移到右边，选中"Raw Data"，点击"OK"。

（10）如图 5 - 1 - 7 所示，点击保存图案，将左边所有以 Air 开头的文件移到右边，选中"Analyse"，点击"OK"，命名为"Analyze"。

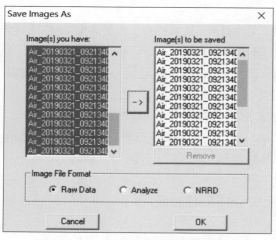

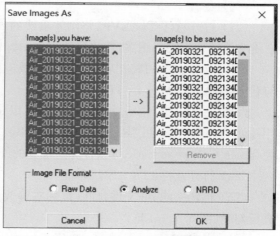

图 5 - 1 - 6　Raw Data 结果保存　　　　　图 5 - 1 - 7　Analyze 结果保存

97

(11) 依次点击"DTI - Studio""DTI mapping""Philips REC"。

(12) 如图 5 - 1 - 8 所示,将梯度表粘贴到"Grddient Table"。

(13) Philips REC ImageFile(s),点击"Add a file",将步骤(9)保存的.dat 文件加入,点击"OK"。

(14) 依次点击"DTI Map""Tensorcolor Map etc.""2D - FAmap""OK""Image"。

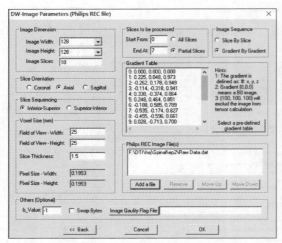

图 5 - 1 - 8  FA 计算

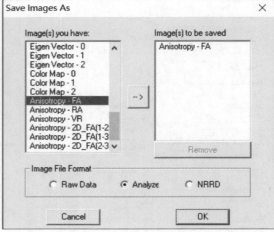

图 5 - 1 - 9  FA 图像保存

(15) 如图 5 - 1 - 9 所示点击保存图案,将左边的 FA 结尾的文件移到右边,选中"Analyze",点击"OK"。

(16) 打开软件 Diffusion Toolkit。

(17) 点击"Reconstruction",Raw data files 选中步骤(10)保存的 Analyze 文件。

(18) Gradient table,点击右侧图案,将扫描的梯度表粘贴进去,保存,选中相应保存后的梯度表。

(19) Angle threshold 选"35"。

(20) 点击"Run"。

(21) 打开软件 TrackVis,将刚才重建的 dti 文件打开(基本操作:鼠标左键旋转图案,右键和滚轮放大缩小图案,按住滚轮移动图案)(图 5 - 1 - 10)。

(22) 点击 ⚙ ,可将相应的结构像加载进去(图 5 - 1 - 10)。点击 ▦ (Hand draw),可以勾勒 ROI 区域(图 5 - 1 - 11)。

(23) 右下角中,Length Threshold 可以定义追踪纤维长度。依次点击"ROI Filters""Toggle existing ROI""ROI1"可以激活 ROI。Any Part 可以选择追踪纤维的方向。菜单栏 Track Group/statistic 可以计算追踪到的纤维数量和相应长度(图 5 - 1 - 12)。

(24) 打开软件 ITK - SNAP。

(25) 将转换的 nii 文件打开(鼠标右键放大缩小图像,滚轮翻页)。对每一层的感兴趣进行勾勒(图 5 - 1 - 13)。

(26) 点击"Segmentation/save Segmentation Image"可以保存为相应的 ROI 文件。

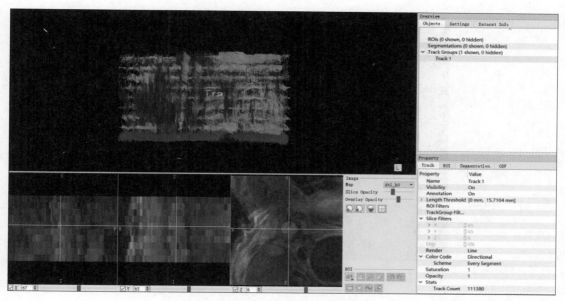

图 5 - 1 - 10　TrackVis 软件界面

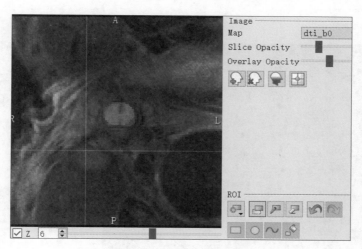

图 5 - 1 - 11　ROI 勾勒(1)

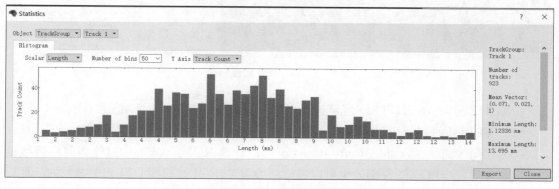

图 5 - 1 - 12　纤维数量计算

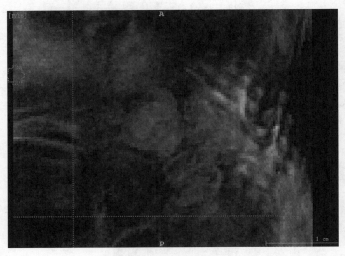

图 5 - 1 - 13　ROI 勾勒(2)

　　(27) 打开 TrackVis(图 5 - 1 - 14),点击 [ROI] 的"From Nifti"可以将步骤(26)保存的 ROI 图像打开。

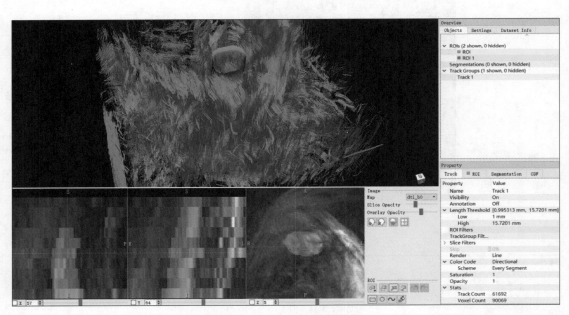

图 5 - 1 - 14　ROI 图像加载

　　(28) 同步骤(23),可以将 ROI 区域激活,计算相应追踪到的纤维数量和长度(图 5 - 1 - 15)。

　　(29) 将 ROI 的 opacity 改成"0"后,即可看到 ROI 内追踪到的纤维图像(图 5 - 1 - 16)。

　　(30) 点击菜单栏"Track Group/statistic"可以计算 ROI 区 DEFA、追踪到的纤维数量和相应长度等。应用 DTI Studio 也可以进行纤维重建、ROI 选择和 DTI 相关参数的计算提取(图 5 - 1 - 17)。

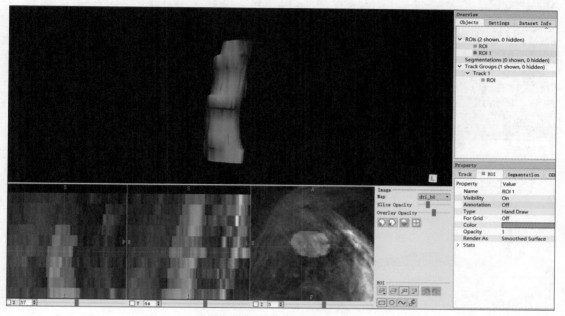

图 5 - 1 - 15　ROI 区域显示

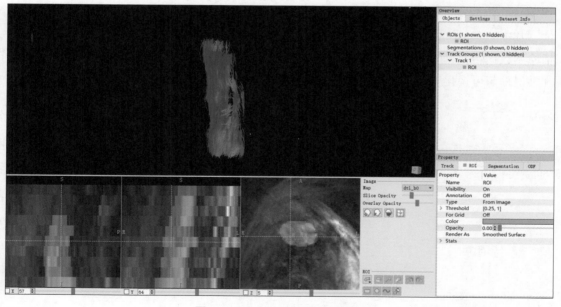

图 5 - 1 - 16　ROI 区域纤维显示

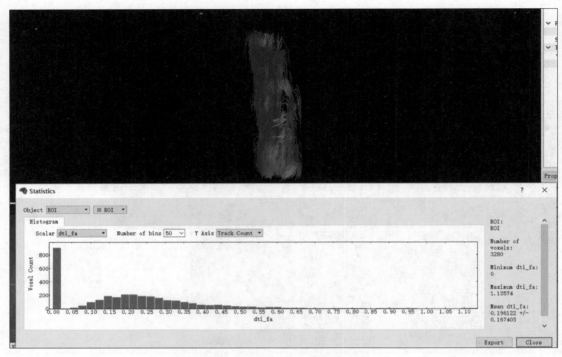

图 5‑1‑17　ROI 区域纤维测量

# 第二节　脑弥散张量成像数据分析

　　基于 DTI Studio 的脑 DTI 数据处理流程与第一节脊髓 DTI 数据处理的流程相似。包括原始数据转换、梯度表读取、AIR 处理、ROI 提取、张量计算、FA、MD、ADC 等指标计算、纤维追踪与可视化等。具体步骤请参考第一节内容，这里不再赘述。

# 第六章　静息态功能磁共振成像数据处理

## 第一节　数据预处理

### 一、变形校正

（1）单击"coregister"，单击选中第三个"coregister(Est & Res)"，双击"Reference image"，Drive 处选择 epi 文件。右侧对话框找到 m 开头文件，右击"select all"，单击"Done"（图 6-1-1）。

（2）双击"Source image"，Drive 处选择 t2 文件，单击"Done"。

（3）单击绿色按钮运行，可见左下角出现不断变换的折线（图 6-1-2）。

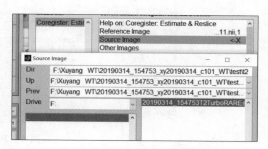

图 6-1-1　文件选择

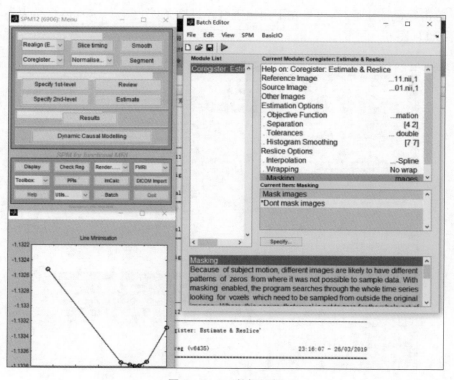

图 6-1-2　数据运行

## 二、头动校正

在磁共振扫描过程中,由于各种因素会导致被试头部产生移动,会对后续的数据分析产生影响,因此需要进行头动处理。SPM 软件对数据的头动处理主要是将第一幅图像作为基准图像,然后通过旋转或平移等刚性变换将时间序列上的其他图像与第一幅图像的位置匹配,然后用内插值算法对这系列的图像进行重新采样。此步会生成头动的位置变化和角度变化图,以及头动文件,包含六列参数。

(1)单击"Realign",单击选中第三个"Realign(Est & Res)",双击"Data",双击"Session",Drive 处选择 epi 文件。右侧对话框找到 a 开头文件,右击"select all",单击"Done"(图 6-1-3)。

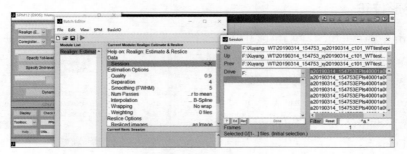

图 6-1-3 文件选择

(2)单击"Masking",选中"Don't mask images"。

(3)单击绿色按钮运行,可见左下角出现红色进度条(图 6-1-4),运行结束后,会跳出运行结果窗口(图 6-1-5)。

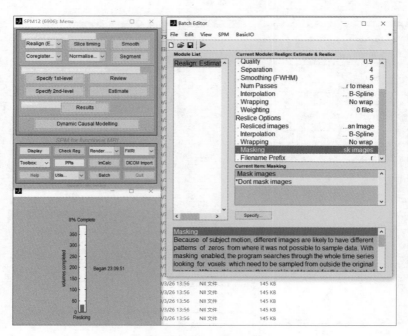

图 6-1-4 数据运行

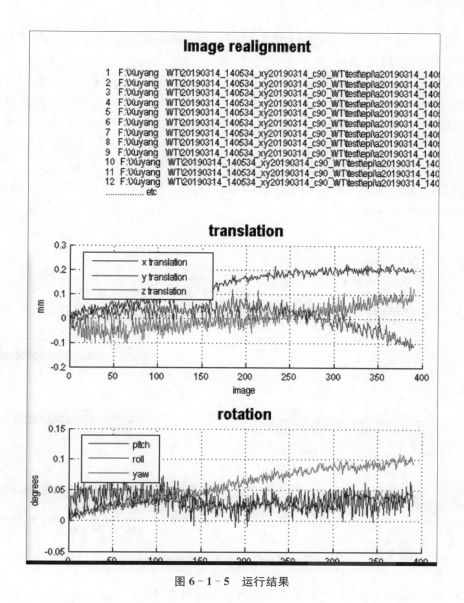

图 6-1-5　运行结果

（4）可以将此过程保存，利于下次直接调用。

### 三、层间时间校正

由于磁共振图像采用层层扫描，层与层之间保留一定的间隔，但是这也很难避免相邻两个层面之间的影响。为保证采集到数据的准确性及数据的空间分辨率，常采用间隔扫描的方法，即首先采集 1，3，5，…层，然后对 2，4，6，…层进行采集。但无论是隔层扫描还是连续扫描，任意两层的采集时间是不相同的，通常采集一个 volume 需要一个 TR 的时间。尤其是间隔扫描，这使得连续两层之间相差 TR/2 的时间。在进行静态磁共振数据处理分析的时候，这样一个时间段会产生很大的影响，需要对每个体的时间进行校正，也就是将每个体的所有时间有同一个时间点。注意：在设置的时候，要检查一共扫了多少层，如果是奇数层

(如33)顺序应为1∶2∶33,2∶2∶32,中间层为33;若是偶数层(如28),则为2∶2∶28,1∶2∶27,中间层为28。

(1) 单击"slice timing",双击"Data",双击"Session",Drive处选择epi文件。右侧对话框右击"select all",删除下面的对话框中前10个,单击"Done"。〔为了防止初期设备不稳定,删除最初的几张slice(4-10);不过现在机器都有预热时间,开始试验后都已经进入稳定工作状态,这步也可不做。〕

(2) 双击"Number of Slices",填写相应的扫描参数,我们这里是18。双击"TR",填入2。双击"TA",根据公式 TR-(TR/nslices)填入,这里我们填入"2-(2/18)"。双击"Slice order",填入"024681012141613579111131517"。双击"Reference",填入"16"(图6-1-6)。

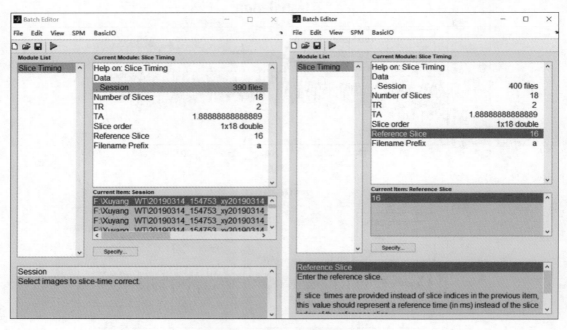

**图6-1-6 参数设置**

(3) 单击绿色按钮运行,可见左下角出现红色进度条(图6-1-7)。

(4) 可以将此batch保存,利于下次直接调用。

## 四、空间标准化

(1) 在MATLAB命令窗口输入"spm",回车。在弹出的"SPM12"对话框中点击"fMRI"(图6-1-8)。

(2) 单击左侧的"Display"。在弹出的对话框"Select image"中的Drive中选中SPM文件下相应的"Rat"模板。点击"brain nii1""Done"(图6-1-9)。

(3) 在弹出的对话框中,点击"Origin"。依次点击"Display""t2""Done"。调整Pitch、roll、yoll三个值,使图像于上一步图像相一致,点击"Reorigin"。依次点击"Reorient""epi""Done",保存。

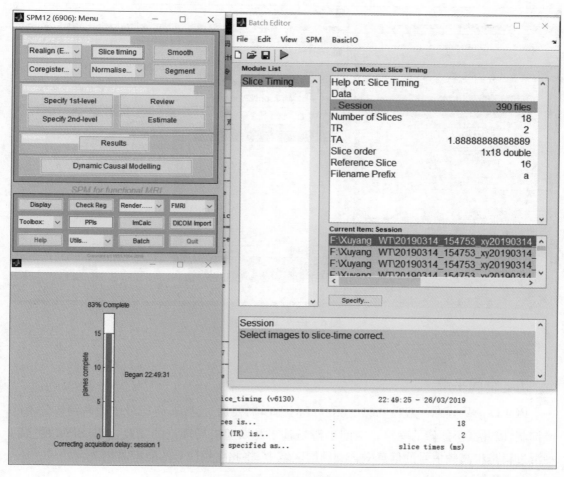

图 6-1-7　数据运行

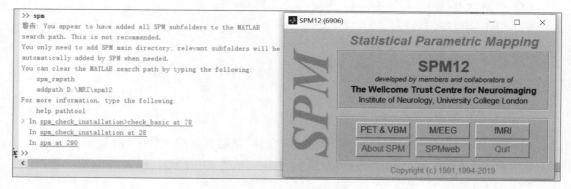

图 6-1-8　SPM12 界面

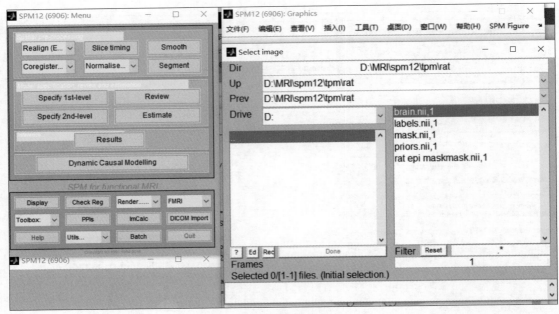

图 6-1-9　文件选择

### 五、空间平滑

BOLD 信号频率一般在 0.01～0.08 Hz,因此,需要通过滤波,将信号中的高频成分消除或抑制,以此减小图像的噪声。空间平滑是基于高斯随机场理论的滤波过程,SPM 的空间平滑过程是将高频信号的信息融合到周围区域中,将此高频信号的能量弱化。

（1）单击"Smooth"。

（2）双击"Images to Smooth",选中 epi 文件下的 w 开头的文件,点击"Done"。

（3）双击"FWHM",将"888"改为"666",点击"Done"。

（4）单击绿色按钮运行。

# 第二节　频域信号分析（ALFF、fALFF）

## 一、ALFF 分析

（1）将 Normalised 之后的"wra 开头的 nii 文件"粘贴到新的文件夹（命名为 wra）中。

（2）打开"MATLAB",在命令性窗口输入"REST",在弹出的窗口输入"1"（图 6-2-1）。

（3）点击"Cohe-ReHo"（图 6-2-2）。

（4）勾选"detrend",勾选"Band",将"0.08"改为"0.1"。空白处右击选择步骤 1 新建的 wra 开头的文件夹。Cluster 选择"27voxels",Mask 选择"Nomask"。输出路径 Directory 改

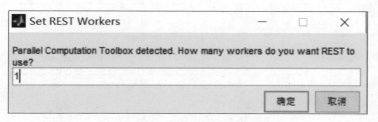

图 6-2-1 并行计算选择

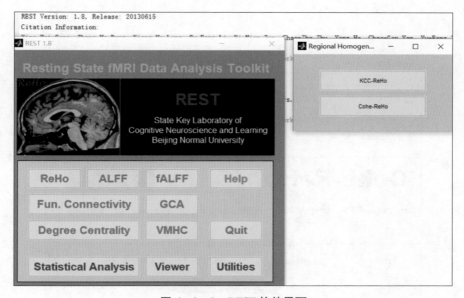

图 6-2-2 REST 软件界面

为"wra"文件夹。点击"Do all"(图 6-2-3)。

## 二、fALFF 分析

(1) 将 Normalised 之后的"swra 开头的 nii 文件"粘贴到新的文件夹中(命名为 swra)。

(2) 打开 MATLAB,在命令性窗口输入"REST",在弹出的窗口输入"1",点击确定(图 6-2-4)。

(3) 点击"fALFF",在弹出的对话框中勾选"detrend",下面的 Band 中"0.08"改为"0.1"。空白处右击选择步骤(1)新建的 swra 开头的文件夹。Mask 选择"No mask"。输出路径"Directory"改为 swra 文件夹,点击"Do all"(图 6-2-5)。

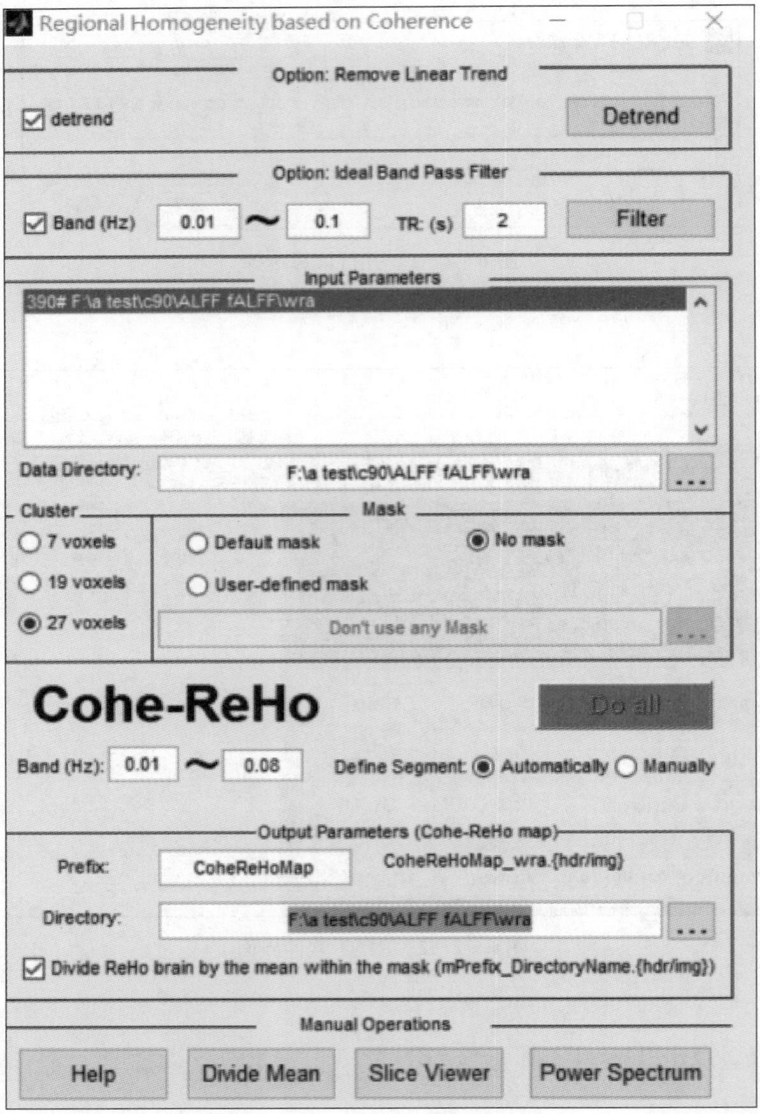

图 6 - 2 - 3　参数设置

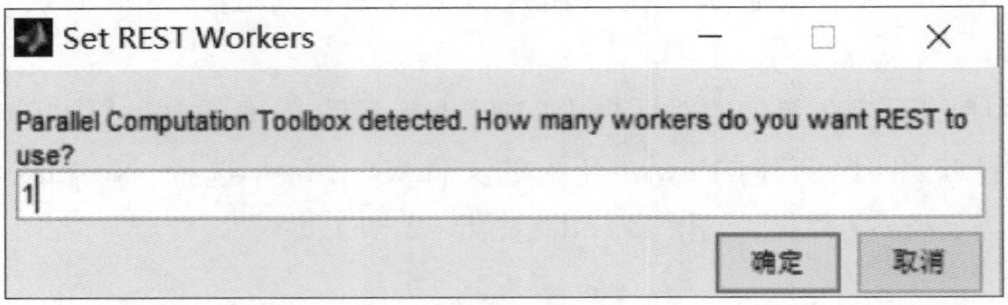

图 6 - 2 - 4　并行计算选择

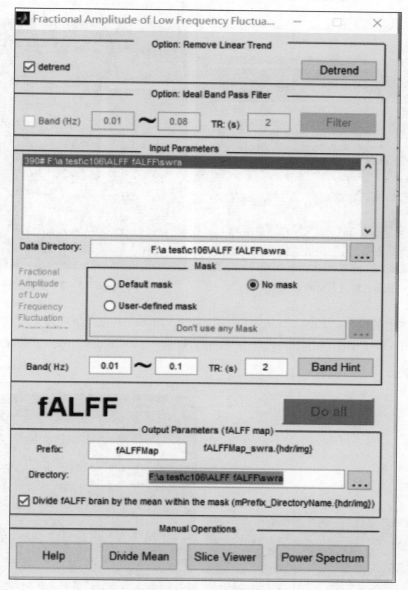

图 6 - 2 - 5　参数选择

## 第三节　局部一致性分析(ReHo)

(1) 将 fALFF 分析之后的 swra 开头的文件放到一个文件里,并在该文件夹内新建一个文件夹,命名为"ica"。打开 MATLAB,在命令性窗口输入"gift",回车。点击"Set up ICA Analysis"(图 6 - 3 - 1)。

(2) 在弹出的窗口中,选择新建的"ica"文件夹,点击"OK"(图 6 - 3 - 2)。

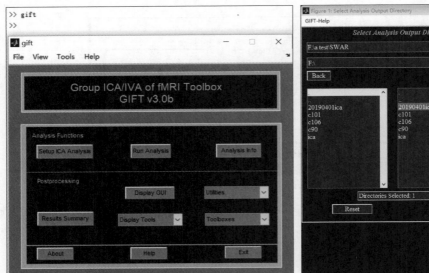

图 6-3-1　分析界面

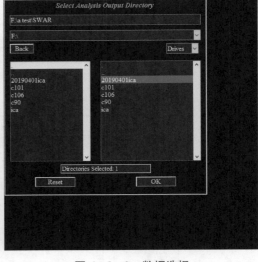

图 6-3-2　数据选择

（3）在弹出的窗口，"Enter Name（Prefix）Of Output Files"命名输出文件夹。"Have You Selected The fMRI Data Files"点击"Select，Is you data in one group folder?"选择"No"（图 6-3-3）。

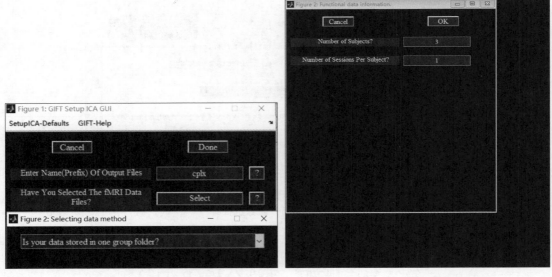

图 6-3-3　参数选择（1）

图 6-3-4　参数选择（2）

（4）在弹出的窗口中，"Number of Subject?"填写动物或者被试的数量，点击"OK"（图 6-3-4）。

（5）在弹出的窗口中，点击"Subject1 Session1"，在弹出的窗口中选择"swra"，点击"OK"，依次点击"Subject2"和"3"，点击"OK"（图 6-3-5）。

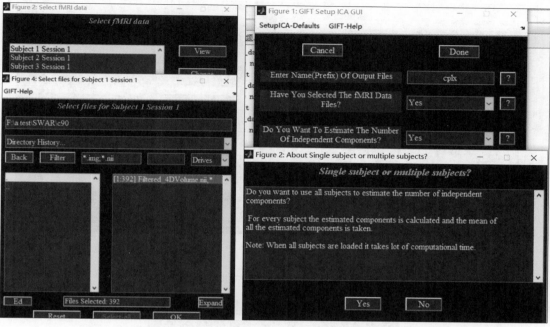

图 6 - 3 - 5　参数选择(3)　　　　　　　　图 6 - 3 - 6　参数选择(4)

(6)"Do You Want To Estimate……?"(是否计算独立成分),选择"Yes"。在弹出的窗口中,点击"Yes"。随后系统自动计算每一个被试的独立成分(图6-3-6)。

(7)计算结束之后会弹出一个窗口,最后一条代表所有被试独立成分的平均数,点击"OK"(图6-3-7)。

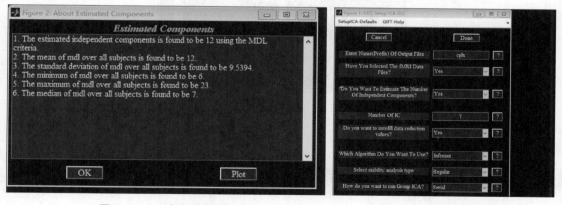

图 6 - 3 - 7　参数选择(5)　　　　　　　图 6 - 3 - 8　参数选择(6)

(8)Number Of IC 填写被试独立成分的平均数"7",其他指标默认,点击"Done""OK"(图6-3-8)。

(9)点击"Run analysis"(图6-3-9)。

(10)在弹出的窗口中,点选"cplx_ica_parameter_info"文件,点击"Done"运行(图6-3-10)。

(11)运行之后,会弹出一个窗口(图6-3-11)。

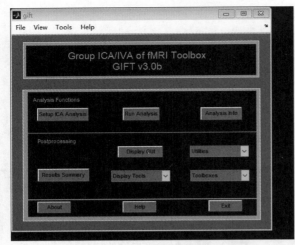

图 6 - 3 - 9　软件界面

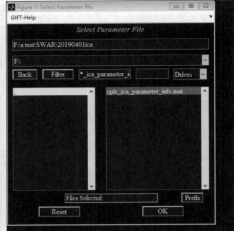

图 6 - 3 - 10　数据选择

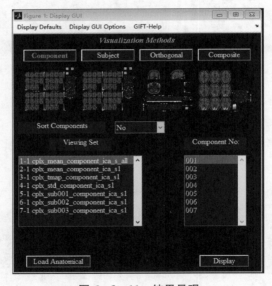

图 6 - 3 - 11　结果呈现

# 第四节　功能连接分析

（1）打开 MATLAB，在命令性窗口输入"REST"，回车，点击"Fun. Connectivity"。在"Input Parameters"中右击选中去线性漂移和滤波后的"swra detrend filtered"文件。Mask 点选"No mask"（图 6 - 4 - 1）。

（2）Set ROI 点选"Voxel wise"，点击"Add ROI"。在弹出的窗口中，可以输入球形 ROI，也可以根据脑区选择"ROI"，或者自定义"ROI"。选择之后，点击"Done"。Mask 选择"No Mask"。Directory 选择"输出文件夹"。点击"Do All"（图 6 - 4 - 2）。

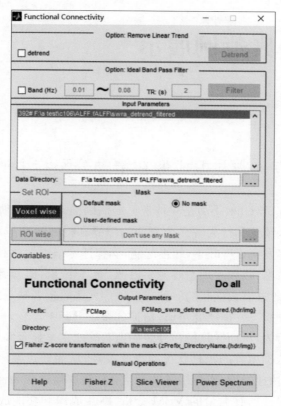

图 6 - 4 - 1 软件界面

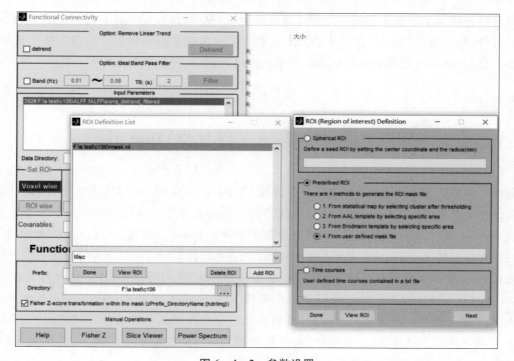

图 6 - 4 - 2 参数设置

# 第七章　经典范例展示

## 第一节　磁共振成像在精神分裂症中的应用

精神分裂症(schizophrenia，SZ)是一种常见的病因尚未完全阐明的精神类疾病。患者常有特殊的思维、知觉、情感和行为等多个方面的障碍和精神活动与环境的不协调，一般无意识与智能障碍[4]。多发病于青壮年，缓慢起病，病程迁延呈慢性化和精神衰退的倾向。患病时患者的意识通常清晰，临床表现主要为妄想、幻觉、思维(言语)紊乱、动作与行为紊乱异常、情感淡漠与动力缺乏这五大症状的一种或多种。大多数患者缺乏对疾病的自知力，否认自己的精神症状是一种病态。据研究报道，精神分裂症患者中5%～6%的患者死于自杀，约20%的患者有自杀的行为，从而导致精神分裂症患者的死亡率显著高于常人。目前，临床上诊断精神分裂症主要依据患者的精神状况检查来发现，从而通过临床症状来进行诊断。近年来，随着脑影像学的快速发展，影像组学的诞生有望将影像学作为诊断精神分裂症以及作为预后评价的有效手段。已有大量的 VBM 分析、DTI 成像和功能成像研究表明精神分裂症患者的多个脑区的皮层厚度、体积和功能链接存在异常，同时伴随着纤维连接的异常。通过整合多种影像学的多模态磁共振研究将有助于识别精神分裂症中具有特异性的生物学标记。此外，基于影像学的神经系统发育研究，将有助于发现和阐明精神分裂症的遗传机制或者发病机制，从而有效降低精神分裂症的患病率，以及发现更有效的治疗靶点。

**范例 1** ...........................................................................................................

### 基于国际性的精神分裂症灰质异常模式的 Mega 分析[5]

[全文总结]　作者评估了迄今为止最大的结构像数据集中诊断、整体症状严重程度和灰质模式之间的关系。作者对来自欧洲和美国的 23 个扫描位点的 784SZ 和 936 个对照的 GMC 图像进行了基于源的形态计量学(SBM)和基于体素的形态计量学(VBM)分析。在通过站点交互校正年龄、性别、部位和诊断后，SBM 分析显示诊断差异为 9 个部位。它们包括单独的皮层、皮层下和小脑区域。7 种模式在 CT 中表现出比 SZ 更大的 GMC，而脑干和小脑在 SZ 中表现出更大的 GMC。大发情期 GMC 亏缺是一个单一的模式，包括颞上回、额下回和内侧额叶皮质，在数据子集的分析上复制。VBM 分析发现 SZ 的皮质 GMC 总丢失和一小簇 GMC 增加，与 SBM 脑干成分重叠。在这两种分析中，我们发现成分负荷与症状严重程度之间没有显著的关联。这一巨型分析证实，在前颞叶、岛叶和内侧额叶 SZ 中常见的 GMC 丢失形成了一个单一的、一致的空间模式，即使在如此多样的数据集中。将 GMC 损失分离为跨多个数据集

的稳健、可重复的空间模式,为应用这些方法识别微妙的遗传和临床队列效应铺平了道路。

[图像获取方式]　该研究是一个多中心大样本的研究,总共收集了 936 例正常对照者(平均年龄=34.81,范围:13～80 岁)和 784 例精神分裂症患者(平均年龄=36.65,范围:17～64 岁)的结构像 MRI 数据,所有患者均采用 DSM-Ⅳ 或 DSM-Ⅳ-TR 进行诊断,以证实精神分裂症或分裂情感障碍的诊断。4 名研究人员使用 PANSS 对症状进行评级,其余的人使用 SANS/SAPS 量表。为了实现 Mega 分析,所有 SANS/SAPS 量表都被转换为PANSS 正负评分。MRI 扫描仪包括 Siemens 和 GE 的多种型号的 1.5 T 和 3 T 扫描仪,收集各种扫描方向和脉冲序列的 T1 加权图像,详见表 7-1-1。

表 7-1-1　MRI 基本信息及相关参数

| 研究名称 | 样本大小 | 设备和磁场强度(T) | 序　列 | 体素大小(mm) | 扫描方位 |
|---|---|---|---|---|---|
| FBIRN3 | 356 | Siemens Tim Trio (3) | MPRAGE | 1.1×0.9×1.2 | 矢状位 |
| TOP[6,7] | 314 | Siemens (1.5) | MPRAGE | 1.33×0.94×1 | 矢状位 |
| HUBIN[8-10] | 195 | GESigna (1.5) | SPGR | 1×1×1 | 冠状位 |
| MCIC[11] | 233 | Siemens (1.5)<br>GE Signa (1.5)<br>Siemens Trio (3)<br>Siemens (1.5) | Grad Echo<br>Grad Echo<br>MPRAGE<br>Grad Echo | 0.625×0.625×1.5<br>0.664×0.664×1.6<br>0.625×0.625×1.5<br>0.625×0.625×1.5 | 冠状位 |
| NW[12,13] | 189 | Siemens (1.5) | MPRAGE | 1×1×1.25 | 矢状位 |
| OLIN[14] | 176 | Siemens (3) | MPRAGE | 1×1×1 | 轴位 |
| COBRE | 156 | Siemens Tim Trio (3) | MPRAGE | 1×1×1 | 矢状位 |
| FBIRN2[15] | 101 | Siemens (1.5)<br>Siemens (3) | MPRAGE<br>SPGR | Various<br>0.6×0.6×1.5 to<br>1.2×1.2×1.5 | 矢状位 |

[图像分析方式]　作者根据之前报道的方法,进行 VBM 分析,包括空间标准化到 MNI空间,重切割为 2 mm×2 mm×2 mm,分割图像为白质、灰质和脑脊液等步骤,该过程在 SPM5中实现。虽然多种数据集之间扫描的图像可能存在失真差异,但作者观察到,预处理(即调制或未调制数据的使用)对 SBM 空间模式没有较大影响。外层 GMC 图像是基于所有的研究相关的特定模板和平均 GMC 图集所构建的。然后从视觉上尽可能进行检查、纠正和重新分割。年龄和性别会影响 GMC,从而影响 SBM 成分。此外,不同研究组间存在的差异所造成的影响也需要考虑。作者在之前的初步分析表明,在 SBM 分析之前,对图像与年龄和性别进行线性回归可以使结果对群体差异更加敏感。因此,该研究在进一步分析之前,将图像相关的年龄和性别进行线性回归分析。在 VBM 和 SBM 分析之前,使用 10 mm 的高斯核来平滑图像。

1. VBM 分析　作者使用 SPM5 软件按照默认的步骤对所有数据集进行了单变量 VBM分析。在一个一般的线性模型中,使用平滑的 GMC 图像从具有病例和对照数据的站点上回归年龄和性别。诊断和虚拟编码扫描位点是影响因素。组比较的统计结果在 FDR 校正的 $P<$上阈值化体素的范围阈值。对于临床分析,我们在 SPM 中使用了一个回归模型,临

床评分与平滑的 GMC 图像回归年龄和性别，并以位点为协变量。

2. SBM 分析　利用 ICA 提取最大空间独立的可以揭示 sMRI 图像中发生的变异模式，并识别患者与健康对照者之间的 MRI 差异的来源。SBM 分析是基于假设大脑中的少量来源将显示患者和健康对照者之间的差异。在此假设下，可以将 ICA 应用于 sMRI 图像的预处理、识别来源和统计分析，从而确定哪些来源可以区分患者和健康对照[16]。在独立成分分析中，每个对象的数据被分解为成分或模式与归一化加载系数的线性组合。GIFT 工具包（http://mialab.mrn.org/software/gift/）的 SBM 模块用于在整合数据集上执行独立的组件分析分解。与先前的报道一样，组分的数量被设置为 30，作者使用 ICASSO（进行 20 次运行）来确定各成分的稳定性。SBM 分解是在由来自 23 个研究中心的 784 例精神分裂症患者和 936 例正常对照者组成的整合数据集上进行的。为了证实这些结果的鲁棒性，作者还在每个研究的数据集上执行了单独的 SBM 分解。

[图像分析结果]

1. SBM 分析结果　来自 8 个研究中心的整合数据集分解出 30 个 SBM 成分，作者筛选出 9 个有显著诊断效用的空间模式成分，诊断组之间 GMC 差异最大的是成分 1，包括颞上回、额下回和岛叶的区域。成分 2 主要代表脑区是额上回、额中回和额叶内侧回。成分 3 主要代表的脑区是脑干。成分 4 主要代表的脑区是楔回、楔前回、梭状回。成分 5 主要代表的脑区是小脑蚓和山坡。成分 6 主要代表的脑区是小脑和下半月小叶。成分 7 主要代表的脑区是颞下回和梭状回。成分 8 代表的主要脑区是岛叶后部、颞上回、海马、额中回、中央前回、额叶下部。成分 9 主要代表的脑区是下半月小叶和小脑扁桃体（图 7-1-1）。

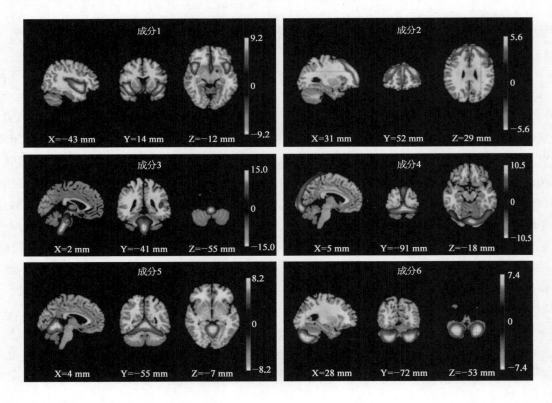

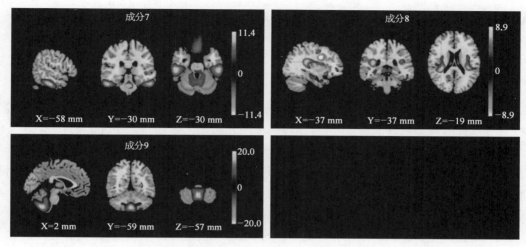

**图 7-1-1 9个成分的空间映射图,从1到9诊断效益依次减少**(图片来自参考文献[5])

2. VBM 分析结果 图 7-1-2A 显示了对照组 GMC 显著大于精神分裂症组的脑区,定位于右侧壳核和导叶之间的一个脑区(MNI:39,15,-5)。图 7-1-2B 显示了精神分裂症组显著大于对照组的脑区,最大的体素定位于坐标为 MNI(39,15,-5)的脑区。

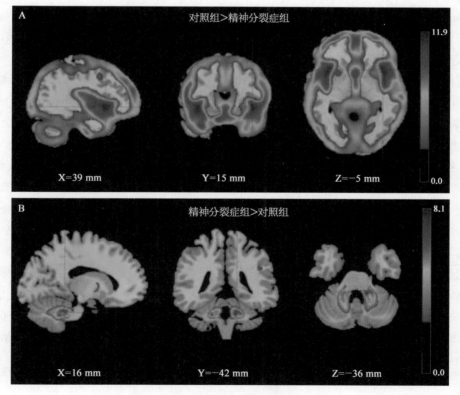

**图 7-1-2 VBM 分析结果**

注:A. 显著的对照组大于精神分裂症组的脑区;B. 显著的精神分裂症组大于对照组的脑区。(图片来自参考文献[5])

范例 2

## ZNF804A 遗传变异(rsl344706)影响精神分裂症和 健康受试者的脑灰质,但不影响白质[17]

[全文总结] 编码 ZNF804A 的基因的遗传变异是精神分裂症的危险基因,已被证明会影响这种疾病的脑功能内表型,而对白质结构的研究尚无定论。作者分析了 ZNF804A 单核苷酸多态性 rsl344706 在 62 例精神分裂症患者和 54 例匹配的健康对照组的高分辨率 T1 加权磁共振成像扫描中对灰质和白质的影响。作者发现诊断组 x 基因型对左侧眶额和右侧和左侧颞叶皮质局部灰质有显著的交互作用,患者和对照组表现出基因型的发散效应。分别分析各组,rsl344706 的变化显示了对精神分裂症患者脑结构的影响,包括左右下颞下、右上/颞上、右左额下、左前极、右左背外侧/腹外侧前额叶皮质和右丘脑,以及健康对照组左外侧颞、右前岛叶和左眶额皮质区的影响。在这两个队列中,作者没有发现区域白质基因型的影响。作者的发现证明了 ZNF804A 基因变异对大脑结构的影响,精神分裂症患者和健康对照者在额叶和颞脑区有不同的区域效应。然而,这些影响可能取决于其他(遗传或非遗传)疾病因素的影响。

[图像获取方式] 作者使用 Siemens 1.5 T 的 MRI 扫描仪(Siemens Magnetom Vision plus system,Germany)获得 T1 加权的高分辨率图像。采用 3D 的 FLASH 序列,参数如下:RT=15 ms,ET=5 ms,翻转角=30°,192 层矢状面扫描,FOV=256 mm×256 mm,体素=1 mm×1 mm×1 mm。

[图像分析方式] 对于图像预处理和 VBM 分析,作者使用了 VBM8 工具箱,这是一个基于统计参数映射软件 SPM8 和 Matlab 的免费工具箱。VBM8 基于 Ashbumer Friston 提出的一般 VBM 方法,对 DARTEL 算法- ITIM 进行非线性归一化处理。从每个受试者的 MRI 数据中提取灰质和白质图,并使用 DARTEL 进行非线性归一化。定义了灰色 MAT-TER 映射和白质映射的内部灰质阈值为 0.2,从而选择了一个更保守的值来限制边缘效应。平滑是用 12 mm 半高斯核的灰质地图和 20 mm 半高斯核的白质地图。AAL 工具箱用于解剖标记。除了对灰质和白质的区域分析外,VBM 工具箱还通过将相应数量的体素分配给任何一种组织类型乘以体素体积来估计大脑总灰质和白质体积,从而分析基因型对全局参数的影响。

[图像分析结果] 在精神分裂症患者中,基因型 rsl344706 对灰质有显著影响的区域包括左侧颞极和颞下回、双侧的外侧颞叶皮质、右侧颞上回和椎上回、双侧前额叶下回、左小脑内侧、左侧眶额皮质和右侧丘脑后部。在健康对照组中,作者发现了因型 rsl344706 对灰质有显著影响的区域包括左侧颞中回、右侧岛叶皮质、左侧眶额皮质和右侧颞上皮质。

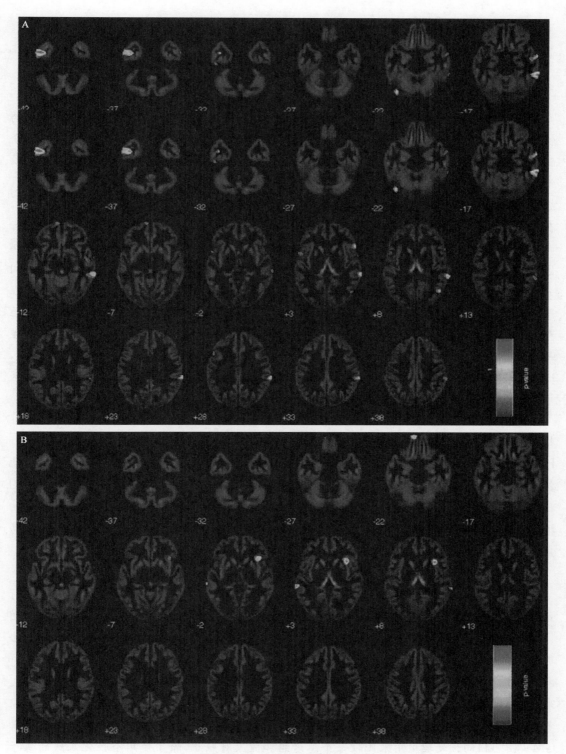

图 7-1-3 健康受试者和精神分裂症患者灰质 VBM 分析

注：A. VBM 分析 ZNF804A 基因型（rsl344706）对精神分裂症患者灰质的影响（$P<0.001$，未校正）；B. VBM 分析 ZNF804A 基因型（rsl344706）对健康受试者灰质的影响（$P<0.001$，未校正）。（图片来自参考文献[17]）

范例 3 ·······················································································································································

**基于体素的灰质形态学分析 ECT 诱导的与精神**
**分裂症的阳性症状改善有关的脑可塑性**[18]

**[全文总结]** 电休克疗法(ECT)通常被认为是一种增强抗精神病治疗精神分裂症的药物难治性病例。然而,观察到的治疗效果的机制仍不清楚。作者旨在研究改良 ECT 前后全脑灰质体积(GMV)的变化,用基于体素的形态计量学(VBM)全脑分析测定 GMV,研究脑结构变化与临床改善的相关性。同时观察 21 例完整疗程的 ECT 联合抗精神病药物(ECT组)治疗的精神分裂症患者和 21 例仅使用抗精神病药物(药物组)治疗的精神分裂症患者。在基线(T1)和随访(T2)对每个患者进行磁共振成像扫描。数据与健康对照组(HC 组)进行比较,对照组为 23 人,仅在基线时进行扫描。这三组之间的人口数据是匹配的。在四个脑区:左侧海马旁回/海马、右侧海马旁回/海马、右侧颞极/颞上回和右侧岛叶,发现了按时间分列的显著相互作用。事后分析显示,在 ECT 组中,GMV 在所有四个区域都有增加,但在药物组中 GMV 减少。此外,ECT 组显示右侧海马旁回/海马 GMV 变化显著正相关,阳性和阴性综合征量表中的阳性子粒减少。两个治疗组在 GMV 方面与 HC 组在 T1 或 T2 的差异不显著。研究表明,ECT 可能通过与抗精神病药物不同的机制,在治疗精神分裂症期间,通过灰质体积变化来诱导大脑可塑性。ECT 可以通过优先选择海马旁回/海马等边缘脑区来改善精神分裂症患者的阳性精神病症状。

**[图像获取方式]** ECT 组患者扫描两次,第一次 ECT 前 24h 扫描一次,最后一次 ECT扫描之后 24～48 h 扫描一次,两次间隔大约 4 周。药物治疗组同样的间隔 4 周扫描两次。HC 组扫描一次。扫描期间,患者保持眼睛关闭和清醒,不允许去思考其他任何事情。此外,所有患者进行 PANSS 评分。结构像 MRI 扫描:采用 32 通道的头部线圈的 3.0 T MRI扫描仪采集图像(Siemens Verio Syngo MR B17),扫描获得 3D T1WI 的 MPRAGE 序列,扫描参数位:TR=2 530 ms,TE=2.56 ms,FOV=256 mm×256 mm,矩阵=256×256,翻转角=7°,层厚=1.0 mm,连续扫描 224 层,体素=1.0 mm×1.0 mm×1.0 mm。

**[图像分析方式]**

1. 图像预处理　所有图像采用基于 Matlab 2011b 平台的 SPM8 和 VBM8 软件包进行预处理。首先,所有图像被有经验的影像技师进行视觉上的观察,排除对后续有影响的图像。然后,3D MPRAGE 图像被调整至前后位置。接下来,采用 Takeshi Asami 等人的方法进行纵向的和横向的图像预处理。

2. 纵向预处理　纵向管处理被用来比较两个患者组,包括自动组织分类和空间变换。采用 DARTEL 方法实现精确的空间标准化,在两个时间点建立了一个由所有受试者的图像创建的特定于研究的模板。将这些图像变换到 MNI 空间,最后用 8 mm 半高宽高斯核平滑GMV 图。横向预处理被用来比较每个患者组和健康对照组,除了使用个性化基线的基于DARTEL 的模板,包括其他在纵向处理中进行的所有程序。

3. 统计分析　所有全脑图像数据的统计分析采用 Matlab 2014A 平台的 SPM8 软件包

进行。ROI 区域的分析采用 SPSS20.0 软件包进行分析。

4. 全脑分析　为了研究区域结构的变化，作者创建了一个完整的因子设计矩阵，其中组（ECT 与药物）是一个主体间因素，时间是一个主体内因素。在基线和随访时间点，采用独立样本 $t$ 检验，分别采用一般线性模型估计每个患者组与健康对照组在区域 GMV 中的横断面差异。在设计矩阵时，将总颅内体积作为协变量来控制效果。FWE 校正下聚类 $P$ 值<0.05 被认为有意义。聚类范围阈值为 215 个连续体素。

5. ROI 分析　采用 MarsBar0.43 软件包提取全脑分析中具有组间统计学差异的脑区 GMV。用 xjview 软件将设计好的 ROI 区域定位于解剖部位。采用独立样本 $t$ 检验比较两组患者之间这些脑区的 GMV 变化率。如果差异显著，则表明相对于单独的抗精神病药治疗，ECT 干预产生了 GMV 差异性结构改变。配对 $t$ 检验被用来比较每组患者治疗前后的 GMV 差异，同时评估每组内的改变趋势。

6. 相关性分析　用 Kolmogorov-Smirnov 检验进行正态性评估，然后临床精神病理学评分与 GMV 变化之间的相关关系用 Pearson 的生产相关系数 $r$ 或 Spearman 的相关系数 $r$ 进行评估。Bonferroni 校正和多重比较之后，显著性相关阈值为 $P$ 值<0.05。

[**图像分析结果**]　全因子分析显示组和时间对局部性 GMV 没有显著性影响。然而，左侧海马旁回/海马、右侧颞极/颞中上回、右侧海马旁回/海马和右侧岛叶这四个脑区在组中存在时间上的显著差异（图 7-1-4）。

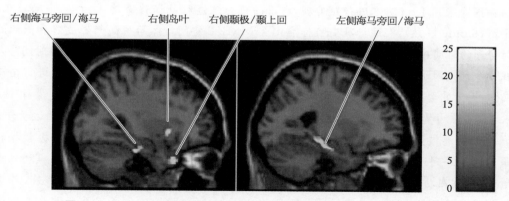

**图 7-1-4　ECT 组治疗和药物组治疗的精神分裂症患者灰质 VBM 分析**

注：脑区 VBM 分析显示，左侧海马旁回/海马、右侧海马旁回/海马、右侧颞极/颞上回和右侧岛叶灰质体积（GMV）发现了随时间的显著相互作用，显著性结果 FWE 校正阈值 $P$<0.05，坐标对 MNI 标准空间，颜色栏表示 $t$ 值，L 和 R 分别表示左和右。（图片来自参考文献[18]）

---

**范例 4**

## 精神分裂症和双向情感障碍的静息态功能磁共振连接损害[19]

[**全文总结**]　精神分裂症和双相情感障碍具有共同的现象学和神经生物学表现，因此可能是一种连续的疾病。目前，很少有研究比较这两种疾病的大脑连接性和研究它们的功能相关性。基于此，本研究采用静息状态功能磁共振成像评价 32 例健康对照组（HCs）、19 例双相情感障碍患者（BD）和 18 例精神分裂症患者（SZ）的全局和区域连通性。同时，患者还接受了全

面的神经心理和临床评估。作者计算了大脑内 266 个感兴趣区域之间的相关矩阵,主要的依赖度量是每个区域与每个其他区域的所有全局连接强度。结果表明,精神分裂症患者的全局连接性明显低于健康对照组,而双相情感障碍患者的全局连接性与精神分裂症患者和健康对照组相比具有中间性和显著差异。滞后分析表明,与健康对照相比,两组患者在副扣带回和右丘脑的连接性均显著降低。与健康对照组相比,精神分裂症患者颞枕梨状皮质、左尾状核和左丘脑的连接性也明显降低。所有患者之间较低的全局连接性与糟糕的神经精神和临床功能有关,但这些影响并不是任何患者群体特有的。这些发现与精神分裂症和双相情感障碍可能具有大脑全局异常连接的连续性的假设是一致的,但区域功能特异性不明显。

[**图像获取方式**]    患者用 3.0 T MRI 扫描仪(GE Signa HDx),为了进行图像重建,作者进行了 IR‐FSPGR(三维磁化准备快速扰相梯度回波)序列扫描,扫描参数为 TR=7.5 ms,TE=3 ms,TI=650 ms,矩阵=256×256,FOV=240 mm,连续扫描全脑 216 张,层厚=1 mm。此外,作者采集了静息态功能磁共振扫描,扫描参数为 TR=2 000 ms,TE=30 ms,矩阵=64×64,FOV=240 mm,层厚=3 mm,体素=3.75 mm×3.75 mm×3.00 mm。扫描期间嘱咐患者闭眼并且不去联想任何其他事情。

[**图像分析方式**]

1. 图像分析和预处理    作者采用 FSL 和 AFNI 图像处理软件基于 1 000 个功能连接组项目的 fcon 脚本进行预处理和应用实验室开发的基于 R 统计语言进行额外的分析。静息态扫描图像采用 fcon 脚本进行预处理,标准的预处理流程包括移除前 4 扫描、头动校正、空间平滑(6 mm)。然后经过标准变换标准化至 MNI152 空间。然后用高频滤波器和低频滤波器对得到的时间序列进行滤波处理(频率分别为 0.05 Hz 和 0.1 Hz)。每个人的 4D 时间序列数据在 8 个预测因子上回归,包括:白质(WM)、脑脊液和 6 个运动参数。作者没有进行全局信号回归,因为它会将相关关系分布转移到中间,并干扰下面描述的连接强度计算。鉴于 Power 等人最近提出小范围运动对功能连接性测量的影响,作者对扫描图像进行了仔细的运动分析。

2. 局部连接强度测量    作者通过使用一系列预先定义的区域对静息态磁共振数据的局部平均时间序列进行了计算。在功能网络研究中,Power 等人证明,这些区域(n=264,直径 10 mm)不仅在功能上相关,而且可以消除人为的短距离相关性。除了这些区域外,作者还在双侧添加尾状核 ROI。在获得每个项目的 266 个时间序列后,作者用最大重叠离散小波变换分解这些信号。作者使用长度为 4 的 Daubechies 小波变换滤波器,并使用 0.060~0.125 Hz 尺度小波系数进行进一步分析。作者使用 R 小波包来实现这些计算。然后,作者估计了这些小波变换形成的信号(小波系数)在每对区域之间的相关性。对于每个区域的 i,作者对 i 区域与所有其他 j 区域的相关系数进行了平均化,并根据其在连接性文献中的通常名称,将该度量命名为"一致性强度"(CS)。事实上,这反映了一个区域与其他区域的联系有多强,而且往往称其为基于 ROI 的连接强度。作者还使用互补体素分析将这些结果与基于 ROI 的方法进行比较。利用这种方法,作者计算了所有 181 144 体素的相关性和连接强度,并与仅仅 266 个区域计算和平均相关性进行比较。作者因此得到了每个个体连接强度的完整地图。作者采用 SAS 和 R 程序包进行统计分析。

[**图像分析结果**]    图 7‐1‐5 显示了每个组 266 个脑区的连接强度。与 HCs 组相比,

SZ组连接强度显著减小。BD组介于HCs组和SZ组之间。分析表明,相比于HCs组,SZ组和BD组在旁扣带回和双侧右丘脑区域的连接强度减少。SZ组海马/海马旁回的连接强度显著大于HCs组(图7-1-6)。此外,SZ组的颞枕梨状皮质、左侧尾状核盒左侧丘脑连接强度显著减少(图7-1-7)。这6个区域在SZ和HCs组之间没有显著差异。互补的体素测量具有和ROI较强的一致性。

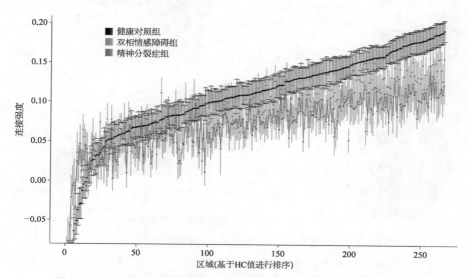

图7-1-5　266个感兴趣区域的连接强度差异(图片来自参考文献[19])

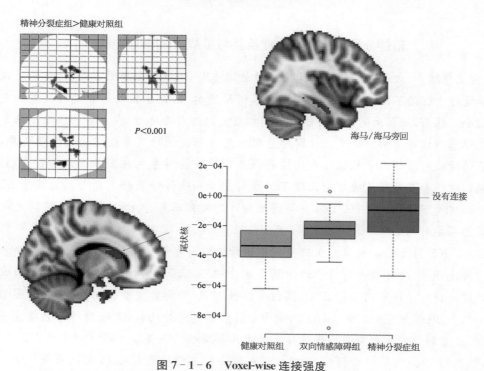

图7-1-6　Voxel-wise 连接强度

注:精神分裂症患者组显著大于健康对照组的脑区。(图片来自参考文献[19])

125

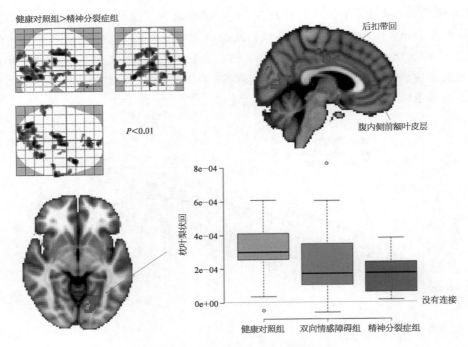

图 7 - 1 - 7　Voxel-wise 连接强度

注：精神分裂症患者组显著小于健康对照组的脑区。（图片来自参考文献[19]）

**范例 5**

## 精神分裂症的脑异质性及其与多基因风险的关系[20]

[**全文总结**]　大脑结构的个体间变异性是由基因-环境相互作用决定的，可能反映了对环境和遗传干扰的不同敏感性。磁共振成像研究显示，精神分裂症患者皮质较薄和皮质下体积较小。然而，组层面的比较可能掩盖了相当大的组内异质性，在目前的文献中基本上没有发现注意到这种影响。为了比较精神分裂症患者和健康对照者之间的脑结构变异，同时在独立的健康对照样本中测试各自的变异性是否反映精神分裂症多基因风险评分（PRS）。这种病例对照和多基因风险分析比较了健康对照者和精神分裂症患者之间的基于 MRI 皮质厚度和皮质下体积，并测试了来自英国生物库的对照队列中 PRS 和 MRI 特征之间的关联。数据采集时间为 2004 年 10 月 27 日至 2018 年 4 月 12 日，分析时间为 2017 年 12 月 3 日至 2018 年 8 月 1 日。用双广义线性模型估计均值和色散参数。Vertex-wise 分析用于评估皮质厚度，感兴趣区域分析用于评估总皮质体积、总表面积和白质、皮质下和海马亚区体积。后续分析包括样本内分析、PRS 阈值鲁棒性测试、种群协变量、离群点去除和图像质量控制。与 2010 例健康对照的 1 151 例精神分裂症患者进行比较，发现精神分裂症皮质厚度和面积、皮质和脑室体积与海马亚区具有较高的异质性。在英国生物库样本中，12 490 名参与者，较高的 PRS 与较薄的额叶、颞叶皮质和较小的左侧海马 CA2/3 亚区有关。这项研究表明，精神分裂症与超过平均差异的实质性的大脑结构异质性相关。这些发现可能反映了

126

患者对环境和遗传干扰具有更高的敏感性,从而支持精神分裂症的异质性。较高的 PRS 与较薄的额颞叶皮质和较小的海马亚区体积有关,但不具有异质性。这一发现表明,精神分裂症的大脑变异性是由于环境和遗传因素之间的相互作用,而这些因素并没有被 PRS 所捕捉到。导致额颞叶皮质和海马异质性的因素是促进我们理解精神分裂症的遗传和环境因素如何塑造脑生物学的关键。

[**图像获取方式**]　作者收集了从 2004 年 10 月 27 日至 2018 年 4 月 12 日的病例。在皮质厚度和皮质及皮质下体积的病例对照分析中,收集来自 16 个横断面研究样本的 MRI 扫描,共有 3 161 名参与者,其中 2010 名为健康对照者(平均年龄＝32.6 岁,SD＝10.4,女性＝884 名),1 151 名患者(平均年龄＝33.8 岁,SD＝10.6,女性＝361 名)诊断为精神分裂症。在 3 161 名参与者中,由于 6 个数据集的提取失败,对 3 155 名参与者进行了病例对照海马亚场分析。多基因风险分析是在英国生物库(UKB)的一个不重叠的样本中进行的,作者访问了 14 611 名参与者的 MRI 数据,以及 14 748 名参与者的遗传数据,在排除非高加索族裔参与者(N＝2 044)和被诊断为任何 ICD-10 精神或神经障碍的参与者(N＝259)之后,最后的遗传和 MRI 数据样本共有 12 490 名参与者(平均年龄＝55.9 岁,SD＝7.5,女性＝6 465 名)。

[**图像分析方式**]　作者采用 FreeSurfer(version 5.3.0)对 TIWI 图像进行皮质重建和体积分割。每个被试者的皮质厚度图集配准到 MNI305 模版,进行空间平滑(FWHM＝15 mm)。为了便于对顶点统计模型进行并行处理,将转换为 ascii 的所有厚度图集和 163 842 个顶点划分为每个半球的 164 个块。然后将相应的数据块串联起来,进行统计分析,然后将得到的统计块合并成整个脑组级的统计图。采用 FreeSurfer(version 6.0)对海马亚区进行分割。Freesurfer6 有一个显著改进的分割算法。该方法使用贝叶斯推理与手动绘制的海马图集结合,该图集使用体外海马组织的高分辨率图像生成,允许分割海马亚区。统计分析采用 R 和 MATLAB 进行。

[**图像分析结果**]　如图 7-1-8 所示,除了视觉皮层以外,精神分裂症患者和全脑皮层厚度相关,同时全脑具有较高的皮质厚度离散。用更严格的排除标准对样本内效应进行的 Meta 分析也揭示并证实了精神分裂症的异质性显著提高,后续多位点分析没有揭示年龄、性别或诊断与部位之间的主要相互作用,表明分散效应并不是简单地用多位点变异性、人口学相互作用的位点或少数极值来解释的。在右额下回、右外侧眶额皮质、右中央前回、右内侧颞叶皮质和双侧颞叶中皮层中,PRS 与右额下回、右外侧眶额皮质、右中央前回、右内侧颞叶皮质、双侧颞中上皮层的平均厚度较有关。精神分裂症伴有低平均皮质体积($t=-17.05$)、平均皮质面积($t=-9.35$)、幕上体积($t=-11.43$)、总体积($t=18.04$)、皮质下灰质体积($t=-4.63$)、小脑皮质体积(左 $t=11.69$,右 $t=-10.69$),以及脑干($t=9.64$)、杏仁核(左 $t=8.82$,右 $t=6.16$)、丘脑(左 $t=7.53$,右 $t=-8.35$)、伏隔核(左 $t=3.26$,右 $t=-5$)、某些白质体积,以及增加的脑室($t$ 范围＝2.29～12.24)、尾状核(左 $t=4.00$,右 $t=2.16$)、苍白球(左 $t=9.57$,右 $t=9.55$)、壳核(左 $t=5.48$,右 $t=6.44$)体积。精神分裂症与平均皮质体积($t=3.24$)、平均皮质面积($t=3.34$)、总灰质体积($t=3.41$)和脑室体积($t$ 范围＝3.18～5.78)的更高分散性有关。PRS 与任何皮质下体积的平均值或分散无关(图 7-1-9)。如图 7-1-10 所示,精神分裂症患者左侧($t=-12.68$)和右侧($t=13.24$)全海马和所有海马亚区均有较低

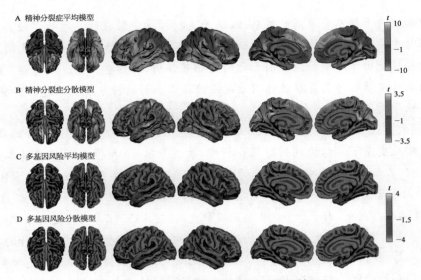

**图 7-1-8　皮质厚度平均值和离散情况**

注：所有图集都采用排列测试、无阈值聚类增强和将置换分布的尾部拟合为广义 Pareto 分布进行阈值化。A. 精神分裂症平均模型 $t$ 值图，蓝色阴影代表精神分裂症与健康对照组相比平均厚度下降的区域。与健康对照组相比，精神分裂症与整体厚度下降有关，但视觉皮层除外，在额叶和颞叶区域的影响最大；B. 精神分裂症分散模型的 $t$ 值图，橙色和黄色阴影代表了精神分裂症与健康对照组相比异质性增加的区域。与健康对照组相比，精神分裂症组皮质厚度的个体间变异性在空间上呈整体增加；C. 在一个独立的健康成年人样本中，平均模型表明精神分裂症的高多基因风险与额叶和颞叶皮质厚度较低有关，以蓝色阴影为代表；D. 多基因风险与任何区域的皮质厚度异质性无关。（图片来自参考文献[20]）

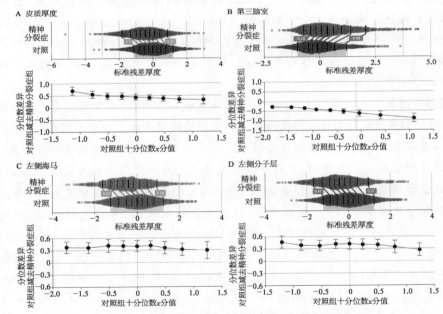

**图 7-1-9　精神分裂症患者和健康对照者边缘分布**

注：行显示 2 个分布之间的移位量，橙色线和方框表明，与健康对照组相比，精神分裂症的相应十分位数较低（紫色显示相反）。下面的图，群体差异的大小被绘制成健康对照之间分布的函数。斜线表示各组间分布的差异。误差线表示 95% 的 CI。A. 通过掩蔽精神分裂症分散显著性图像提取顶点值，并计算顶点和半球的平均值，并对扫描仪、性别和年龄进行残差处理。精神分裂症与厚度减少有关，在较低的十分位数组之间有较大的差异；B. 对扫描仪、性别、年龄和估计颅内体积（ETIV）进行残差处理。与对照组相比，精神分裂症与更大的体积有关，最大的组间差异在上十分位数；C、D. 对扫描仪、性别、年龄和 eTIV 进行残差处理。与对照组相比，精神分裂症与较小的体积有关，最大的组间差异在上十位数。（图片来自参考文献[20]）

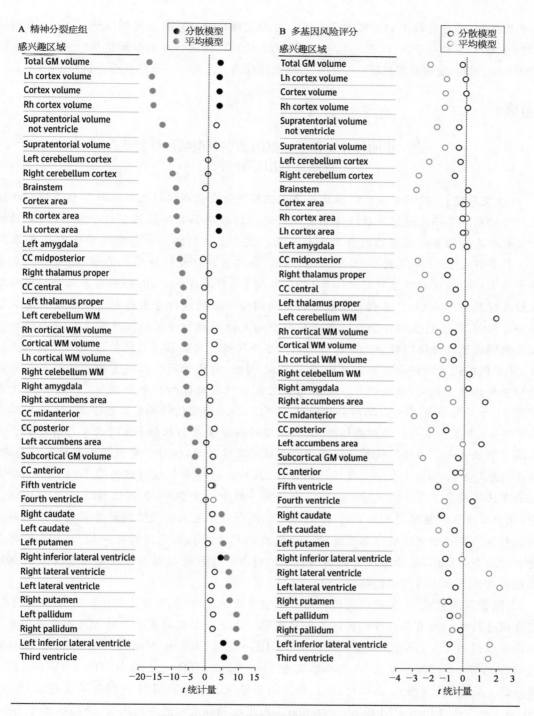

**图 7 - 1 - 10　均值和分散模型的 $t$ 统计量**

注：填充点标记了多重比较校正前后的显著效果。A. 精神分裂症患者海马体积减小。这种减少在所有亚区也很明显，并伴随着海马裂隙的增加。精神分裂症组整个海马体积也不均匀，在亚区中，这种效应存在于左侧分子层、左侧 CA1、齿状回左侧颗粒细胞层（GC－DG）、左侧 CA4 和左侧前下托；B. 精神分裂症的多基因风险与左侧齿状回、左侧 CA4 和双侧 CA2/3 的平均减少有关。海马总体积和亚区在多基因风险和体积异质性之间没有显著的相关性。HATA 代表海马-杏仁核过渡区。（图片来自参考文献[20]）

的平均体积,并伴有较大的右侧海马裂隙。作者发现精神分裂症在左侧($t=3.54$)、右侧($t=2.32$)全海马、左侧分子层($t=3.55$)、左侧 CA1($t=2.32$)、齿状回左颗粒细胞层($t=3.23$)、左侧 CA4($t=3.10$)和左侧前下托($t=2.52$)中的分散性较高。没有一个亚区显示分散和 PRS 有关。

## 范例 6

### 进一步的神经影像学证据的赤字亚型精神分裂症:皮质连接组学分析[21]

[**全文总结**]　精神分裂症的临床异质性阻碍了旨在识别这种疾病的神经相关性的神经生物学研究。本研究通过单独评估患有这种疾病的缺陷和非缺陷亚型的个体,以确定精神分裂症中存在的各种损伤的网络生物标志物。这个基于网络的神经影像学研究是在 2007 年 2 月 1 日至 2012 年 2 月 28 日期间进行的。参与者包括精神分裂症患者($n=128$)、来自两个学术中心匹配的健康对照组($n=130$)、双相 I 障碍患者($n=39$)和来自第三个站点的匹配健康对照组($n=43$)。在代表量表中的最高四分位数的精神分裂症患者被归类为有缺陷精神分裂症,而在最低四分位数的患者被归类为无缺陷精神分裂症。所有参与者都进行了磁共振脑成像。每组均评估皮层厚度的网络水平特性。比较各组之间的区域间皮层范围耦合,并采用图论方法评估网络密度和节点度、之间性、封闭性和特征向量中心性。与非缺乏精神分裂症患者相比,缺乏精神分裂症患者的额顶叶和额颞叶耦合更强(1 326 个配对关系中有 17 个显著差异,$P<0.05$),与健康对照组比较,缺陷型精神分裂症患者 1 326 个配对关系中有 49 个显著差异。与对照组相比,无缺陷精神分裂症和双相 I 障碍的参与者在耦合方面没有明显差异。由缺陷精神分裂症患者形成的网络显示,相对于对照组和非缺乏症患者,连接密度增加。根据 4 个中心度指标的排序,在缺失精神分裂症网络的缘上回、额中、额上和额下区域确定了高中心度节点。在 3 个或更多的中心度量中,在阈值网络的 50% 或以上中,高中心度区域被确定为排名前 10 的区域。两个研究地点的缺陷精神分裂症患者的网络特性相似。在一个光谱的一端患有精神分裂症的患者与在该光谱的另一端、双相 I 障碍患者和健康个体相比,显示出改变的脑内关系的特征。皮质连接组学方法可用于可靠地识别临床异质性患者组的神经特征。

[**图像获取方式**]　这项研究的神经影像学方面是在 2007 年 2 月 1 日和 2012 年 2 月 28 日之间进行的。所有参与者都获得了 MR 图像。成瘾和心理健康中心的 MR 图像采用 8 通道头部线圈的 1.5 T MRI 扫描仪(EchoSpeed;General Electric Medical Systems)。翻转恢复准备扰相梯度回波序列采集,扫描参数为 TE=5.3 ms,TR=12.3 ms,TI=3 000 ms,翻转角=20°,层厚=1.5 mm,层数=124。朱克山医院采用 3.0 T MRI 扫描仪采集图像(Signa HDx;Gen-eral Electric Medical Systems)。采用扰相梯度回波序列采集,扫描参数为 TE=3 ms,TR=7.5 ms,矩阵=256×256,FOV=240 mm,层厚=1 mm,层数=216。精神卫生中心采用 3.0 T MRI 扫描采集图像(Magnetom Trio;Siemens Medical Solutions)。扫描参数为 TE=2.98 ms,TR=2 300 ms,矩阵=256×240×160,FOV=256 mm×240 mm×176 mm,层厚=1.1 mm,层数=160。

[图像分析方式]

1. 皮层厚度处理 采用 CIVET(version 1.1.10)对 T1WI 图像进行皮层厚度处理。简单的步骤包括：将图像配准到非线性模板、头动矫正、头骨剥离和组织分类。变形模型被用来创建灰质和白质表面,采用 t-link 度量确定白质到灰质的距离。厚度数据随后被使用一个 20 mm 的基于表面的扩散模糊核进行模糊化,并非线性地配准;耦联到模板上。相关性矩阵创建:对于每一个参与者,采用定义在携带有额外的额中回手动分割的概率脑图谱上的皮质区域对皮质厚度图集进行分割。平均皮质厚度计算为 52 个明显的皮质区域。为了评估皮质内部耦联,所有成对脑区域组合的个体间 Pearson 相关系数进行计算。每个皮层区域进行线性回归,以消除 CAMH 和 ZHH 联合诊断组(32 个缺陷、32 个非缺陷和 32 个对照组)的影响,并计算得到的残差之间的相关性。在 32 例双相 I 型障碍患者和 32 例来自 CIMH 样本的健康对照组中,对皮质厚度的相关性进行了研究。采用 MATLAB R2013b 软件构建和分析相关性矩阵。

2. 相关性矩阵比较 为了评估诊断组之间的皮质内耦合差异,将所有个体相关性进行比较(1 326 个比较)。评估下列成对组合组之间的差异:缺陷精神分裂症与精神分裂症匹配的健康对照,缺陷精神分裂症与非缺陷精神分裂症,非缺陷精神分裂症与精神分裂症匹配的健康对照,双相 I 障碍与双相 I 障碍匹配健康的对照。个体相关性的显著差异由 Fisher $r$ 到 $z$ 的转化决定。这个过程将 $r$ 值转换为 $z$ 值的,并将差异与正态分布进行比较。

3. 网络构建 通过阈值化每个研究组皮层范围内的区域间皮层厚度相关性创建网络。网络中的节点代表大脑区域,阈值化后的相关性代表连接。在相关强度阈值阵列形成的网络中,评估了图形理论度量(网络密度和节点中心性)。所使用的阈值范围从标称值 $P=0.000\ 1$ 至 $P=0.000\ 000\ 75$。这个 $P$ 值范围对应于 $0.61 \sim 0.78$ 的 $r$ 值范围。网络用 Cytoscape 版本 3.1.10 可视化。

4. 网络密度分析 网络密度被定义为网络中可能存在的连接的比例,是衡量整体连通性水平的指标。在每个网络阈值水平上,计算所有 5 组中的网络密度。

5. 网络中心性比较 节点中心性是与对照组具有不同的耦合和密度的组中特征。为了表征中心性,计算了每个节点的 4 个度量(程度、特征向量中心性、紧密性和中间性),这些节点是每个网络最大连接成分的一部分。度对应于节点上发生事件的连接数。中间性是网络中通过给定节点的所有最短路径的数目。紧密性是网络中从一个节点到所有其他节点的平均最短路径长度的反比。特征向量中心性将相对分数分配给网络中的所有节点,基于高分节点的连接比低分节点的相等连接对分数的贡献更大的概念。在每个阈值网络中,所有区域都按程度、特征向量中心性、紧密性和中心性进行排序。高中心脑区被归类为那些在超过 50% 的阈值网络中排名前 10 的 3 个或更多的中心性测量。所有图论测量采用脑功能连接软件包进行计算。图像分析和处理步骤见图 7-1-11。

[图像分析结果] 以脑区为节点,以较强的区域间皮质厚度相关性为连接构建网络(图 7-1-12)。在相关阈值范围内(范围为 0.07~0.45,非缺乏症组为 0.09~0.43,非缺陷组为 0.18~0.67),缺乏症组网络连接密度大于非缺乏症组和健康对照组(图 7-1-13)。网络密度在双相 I 障碍患者和匹配的健康对照组(对照组范围 0.08~0.43 和双相 I 障碍组 0.08~0.42)与精神分裂症和双相 I 障碍匹配的对照组中类似(图 7-1-13)。节点中心性表现在与

健康对照组不同的脑内耦合和网络密度的精神分裂症患者组中。评估每个脑区的节点中心性(程度、特征向量中心性、封闭性和中间性)的 4 个指标,确定了缺陷精神分裂症组网络中的高中心性区域。这些区域是额下回、缘上回、颞上回、双侧颞中回、额中回尾部、额上回、顶上回和梭状回(图 7 - 1 - 14)。

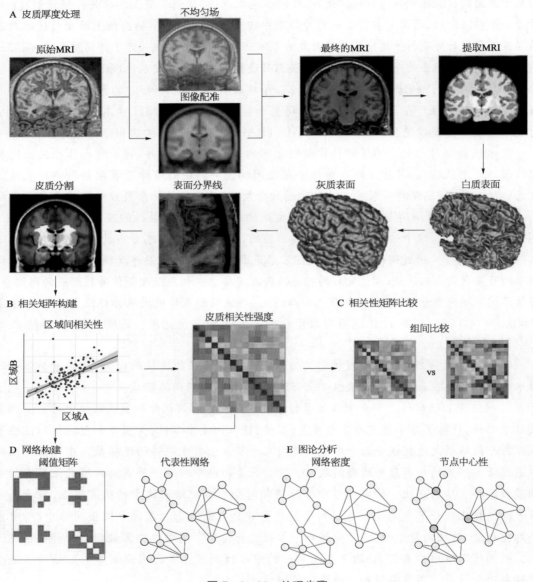

**图 7 - 1 - 11  处理步骤**

注:A. 皮质厚度处理,每个图像与立体定向空间对齐,校正不均匀伪影,组织分类和掩蔽,提取内外皮层表面,然后确定表面之间的交点以确定皮质厚度,用图谱对皮层进行分割,计算出每个区域的平均厚度;B. 相关矩阵构造,每组区域厚度值的区域间相关性被评估为区域间耦合的度量,每对脑区组合之间的相关性强度被颜色编码并表示在一个矩阵中,其中行和列对应于不同的脑区;C. 相关矩阵比较,统计比较是在一种相关性上进行的,通过比较各组之间的皮质范围耦合;D. 网络建设,矩阵被阈值化以保持强正相关,并被转换为网络,其中节点代表大脑区域,区域之间的连接代表阈值化后的强正相关;E. 图论分析,密度的网络范围特性被评估为衡量整体连通性的一个指标,根据网络内的连接数(程度)和定位(中间性、特征向量中心性和紧密性)来评估每个节点的中心性。(图片来自参考文献[21])

**A** 缺陷性和非缺陷性精神分裂症患者与对照组比较

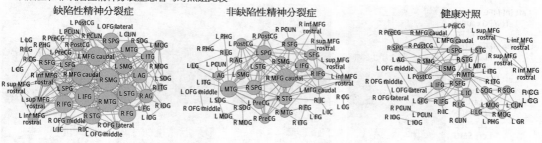

**B** Ⅰ型双向情感障碍患者与对照组比较

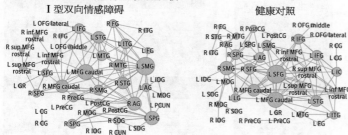

**图7－1－12　结构耦联网络**

注：网络是通过从区域间相关矩阵阈值来构建的，并且只保留来自强正相关的信息。在网络中，节点（圆圈）代表大脑区域，在阈值化后幸存的强正相关表现为大脑区域（红线）之间的连接。网络中节点的大小反映了在其上发生的连接数（程度）。大节点有多个连接（高度），小节点有少个连接（低度）。A. 由缺陷性精神分裂症、非缺陷性精神分裂症患者和健康对照组组成的网络。与其他组的网络相比，缺陷精神分裂症网络具有更多的连接和更高的连接节点；B. 由双相Ⅰ型障碍患者和健康对照者组成的网络。双相情感障碍网络与匹配的对照组具有相似数量的连接和高度连接的节点。AG：角回；CG：扣带回；CUN：楔回；FG：梭状回；GR：直回；IC：岛叶皮质；IFG：额下回；Inf：下层；IOG：枕下回；ITG：颞下回；L：左；LG：舌回；MFG：额中回；MOG：枕中回；MTG：颞中回；OFG：额眶回；PCUN：楔前叶；PHG：海马旁回；CG：中央前回；CG：中央后回；R：右；SFG：额上回；SWG：额上回；SPG：顶上回；SMG：额上回；SOG：枕上回；SPG：顶上回；SPG：顶上回；STG：颞上回。（图片来自参考文献[21]）

**A** 缺陷性和非缺陷性精神分裂症与对照组相比　　**B** Ⅰ型双向情感障碍与对照组相比

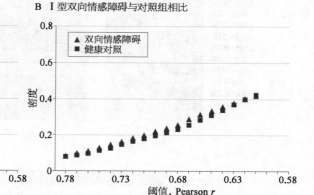

**图7－1－13　密度网络**

注：密度是网络图中的连接数除以可能的连接数。密度值显示了由每组受试者的一系列相关强度阈值形成的网络。这些阈值对应于 Pearson 相关系数（R），其显著性水平反映的 P 值范围为未矫正 $P=0.000\ 1$，校正 $P=0.000\ 000\ 075$。左边的图，$r=0.78$ 对应于 $P=0.000\ 000\ 075$，右边的图，$r=0.61$ 对应于 $P=0.000\ 1$。A. 缺陷精神分裂症、非缺陷性精神分裂症患者和健康对照组的网络密度值。在所有阈值中，来自缺陷精神分裂症组的网络密度值都高于非缺陷精神分裂症和对照组；B. 双相Ⅰ型障碍患者的网络密度值与健康对照组相匹配。在双相Ⅰ型障碍中，密度值是相似的，并且在阈值水平范围内匹配健康对照组。（图片来自参考文献[21]）

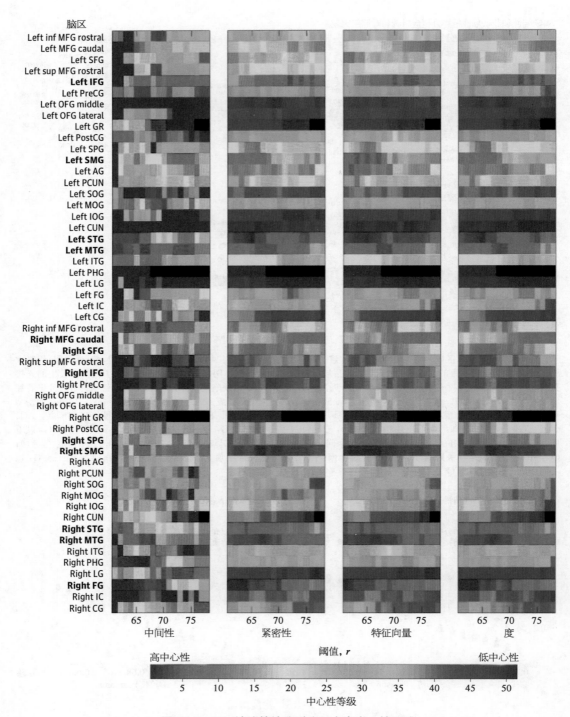

图 7 - 1 - 14　缺陷精神分裂症组中高中心性区域

注：四种中心性度量（中间性、紧密性、特征向量中心性和程度）被评估。对参与每个阈值网络（$x$ 轴）最大连接分量的每个脑区（$y$ 轴）进行中心度值的计算和排序。这些阈值范围对应于 0.61（$P = 0.000$ 1 未改正）至 0.78（$P = 0.000$ 1 校正）的 Pearson 相关系数。中心度量排名是颜色编码的，温暖的颜色代表高中心度等级，冷的颜色表示低中心度等级。黑色颜色编码的单元格表示节点不是该阈值下网络最大连接组件的一部分。高中心脑区是那些在超过 50% 的阈值网络中排名前 10 的 3 个或更多的中心性测量，并以粗体类型识别。（图片来自参考文献[21]）

## 第二节  磁共振成像在抑郁症中的应用

抑郁症(depression disorder)是一种以情绪或心境低落为主要表现的疾病的总称,伴有不同程度的认知和行为改变,可有精神病性症状,如幻觉、妄想等。据 WHO 统计,全球约有 3.5 亿抑郁症患者。抑郁症的年患病率约为 1.5%,终身患病率为 3.1%。抑郁症患者的自杀率为 10%～15%,其中 15%～25%自杀成功。抑郁症给家庭和社会带来了沉重的经济负担。抑郁症的病因涉及遗传、神经生化、神经内分泌、神经可塑性、神经电生理、社会心理和脑影像等多个方面。其中,脑影像的快速发展使其成为抑郁症研究的热点,基于 VBM、DTI、fMRI 的多种磁共振研究发现了多个与抑郁症相关的脑区结果和功能的变化,为抑郁症的诊断、药效评价和预后评价的有效手段。抑郁症是一种异质性的临床综合征,当患者报告 9 种症状中至少有 5 种时,就会被诊断出来。这使得情绪、食欲、睡眠、能量、认知和运动活动的变化有数百种独特的组合。这种显著的异质性反映了一种共识,即存在多种形式的脱磷,但它们的神经生物学基础仍然知之甚少。到目前为止,大多数描述抑郁症亚型和开发诊断生物标志物的努力已经开始,通过识别倾向于共同发生的症状集群,然后通过测试神经生理相关性。这些开创性的研究已经定义了与神经内分泌活动、昼夜节律和其他潜在生物标志物的特征变化相关的非典型、忧郁、季节性和激动的抑郁症亚型。然而,临床亚型与其生物底物之间的关联在个体水平上是不一致和可变的,与医学其他领域的诊断生物标志物不同,它们尚未被证明对区分个体患者与健康对照者或可靠地预测个体水平的治疗反应有用。根据共同发生的临床症状来替代亚型患者的一种方法是根据大脑功能障碍的共同特征对受试者进行聚类,以确定神经生理亚型或生物型。这一类型的方法已经开始深入了解不同的生物学机制如何导致精神疾病的重叠、异质性临床表现。脑功能异常的神经影像学生物标志物在疼痛评估中已被证明是有用的,并且在预测治疗反应和治疗选择方面也显示出抑郁症的前景。静息状态 fMRI(rsfMRI)是一种特别有用的方法,因为它可以很容易地用于不同的患者群体,以量化功能网络连接的相关,自发的 MR 信号波动。抑郁症与前纹状体和边缘脑网络的功能障碍和功能连接异常有关,这与啮齿动物慢性应激模型的形态学和突触变化有关。这些研究提出了一种有趣的可能性,即 fMRI 的连通性测量可以用来识别新的抑郁症亚型,具有更强的神经生物学相关性,从而预测治疗的反应性。为此,我们开发了一种定义抑郁症亚型的方法,通过根据静息状态网络中异常功能连接的不同的全脑模式对受试者进行聚类,不受特定大脑区域参与的假设的影响,并在一个大的、多站点的数据集中进行测试。我们的分析揭示了四种生物类型,这些生物类型是由前纹状体网络和边缘网络中功能失调的连接性的均匀模式定义的,并且可以在单个受试者中诊断出具有高度的敏感性和特异性。重要的是,这些生物类型也具有预测信息,预测哪些患者对靶向神经刺激治疗的重复经颅磁刺激(TMS)作出反应。

## 静息态连接性生物标志物定义了抑郁症的神经生理学亚型[22]

[**全文总结**] 生物标志物已经改变了现代医学,但在精神疾病中仍然保持很大程度的未知,部分原因是诊断标签与其神经生物学底物之间的对应关系很弱。与其他神经精神障碍一样,抑郁症不是一种单一的疾病,而是一种异质性的综合征,包括多种共同发生的症状和对治疗的不同反应。通过一个大样本多中心($n=1\,188$)的功能性磁共振成像(fMRI)研究,表明抑郁症患者可以细分为 4 种神经生理亚型(生物分型),这些亚型由边缘系统和额叶纹状体网络中功能失调连接的不同模式所定义。在此基础上对患者进行聚类,可以在多位点验证($n=711$)和样本外重复($n=477$)数据集中开发出对抑郁症亚型具有较高敏感性和特异性的诊断分类器(生物标志物)。这些生物类型不能仅仅根据临床特征来区分,但它们与不同的临床症状特征有关。该研究还预测了对经颅磁刺激治疗的反应($n=154$)。研究的结果定义了新的抑郁症亚型,这些亚型超越了目前的诊断边界,可能有助于识别最有可能从靶向神经刺激疗法中受益的个体。

[**图像获取方式**] 所有分析都是在两个数据集中的一个中进行的。数据集1($n=711$ 名受试者、333 名患者和 378 名对照组)用于所有分析。也就是说,数据集 1 被用来识别静息态网络中具有不同功能失调连接模式的患者的集群(生物型),测试这些生物型的神经生物学和临床相关性,以及训练和测试分类器来诊断它们。为了确保集群发现不被与站点相关的招募标准或其他未知变量中的差异所混淆,集群发现分析仅限于数据集 1 中的一个子集,即“聚类发现集”(333 名患者中的 220 名),他们是从两个具有相同纳入和排除标准的地点招募和扫描的(图 7-2-1)。聚类发现集的受试者是符合(单极)主要抑郁障碍的精神疾病诊断和统计手册(DSM-IV)标准的成年患者,并寻求治疗目前活跃的、非精神病性的主要抑郁发作。他们有一个至少在两个足够剂量的抗抑郁药物试验中没有反应的历史,至少包括一个目前正在进行的试验。如果聚类发现组中的患者目前有活性物质使用障碍、精神病性障碍、双相抑郁、癫痫发作史、不稳定的医疗条件、正在怀孕或 MRI 的其他禁忌证(如植入装置、幽闭恐惧症或意识丧失的头部损伤),则被排除在注册之外。如表 7-2-1 所述,来自聚类发现集的两个位点的受试者与年龄、性别和抑郁严重程度相匹配(HAMD-17 总分)。表 7-2-1 还描述了在这两个站点获取的数据的药物状况、共同疾病诊断和扫描协议的附加细节。

分类训练、交叉验证和优化是在完整的数据集 1 中进行的,即“训练数据集”,其中包括被诊断为单极重度抑郁障碍和目前活跃的主要抑郁发作的患者($n=333,59.2\%$女性,平均年龄=40.6 岁)和没有任何精神病史健康对照受试者($n=378,57.7\%$女性,平均年龄=38.0岁)。患者和对照组在年龄($P=0.189$,Mann-Whitney)和性别($\chi^2=0.61,P=0.688$)上无显著性差异。患者扫描是由五名主要调查人员在不同的地点获得的(两个地点来自聚类发现集,外加三个额外的地点)。对照扫描是在这 5 个地点以及另外 7 个通过 1 000 个功能连接体项目(http://fcon_1000.projects.nitrc.org)不受限制地向公众开放其数据的地点获得的。纳入标准和排除标准与上述聚类发现集中的两个位点相似,但不要求有治疗耐药史。所有位

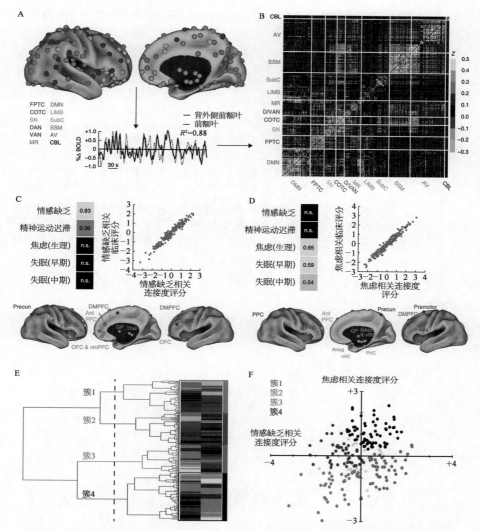

图 7-2-1　典型相关分析(CCA)和层次聚类定义了四种基于连接的抑郁症生物类型

注：A. 数据分析原理和工作流程。预处理后，从分布在皮层和皮层下结构的 258 个感兴趣的球形区域(ROIs)中提取 BOLD 信号时间序列。示意图(顶部)显示 ROI 投射到右半球的左外侧和右内侧视图膨胀的皮质表面，并通过功能网络着色。左半球 ROI 相似。对于每个被试，通过计算所有 ROI 之间的成对 BOLD 信号相关性来生成全脑功能连接矩阵，例如在这个具有代表性的被试主题中，显示 FPTC 网络的 DLPFC(实线)和 PPC(虚线)节点的相关信号；B. 所有健康对照者全脑平均 258×258 个功能连接矩阵(378 个)。z＝Fischer 变换相关系数；C、D. CCA 被用来定义抑郁相关连接特征的低维表示，并确定了一个"情感缺乏相关"成分(典型变量；C)和一个"焦虑相关"成分(D)，由与症状线性组合相关的连接特征的线性组合表示。在 C 和 D 中的散点图说明了低维连接分数之间和低维临床评分的情感缺乏相关成分(R2＝0.91)和焦虑相关成分(R2＝0.95)之间的相关性，分别(P<0.000 01,220 例抑郁患者)。在每个散点图的左边，描述了那些负荷最强的症状(HAMD)。在每个散点图下面，通过描述 25 个与每个成分高度相关的 ROI(前 10%)的神经解剖学分布来总结连接性评分负荷；E. 分层聚类分析。树状图中每个连接的高度表示由该连接之间的簇的距离。虚线表示簇内成对受试者之间的平均距离的 20 倍；F. 沿着与情感缺乏和焦虑相关的连接维度的四组簇的散点图。灰色数据点表示具有模糊聚类标识的受试者(边缘病例，聚类轮廓值<0；n＝15，或所有受试者的 6.8)。ACC：前扣带回皮质；amyg：杏仁核；antPFC：前前额叶皮层；AV：听觉/视觉网络；CBL：小脑；COTC：环行-额叶任务控制网络；D/VAN：背侧/腹侧注意网络；DLPFC：背外侧前额叶皮层；DMN：默认模式网络；DMPFC：背内侧皮质；FPTC：前额任务控制网络；GP：苍白球；LIMB：边缘系统；MR：前额叶记忆检索网络；NACC：伏隔核；OFC：眶额皮质；PPC：后顶叶皮层；precun：楔前叶；sgACC：扣带回膝前下部；SS1：初级躯体感觉网络；SN：沉默网络；SSM：躯体感觉/运动网络；SubC：皮层下；thal：丘脑；vHC：腹侧海马；VLPFC：腹侧前额叶皮层；VMPFC：腹侧前额叶皮层；vStr：腹侧纹状体；n.s.：不显著。(图片来自参考文献[22])

表 7 - 2 - 1  聚类发现集的两个站点的人口统计学、临床特征和 MRI 采集参数

| | 康 奈 尔 1 | 多 伦 多 |
|---|---|---|
| 数量 | 96 | 124 |
| 年龄 | 42.1 | 40.4 |
| 性别 | 58.3%F | 57.3%F |
| 汉密顿抑郁量表评分 HAMD17 | 19.3 | 20.4 |
| 纳入标准 | 目前单极重度抑郁症发作;对之前至少两次抗抑郁药物没有反应 | 目前单极重度抑郁症发作;对之前至少两次抗抑郁药物没有反应 |
| 排除标准 | 双相情感障碍,精神病性障碍,活性物质使用障碍,活动性自杀意念,MRI 禁忌证,癫痫发作史,当前妊娠 | 双相情感障碍,精神病性障碍,活性物质使用障碍,活动性自杀意念,MRI 禁忌证,癫痫发作史,当前妊娠 |
| 精神病学共病 | | |
| 广泛性焦虑障碍 | 5.2% | 4.8% |
| 创伤后应激障碍 | 4.2% | 6.5% |
| 社交焦虑障碍 | 4.2% | 4.8% |
| 惊恐障碍 | 3.1% | 2.4% |
| 其他 | 3.1% | 4.0% |
| 精神病药物 | | |
| 抗抑郁 | 57.3% | 59.7% |
| 心境稳定剂 | 17.7% | 16.9% |
| 抗精神病药 | 15.6% | 17.7% |
| 其他 | 42.7% | 45.2% |
| rsfMRI 参数 | | |
| 仪器 | GE Signa 3T | GE Signa 3T |
| TR | 2 | 2 |
| 容积 | 180 | 300 |
| FOV | 240 | 220 |
| 层数 | 28 | 32 |
| XY 分辨率 | 3.75 | 3.44 |
| Z 分辨率 | 5 | 5 |

注:为了确保集群发现不被被试招募标准或其他变量中与站点相关的差异所混淆,集群发现分析仅限于数据集 1 的这两个站点子集。这两个位点具有相同的纳入和排除标准,年龄($P=0.41$)、性别($P=0.87$)和抑郁严重程度(HAMD17 总分;$P=0.11$)相匹配。* 其他合并的精神病,包括 ADHD、OCD、阿斯伯格综合征和抽动症。其他精神药物包括苯二氮卓类药物、兴奋剂、甲状腺激素和非苯二氮卓类镇静催眠药。(来自参考文献[22])

点常见的排除标准是 MRI 的禁忌证和最近的药物滥用或依赖史。其他纳入和排除标准如精神疾病的存在和精神药物使用按位点变化,详见表 7 - 2 - 2。连接生物型聚类与药物史、年龄或头部运动无关(图 7 - 2 - 2)。表 7 - 2 - 3 报告了数据集 1 中所有站点的其他相关信息。

表 7-2-2　纳入标准、抗精神病药物使用和合并精神疾病情况

| 站点 | 精神病药物 | | | | 纳入标准 | 排除标准 | 精神病学共病 |
|---|---|---|---|---|---|---|---|
| | AD | MS | AP | 其他 | | | |
| 康奈尔 1 | 57.3 | 17.7 | 15.6 | 42.7 | 目前单极重度抑郁症发作；对之前至少两次抗抑郁药物没有反应 | 双相情感障碍，精神病性障碍，活性物质使用障碍，活动性自杀意念，MRI 禁忌证，癫痫发作史，当前妊娠 | GAD（5.2%），PTSD（4.2%），SAD（4.2%），惊恐障碍（3.1%），其他（3.1%） |
| 多伦多 | 59.7 | 16.9 | 17.7 | 45.2 | 目前单极重度抑郁症发作；对之前至少两次抗抑郁药物没有反应 | 双相情感障碍，精神病性障碍，活性物质使用障碍，活动性自杀意念，MRI 禁忌证，癫痫发作史，当前妊娠 | GAD（4.8%），PTSD（6.5%），SAD（4.8%），惊恐障碍（2.4%），其他（4.0%） |
| 埃默里 1 | 0 | 0 | 0 | 0 | 目前单极重度抑郁症发作，非精神病性，中度至重度，HAMD17≥18；18～65 岁未接受治疗的成年人 | 目前或过去使用精神药物，当前或过去的神经系统疾病，精神病症状 | 无 |
| 斯坦福 1 | 0 | 0 | 0 | 0 | 目前单极重度抑郁症发作，年龄≥18 | 物质滥用或者 PTSD，神经疾病或者严重精神疾病史，经常使用苯二氮卓类药物、阿片类药物或甲状腺药物，无抗抑郁药＞6 周 | GAD（63.9%），SAD（11.1%），惊恐障碍（2.8%），OCD（2.8%），贪食症（5.6%） |
| 斯坦福 2 | 65.3 | 0 | 26.4 | 20.8 | 当前重度抑郁症发作（有或没有精神病症状），HAMD21≥18；内源性抑郁亚量表＞6，年龄≥18 | 研究前 1 周的非法吸毒或酗酒，研究后 4 个月内的 ECT，自杀意念，研究后 6 个月内的药物滥用 | 具有精神病特征的重度抑郁症（36.1%），恐慌症（6.6%），广场恐惧症（6.6%），SAD（13.1%），特定恐惧症（11.5%），OCD（6.6%），PTSD（19.7%），GAD（9.8%） |

注：AD：抗抑郁药；MS：心境稳定剂；AP：抗精神病药；GAD：广泛性焦虑障碍；PTSD：创伤后应激障碍；SAD：社交焦虑障碍；OCD：强迫症。（图片来自参考文献[22]）

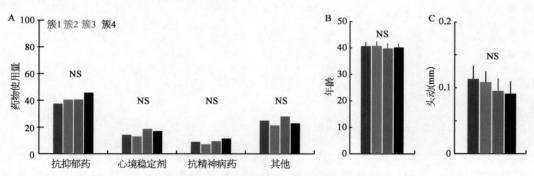

图 7-2-2　四个簇之间药物使用、年龄和框架移动的比较

注：A. 四种簇之间的药物使用没有显著差异；B. 四种簇之间的年龄没有显著差异；C. 四种簇之间的框架移动没有显著差异。（图片来自参考文献[22]）

表 7-2-3　按部位划分的人口学变量和功能成像参数(图片来自参考文献[22])

| 站点 | 患者 | | | 健康对照 | | | rsfMRI 参数 | | | | |
|---|---|---|---|---|---|---|---|---|---|---|---|
| | 数量 | 年龄 | 性别 | 数量 | 年龄 | 性别 | TR | 容积 | FOV | xy | z |
| 数据集1 | 333 | 40.6 | 59.2 | 378 | 38.0 | 57.7 | | | | | |
| 训练集 | | | | | | | | | | | |
| 康奈尔1 | 96 | 42.1 | 58.3% | 28 | 31.1 | 53.6% | 2 | 180 | 240 | 3.75 | 5 |
| 埃默里1 | 20 | 45.8 | 50.0% | 20 | 42.5 | 50.0% | 2.9 | 150 | 220 | 3.44 | 4 |
| 斯坦福1 | 35 | 30.9 | 65.7% | 33 | 34.4 | 72.7% | 2 | 240 | 220 | 3.44 | 4.5 |
| 斯坦福2 | 58 | 42.5 | 63.8% | 32 | 37.6 | 68.8% | 2 | 148 | 200 | 3.12 | 4.5 |
| 多伦多 | 124 | 40.4 | 57.3% | 37 | 35.2 | 56.7% | 2 | 300 | 200 | 3.44 | 5 |
| NKI | | | | 47 | 44.8 | 65.9% | 2.5 | 260 | 220 | 3 | 3 |
| 亚特兰大 | | | | 16 | 29.9 | 62.5% | 2 | 205 | 216 | 3.43 | 4 |
| 剑桥 | | | | 26 | 24.7 | 65.4% | 3 | 119 | 220 | 3 | 3 |
| 克利夫兰 | | | | 25 | 41.4 | 64.0% | 2.8 | 127 | 216 | 2 | 4 |
| ICBM | | | | 58 | 48.2 | 48.3% | 2 | 128 | 256 | 4 | 4 |
| 纽约 | | | | 42 | 33.8 | 50.0% | 2 | 192 | 256 | 3 | 3 |
| 科布雷 | | | | 14 | 37.5 | 21.4% | 2 | 150 | 192 | 3 | 4 |
| 数据集2 | 125 | 49.8 | 58.4 | 352 | 32.1 | 57.7% | | | | | |
| 复制集 | | | | | | | | | | | |
| 康奈尔1 | 35 | 45.1 | 62.9% | 35 | 25.8 | 42.9% | 2 | 180 | 240 | 3.75 | 5 |
| 康奈尔2 | 27 | 71.3 | 55.6% | 8 | 69.8 | 62.5% | 2 | 170 | 224 | 3.5 | 5 |
| 斯坦福1 | 1 | 54.0 | 0.0% | 5 | 31.4 | 60.0% | 2 | 240 | 220 | 3.44 | 4.5 |
| 斯坦福2 | 13 | 48.9 | 61.5% | 5 | 20.0 | 40.0% | 2 | 148 | 200 | 3.12 | 4.5 |
| NKI | 3 | 33.3 | 33.3% | 68 | 38.7 | 45.6% | 2.5 | 260 | 216 | 3 | 3 |
| 多伦多 | 30 | 43.5 | 60.0% | 11 | 31.4 | 63.6% | 2 | 300 | 220 | 3.44 | 5 |
| 哈佛 | 16 | 39.5 | 56.3% | 18 | 39.4 | 61.1% | 3.2 | 124 | 240 | 3.75 | 3 |
| 剑桥 | | | | 71 | 20.7 | 63.4% | 3 | 119 | 216 | 3 | 3 |
| ICBM | | | | 12 | 21.3 | 75.0% | 2 | 128 | 256 | 4 | 4 |
| 北京 | | | | 44 | 23.9 | 63.6% | 2 | 225 | 200 | 3.12 | 3.6 |
| 密尔沃基 | | | | 38 | 55.2 | 71.1% | 2 | 175 | 240 | 3.75 | 4 |
| 莱比锡城 | | | | 24 | 28.5 | 58.3% | 2.3 | 195 | 192 | 3 | 4 |
| 纽约 | | | | 13 | 25.6 | 46.2% | 2 | 192 | 192 | 3 | 3 |

　　数据集 2($n=477$)"复制数据集"被用来测试活跃抑郁患者($n=125$,来自 7 个位点)和健康对照($n=352$,来自 13 个位点)中每种抑郁生物类型的最成功的分类器。数据集 2 中的扫描是在单独的研究中获得的,它们没有用于聚类识别或分类器训练过程的任何步骤。此

外,5个站点是数据集2所独有的。在这两个数据集中的所有位点的抑郁症患者都符合当前主要抑郁发作的DSM-IV标准($n=109$单极;$n=16$双极2),健康对照者是没有任何精神或神经疾病的当前或过去病史的受试者。为了测试是否在其他精神疾病患者的子集中也存在抑郁症患者集群中明显的异常连接模式,作者对符合DSM-IV诊断标准的广泛性焦虑症患者(GAD,$n=39$,69.2%女性,平均年龄=32.4岁)、精神分裂症($n=41$,78.0%男性,平均年龄=38.2岁;无共同病态情绪障碍和无分裂情感障碍)患者进行了分类器测试。GAD受试者的数据见图7-2-3。精神分裂症患者的数据是通过1000个功能连接体项目获得的,该项目由脑功能和精神疾病生物医学研究卓越中心公开提供。纳入标准是精神分裂症的诊断(但不是分裂情感障碍),正如DSM疾病结构化临床访谈(SCID)所证实的那样,排除标准是过去12个月内神经紊乱、智力迟钝、头部创伤和意识丧失或药物滥用、依赖史。所有数据集的所有受试者都提供了知情同意,所有招聘程序和实验协议都得到了主要调查人员各自机构的机构审查委员会(威尔康奈尔医学院、斯坦福大学、多伦多西部医院、埃默里大学和哈佛医学院)的批准。

临床检测:在所有地点,进行了初步筛查访谈,以确定是否有资格参加,一名训练有素的临床医生进行了结构化临床访谈(MINI或SCID),以确认所有精神疾病诊断。此外,还使用汉密尔顿抑郁量表(HAMD,$n=312$例患者,$n=65$例健康对照)、贝克抑郁量表(BDI,$n=39$例GAD患者)和贝克焦虑量表(BAI,$n=39$例GAD患者)评估特定的临床症状。这些评估被用来测试与特定临床症状特征相关的抑郁症生物类型。

磁共振成像(MRI)数据采集:采用T2加权梯度回波螺旋In-out序列或Z-SAGA序列获得静息态功能MRI扫描,在所有受试者中产用全脑覆盖。获得高分辨率的T1加权解剖扫描(MP-RAGE或SPGR)用于脑分割和共配准。具体扫描参数因站点而异。大多数使用~2 s的TR,平面内分辨率~3.5 mm,在5~6 min内获得150~180 volumes。每个站点的详细扫描参数见表7-2-1和表7-2-3。

[图像分析方式]

1. fMRI数据分析

(1)预处理:使用AFNI软件包对所有数据集进行预处理。在其他预处理步骤之前,使用AFNI的3dvolreg函数计算框架运动参数。在估计框架运动参数后,预处理包括时间程校正、空间平滑(4 mm FWHM高斯核)、时间带通滤波(0.01~0.1 Hz)、去线性漂移和去除与头部运动有关的干扰信号、生理变量以及局部和全局硬件伪影的标准过程。功能数据集被共同注册到相应的高分辨率T1解剖图像,T1解剖被转化为蒙特利尔神经研究所(MNI)的公共空间,利用AFNI的三维Qwarp函数计算和优化非线性变换。为了减少对静息态数据的修改次数,作者将运动校正、解剖到结构和结构到MNI模板对齐相结合,并将它们应用于功能扫描。运动校正是利用AFNI的3dvolreg函数实现的。运动伪影越来越被认为是静息状态fMRI研究中的一个重要的潜在混淆,特别是那些涉及临床人群的研究,并且可以将系统变化引入与距离分离的两个大脑区域的功能相关的信号相关性。为了平衡降噪和数据保存的需求,作者在任何大于0.3 mm的运动之前或之后对volume进行了审查。这些volume被排除在所有进一步的分析步骤之外。如果剩余volume的数量不足以进行同步干扰信号

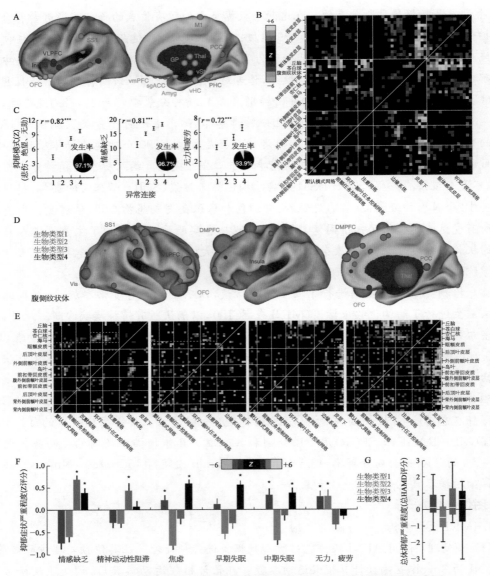

图 7-2-3 连接性生物标志物定义了具有不同临床特征的抑郁症生物类型

注：A. 所有四种生物类型共享的连接性特征最异常的 25 个 ROI 的神经解剖学分布（前 10%），使用 Wilcoxon 秩和检验来测试数据集中 1($n$=378)中所有四种生物类型中相对于健康对照的连接性特征明显异常的连接性特征。ROI 按网络着色；B. 热图描绘了由所有四种生物类型共享的前 50 种最异常的 ROIs 一种异常连接的模式（$P$<0.05，FDR 校正），颜色根据 Wilcoxon 秩和测试比较患者和对照组，如图 A。与对照相比，暖色代表抑郁患者的增加和冷色减少；C. 共同异常连接特征（按 B 描述的特征的第一主成分）和核心抑郁症状的严重程度之间的相关性（$r$=0.72～0.82，＊＊＊$P$<0.001，Spearman）。描述了每个症状的患病率。症状严重程度测量对于对照的 z-评分。D. Kruskal-Wallis 方差分析（ANOVA）确定的功能失调连接性特征的神经解剖学分布，总结了 50 个具有生物类型特异性连接性特征的 ROIs（前20%）。节点（ROIs）被着色以指示具有异常连接特征的生物类型，大小代表有多少连接特征表现出生物类型的显著影响；E. 热图描绘 D 所示功能节点的特定生物型异常连接模式，再加上边缘叶区域。绿色框突出显示主文本中讨论的每个矩阵中的相应区域；F. 簇变化最显著的六种抑郁症状的生物类型特异性临床特征。症状严重程度（HAMD）是聚类发现所有患者的 z 评分；G. 总体抑郁严重程度（HAMD 总分）的生物类型差异图，其中方框表示中位数和四分位数范围（IQR）。在 F 和 G 中，星号（＊）表示所有患者的平均症状严重程度评分（z=0）显著性差异为 $P$<0.05。没有意义。Aud：听觉皮层；HC：海马；lat PFC：外侧前额叶皮质；lat OFC：外侧眶额皮质；MTG：颞中回；PHC：海马旁回皮质；PCC：后扣带回皮质；SSM：初级感觉运动皮层（M1 或 S1）；STG：颞上回；Vis：视觉皮层。（图片来自参考文献[22]）

回归和带通滤波,则这些少数受试者(8.9%)被排除在进一步分析之外。接下来,干扰信号回归和带通滤波同时进行,因为高运动 volume 的噪声已经被证明会污染其他 volume,因此只对剩余的运动检查 volume 进行,不包括高运动 volume。回归步骤包括 12 个运动参数(滚动、俯仰、偏航、三维平移及其第一导数)、来自分离白质和 CSF mask 的非神经元信号,以及用于时间滤波的回归器。最后,作者使用 AFNI 的 ANATICOR 函数来消除局部和全局硬件伪影。经过预处理后,将剩余时间序列文件联合注册到 MNI 空间,用于所有后续分析。

（2）分割和全脑连接估计：这一分析的目的是扩展传统的基于种子的方法,为每个受试者生成一个全脑相关矩阵,用静息态 BOLD 信号中相关的自发波动来量化整个大脑感兴趣区域的功能连接。大多数数据集是在～3.5 mm×3.5 mm×5 mm 的自然网格空间中获取的,产生～30 000 个脑体素和最多～$4.5×10^8$ 个独特的、潜在的成对相关性。为了提高计算可处理性和生物可解释性,在正文中报告的所有分析都使用了一个已建立和广泛验证的功能分离系统来描述跨越大多数皮质、皮质下和小脑区域的功能网络节点(10 mm 直径的球体)。最初发表的分类确定了 264 个节点(ROIs)。在这里,增加了 13 个假设在抑郁相关病理中起作用的 ROIs,但不包括在这 264 个节点中,包括左、右伏隔核、膝下前扣带回、尾状核头部、杏仁核、腹侧海马、蓝斑、腹侧被盖区和中缝核,共 277 个节点。然而,277 个节点中的19 个几乎是小脑和颞下区,由于 MRI volume 覆盖不完整或信号不足(信噪比<100)而被排除在进一步分析之外。因此,在所有分析中使用的初始分割包括 258 个功能节点。此外,在优化如图 7-2-7 中开发的生物标志物时,作者测试了四种分离策略：① 上面描述的 Power和其同事的主要功能分离,是文本中分析的主要重点。②"粗体素"分离策略,将标准解剖模板脑(MNI 空间中的 1 mm×1 mm 分辨率)重新采样到 10 mm×10 mm×15 mm 网格空间。使用从原始分割派生的 mask(通过 AFNI 的 3D Seg 功能)排除对应于白质或脑脊液的体素(或部分体素)后,留下了 945 个跨越所有皮质、皮质下和小脑灰质的 ROIs。③ 使用 Freesurfer 图谱解剖分割,该图谱将大脑分割成 68 个基于皮质的 ROIs 和另外 22 个皮质下与小脑区域,总共 90 个解剖区域感兴趣。④ 最后,二次功能分离除了由 Shirer、Greicius 和他的同事定义的 90 个皮质和皮质下 ROIs 之外,还使用独立成分分析来识别与一个或多个认知状态相关活动的脑体素(休息、情景记忆检索、连续计算或演唱歌词)。从 Power 和他的同事构建的主要功能划分中得到了最好的结果,这也是所有其他分析的重点。在对静息状态 fMRI 数据进行预处理并对大脑进行上述分割后,通过对 ROI 中的所有体素进行平均,从每个 ROI 中提取 BOLD 信号时间序列,并利用 AFNI 的 3D NetCorr 函数计算每个受试者的相关矩阵。然而,在这之前,作者采取了额外的步骤来控制扫描仪和站点相关的差异。第一,如果信噪比(SNR)在大于 5% 的受试者中小于 100,则通过排除 ROI 来控制信号质量或扫描覆盖范围的位置相关差异。在此基础上,作者排除了 277 个主要功能分割中的 13 个 ROI,剩下 264个 ROI 进行进一步分析。大多数排除的 ROIs 位于小脑下部(某些站点扫描无覆盖),或颞叶的腹侧面或额叶的眶面(往往有较低的信噪比)。第二,对于每个受试者,只使用信噪比大于 100 的体素来计算每个 ROI 的平均 BOLD 信号时间序列,以进一步控制每个被试的信号质量的局部差异。第三,如果剩余的 258 个 ROI 中的任何一个信噪比小于 100,则被排除在

进一步分析之外。因此,在排除了 13 个低质量信号的 ROI 和少量头部运动过大(8.9%)或信号质量差(2.9%)的受试者后,作者计算了其余每个受试者的 $258 \times 258$ 个元素相关矩阵(数据集 1 的 $n=711$,数据集 2 的 $n=477$)。为了检验关于抑郁和对照群体中功能连接性差异的假设,作者将 Fisher-z 变换应用于每个相关系数。接下来,作者使用多元线性回归来对每个站点的年龄和虚拟变量的每个矩阵元素的 Fisher-z 转换相关系数进行回归,进一步控制站点和年龄相关的功能连接效应。所得到的残差,包括每个受试者的 $258 \times 258$ 元素矩阵,是对每个 ROI 与其他所有 ROI 之间的功能连通性的估计,因此,作者将这些残差矩阵称为功能连接矩阵。

(3) 典型相关分析和聚类:为了确保聚类发现不被与站点相关的被试招募标准或其他未知变量中差异所混淆,聚类发现分析仅限于来自两个具有相同纳入和排除标准的站点的患者子集("聚类发现集",$n=220$)。每个被试的 $258 \times 258$ 元素相关矩阵包含 33 154 个独特的功能连接特征,需要一个协议来选择相关的、非冗余的连接特征的子集以便用于聚类。作者推断,生物学上有意义的抑郁症亚型最好是由 33 154 个连接特征中的一组低维特征来表征,这些特征与抑郁症状显著相关。因此,为了选择一组用于聚类的连接性特征,作者(I)使用 Spearman 的秩相关系数来识别与 17 个抑郁症状中的一个或多个严重程度评分显著相关的连接性特征($P<0.005$),如汉密尔顿抑郁量表(HAMD-17),然后(II)使用典型相关分析来定义这些连接性特征的低维特征,即与临床症状的线性组合相关的连接性特征的线性组合。这种经验性的、数据驱动的特征选择和降维方法确定了功能连接特征(典型变量)的两个线性组合,它们与不同的临床症状组合相关,作者将其称为"兴趣缺乏相关连接特征"和"焦虑相关连接特征"(图 7-2-1)。接下来,为了评估这些异常是否在患者中均匀分布或倾向于在亚组中聚类,作者使用分层聚类将受试者分配给具有类似异常连接模式的嵌套亚组。作者计算了一个不同的矩阵,描述了在这个二维特征空间中每一对受试者之间的欧氏距离,然后使用 Ward 的最小方差方法迭代地将最接近的受试者对链接起来,在层次树中形成逐渐大的簇。这些方法是通过 MATLAB 的 pdist、linkage、cluste 和 lusterdata 函数来实现的。得到的树状图中每个链接的高度(图 7-2-1)代表所连接的簇之间的距离。在此基础上,作者保守地确定了至少四个簇,其中簇质心之间的距离至少是簇内成对受试者之间的平均距离的 20 倍。其他潜在的聚类解决方案也很明显,嵌套在这些子组中。然而,这四个簇解决方案是最适合于定义相对均匀的亚组,它们之间的差异最大(最大限度地提高簇与簇内方差的比率),同时确保单个簇样本大小,从而提供足够的统计能力来检测生物类型之间有生物意义的差异。为了构建图 7-2-7 中描述的热图,作者使用 Wilcoxon 秩和检验来识别与所有对照相比,显著差异的每个聚类的抑郁症患者的连接性特征,并使用 Kruskal-Wallis 方差分析来识别聚类之间差异最大的连接性特征。此外,作者还研究了通过训练分类器检测异常的静息态连接特征是否可以被用来诊断那些单个受试者中假定的抑郁亚型。在优化分类器性能时,作者使用 MATLAB 的 kmeans 函数将上面描述的分层聚类方法与 k 均值聚类进行了比较,该函数根据每个聚类质心的平方欧式距离,将每个被试精确地分配到 k 个聚类中的一个,迭代地将被试分配和重新分配到一个聚类中,以最小化主题到质心距离的簇内平方和之和。

2. 分类

(1) 抑郁症生物型诊断分类器的训练和交叉验证:在图7-2-4所示的分析中,作者开发了用于诊断静息态网络中功能连接异常模式相似的患者亚组抑郁的分类器,测试和优化脑分割和特征提取、主题聚类、特征选择和分类的方法。这一优化过程仅在数据集1($n=711$)的受试者中进行。如图7-2-4所示,每个优化试验进行了组合测试,包括测试了四种分类和特征提取方法中的一种(粗体素分割、解剖分割和两种功能分类),三种聚类方法之一(无聚类、k均值聚类或层次聚类),三种分类方法之一[Logistic回归、支持向量(SVM)分类或线性判别分析(LDA)]。在每个优化试验中,通过迭代训练数据集1中受试者的子集("训练子集")上的分类器来评估给定的方法组合,然后通过leave-one-out交叉验证(LOOCV)对其余受试者("测试子集")进行测试。如上所述,在聚类分析中只使用了两个位点聚类发现集中的220名患者,而数据集1中的所有333名患者和378名对照组都用于分类。将剩余项目分配给簇。使用两步处理过程将133名患者($n=133$)分配到四个簇中的一个。首先,利用聚类发现集中估计的典型系数来计算剩余受试者的典型变量(分量)分数。其次,在聚类发现样本上训练的LDA分类器被用来将剩余对象分配给四个聚类中的一个。同样的两步过程被用来分配测试对象到最佳拟合集群中,用于下面描述的leave-one-out交叉验证分析。① 分类器训练:分类器训练使用libsvm分类包、SPSS统计包或MATLAB分类函数。训练的分类器用来鉴别根据一组最不正常的连接特征来区分抑郁症患者和健康对照者,这些特征是从所有可能的连接特征中选择的(33 154个所有其他图像使用的主要功能分类,337 431个体素分类,4 000个解剖和第二功能分类)。在初步分析中,作者发现特征的最佳数量取决于分割策略和分类器方法。简单的Logistic回归分类器只能在数量限制的每组受试者的一组小特征上进行训练;在大多数情况下,具有前20个特征的情况获得了最佳的性能。支持向量机和LDA分类器在主要功能和体素分割异常特征的前5%~10%、粗解剖和功能分割的前25%上训练时表现最好。因此,在图7-2-4中,简单的Logistic回归分类器被训练在前20个特征上,而LDA和SVM分类器被训练在用于初级功能分类的约前2 000个特征上,约1 000个特征用于解剖和次级功能分类,约10 000个特征用于体素分割上。在对训练子集中的受试者进行训练后,将得到的分类器在测试子集中的受试者上进行测试。重要的是,测试子集中的受试者被排除在优化过程的所有方面之外,包括通过典型相关分析、聚类、特征选择和分类器训练进行降维。这是至关重要的,因为在聚类或特征选择过程中包括测试子集的成员将产生有偏见的、夸大的分类器精度估计。没有使用聚类的试验在每次迭代中产生一个分类器,然后将其应用于测试子集中的受试者,图7-2-7中的准确率代表在所有迭代中分别被正确归类为患者和健康对照的患者和健康对照者的百分比。使用聚类的试验产生了三、四或五个分类器。在每一个被试上测试它们,往往会高估患者的准确性,低估健康对照者的准确性。因此,作者通过使用上述LDA分类器进行集群分配,基于接近的集群质心或在图7-2-7中描述的性能最好的分类器的情况下,只测试了每个被试上的一个生物类型分类器。为了定义集群的质心以便进行新的集群分配,作者排除了少数具有模糊集群标识的被试。这些"边缘案例"被定义为具有集群轮廓值小于0的案例,这表明一个案例与自己的集群不匹配,并且可能更好地匹配到相邻的集群。在图7-2-4

中,通过选择与对照显著不同的连接特征(通过 Wilcoxon 秩和检验),在每一轮训练和交叉验证中绘制了最具鉴别性节点的神经解剖位置。通过对与该节点相关的所有连接特性进行求和,对节点进行着色和缩放。② 置换检验:通过系统地测试各种分割、聚类和分类方法的组合,发现最成功的分类器使用了初级功能分类、层次聚类和线性核函数的 SVM 分类,并正确识别了敏感性为 84.1%~90.9%和特异性为 84.1%~92.5%的健康对照和患者(图 7-2-4)。通过置换检验估计这些结果的统计意义,随机排列每个受试者的诊断标签,并应用完全相同的程序进行聚类、特征选择和分类器训练,并重复这一过程 200 次。用置换检验来评估从三种分类方法(Logistic 回归、SVM 和 LDA)中得出的最成功分类器的统计意义。对于这三种方法,报告的正确率超过了在所有 200 次置换试验中获得的,表明 P 值< 0.005 的统计意义。

(2) 在独立的复制数据集中测试分类器:在机器学习文献中已经很好地确定了对相同数据的迭代训练和交叉验证高估了分类器的性能,其他研究也提出了关于在单个站点的一个数据集上训练分类器以推广到多个站点收集数据的能力的问题。为了解决这些问题,作者在一个独立的复制数据集中(数据集 2,$n=477$ 被试)测试了对于每个抑郁症生物类型的最成功生物分类器(初级功能分离、层次聚类和 SVM 分类),包括从 13 个站点获得的 125 名患者和 352 名健康对照,包括未包含在原始训练数据集中的 5 个站点。这一分析基本上与上述交叉验证中测试对象的分析相同。经过预处理、分割和 BOLD 信号时间序列提取,计算相关矩阵,并对 Fisher-z 变换的相关系数进行了年龄和位点效应的校正。对于包含在数据集 1 中的站点上被扫描的数据集 2 中的受试者,使用数据集 1 中为受试者计算的 β 权重来校正年龄和站点效应,以计算如上所述的残差。对于未包含在数据集 1 中的站点上被扫描的数据集 2 中的受试者(所有健康对照),使用多元线性回归来估计这些新站点的 β 权重。接下来,使用上面描述的聚类/生物类型分配的两步过程,对每个受试者进行一个抑郁生物类型的分类器测试。为了更好地理解未来分类器性能进一步提高的潜力(前瞻性数据集),作者还在实施更严格的数据质量控制之后分别计算了准确率,并将分类结果不明确的受试者视为模棱两可的测试结果。受用于较长时间扫描的低频 BOLD 信号相关估计的稳定性更高的影响,这些计算排除了审查之后数据小于 300 s 的受试者、FD 运动估计超过 0.18 mm 的受试者,以及绝对 SVM 分类分数最低的 10%的受试者,即模棱两可的分类结果。作者还测试了随着时间的推移聚类分配是否稳定,理由是,如果这些聚类代表具有生物意义的抑郁症亚型,那么在稍后的日期重新测试时,被诊断为这些亚型之一的患者应该被诊断为具有相同的亚型。为了评估这一点,作者测试了一组受试者的重复性($n=48$),他们在最初扫描后的 4~6 周被重新扫描,并仍然表现抑郁(符合 DSM-IV 标准的主要抑郁发作)。如上所述,使用上面描述的生物类型分配的两步过程将每个主题都被分配到一个集群中,作者评估了跨扫描的集群分配的稳定性(图 7-2-4)。采用卡方检验评价纵向稳定性结果的统计学意义。

[图像分析结果]

1. 额叶纹状体和边缘连接性定义了四种抑郁症生物类型　作者首先设计和实现了一个预处理程序,用以控制多点数据集中的运动、扫描仪和年龄相关参数的影响,包括 711 名受试者的 rsfMRI 扫描(训练数据集,333 名抑郁症患者,378 名健康对照)。受试者没有合并的药物滥用障碍,患者和对照组的年龄和性别是匹配的。在将功能体积共同注册到一个共同的 MNI 空间之后,应用了一个广泛验证的分割系统来描述跨越整个大脑的 258 个功能网络节点,并且在这个数据集的所有站点上都有稳定的信号和扫描。接下来,提取了 BOLD 信号剩余时间序列,并计算了每个节点之间的相关矩阵,为每个主题的功能连接的全脑结构提供了无偏估计。每个相关矩阵包含 33 154 个独特的连接特性,因此需要一个协议来选择相关的、非冗余的连接特性的子集用于聚类。作者推断,生物学上有意义的抑郁症亚型最好是由与抑郁症状显著相关的连接性特征子集来表征。因此,为了选择用于聚类的连接性特征,作者使用典型相关分析来定义与临床症状加权组合相关的连接性特征的低维特征,如汉密尔顿抑郁量表。为了确保聚类发现不被被试招募标准中与站点相关的差异或其他未知的变量所混淆,聚类发现分析仅限于来自两个具有相同的纳入、排除标准和统计等效的抑郁症状评分的站点的患者子集("聚类发现子集",$n = 333$ 例患者中的 220 例)。这一分析确定了连接性特征(类似于主成分)的线性组合,这些特征预测了两组不同的抑郁症状。第一个连接成分(典型变异)定义的主要是额叶纹状体和眶额连接特征的组合,这些特征与缺氧和精神运动迟缓有关(图 7 - 2 - 1)。第二个成分定义了一组明显的边缘连接特征,包括杏仁核、腹侧海马、腹侧纹状体、扣带回膝部和外侧前额叶控制区,这些区域与焦虑和失眠有关(图 7 - 2 - 1)。因此,这种经验性的、数据驱动的特征选择和降维方法确定了两组与不同临床症状组合相关的功能连接特征。然后,作者测试了这些连接特征集的异常是否倾向于在患者亚组中聚类。多种统计学习方法可用于发现大数据集中的显著结构("无监督学习")。在这里,选择使用分层聚类,一种在生物科学中广泛使用的标准方法,来发现患者的集群,主要是将他们分配给具有类似连接模式的嵌套亚组。沿这两个维度的不同和相对均匀的连接模式定义了四个患者集群。这四个集群分别占 220 例抑郁症患者的 23.6%、22.7%、20.0% 和 33.6%。这四个集群是最优的定义相对同系亚群,它们之间的差异最大(最大化簇间与簇内方差的比率),同时确保单个簇样本大小,提供足够的统计能力来检测生物有意义的差异。因此,随后的分析集中在这四种可能的抑郁症亚型的特征化和验证上。

2. 由额叶纹状体和边缘网络功能障碍预测的生物型特异性临床特征　为了了解这些生物类型的神经生物学基础,作者首先测试了患者($n = 220$)与年龄、性别和部位匹配的健康对照($n = 378$)之间功能连接性的全脑结构的差异,以及患者亚组之间不同的连接性特征。观察到所有四种生物类型基础上的一个共同的神经解剖学核心病理,包括跨越岛叶、眶额皮质、腹内侧前额叶皮层和多个皮质下区域(图 7 - 2 - 3),所有这些区域都与抑郁症有关。然后,作者发现,在 HAMD 量化的 17 种症状中,几乎所有抑郁症患者(>90%)都有三种症状:情绪("悲伤、绝望、无助",97.1%)、情感缺乏(96.7%)和无力或疲劳(93.9%)。在所有受试者中,无论生物类型如何,这种共享的神经解剖核心中的异常连接[由主成分分析(PCA)中的第一个主成分索引]与这三种症状的严重程度评分相关(图 7 - 2 - 3)。此外,作者发现,叠加在这个共享的病理核心上,不同的功能连接异常模式区分了四种生物类型,并与特定的临床症状相关。例如,与对照组相比,调节恐惧相关行为和重新评价负性情绪刺激的额叶杏仁核网络连接性降低,在生物类型 1 和 4 中最为严重,其部分特征是焦虑。相反,丘脑和额叶纹状体网络中支持奖励处理、自适应运动控制和动作启动的高连接性在生物类型 3 和 4 中

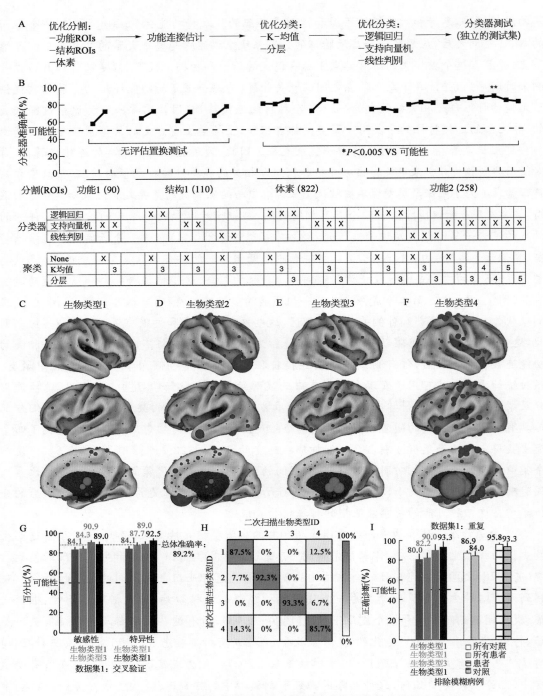

**图 7 - 2 - 4  诊断抑郁症神经生理生物型的功能连接性生物标志物**

注：A. 数据分析原理和工作流程；B. 在分割、聚类和分类方法的指定组合中优化诊断分类器的性能（准确性，* $P<$ 0.005）。双星号（*）表示优化、聚类和分类的最佳执行协议，以及所有后续分析的重点；C~F. 具有最明显连接性特征的节点的神经解剖位置描述了 B 中以双星号表示的四种簇的每个生物类型。红色代表抑郁症的功能连接性增加，蓝色代表降低；G. B 图中确定的最成功的分类器的敏感性和特异性；H. 在第一次扫描后 4~5 周获得的第二次 fMRI 扫描（$n=$ 50）中聚类分配的可复制性（$\chi^2=112.7$，$P<0.00001$）；I. 在独立的样本外复制数据集中的分类器性能（$n=125$ 名患者，352 名健康对照）。（图片来自参考文献[22]）

尤为明显，并与缺氧和精神运动迟缓增加有关。支持动机和激励显著性评估的前扣带回和眶额区的连接性降低在生物类型1和2中最为严重，其部分特征是神经错乱和疲劳增加。更重要的，尽管基于生物类型的连接性与临床症状差异有关，但是这不能简单反应所有抑郁严重性的差异。尽管总体抑郁严重程度评分略有下降，但与其他三组相比，生物类型2显著下降。生物类型1、3和4之间的严重程度没有显著性差异。此外，他们没有简单地重述从临床症状措施中严格地衍生出来的亚型；而是根据随机患者子样本中的功能连接性特征进行聚类，产生稳定的聚类结果，根据临床症状进行聚类则产生不稳定的结果，随着时间的推移，纵向稳定性相对较低。

　　3. 诊断抑郁症生物型的功能连接性生物标志物　　通过减少诊断异质性，作者推断仅仅基于功能连接性的 fMRI 测量，聚类可以被用来开发分类器来诊断抑郁症的生物类型，这在对抑郁症和其他神经精神疾病的小规模、单部位研究中显示出了希望，但在多位点数据集测试时，这些分类器的表现并不好。为此，作者为每个抑郁症生物类型开发了分类器，测试和优化标准、广泛使用的脑分割方法、主题聚类、特征选择和分类方法去经验性地鉴别最成功的聚类和分类方法（图7-2-4）。整个过程中，在同一个聚类发现样本（$n=220$）中进行聚类分析，而在完整的训练数据集中（$n=333$ 例患者，$n=378$ 例对照）对患者与对照进行了优化分类，并采用 leave-one-out 交叉验证和置换检验来评估性能和意义。优化过程对分类器性能进行了逐步改进。支持向量机（SVM）分类器（使用线性核函数）表现最好，在图7-2-4中总结的与神经解剖区域相关的连接特征的基础上，对上述聚类的准确性达到了89.2%。在交叉验证（leave-one-out）中，个别患者和健康对照者的敏感性为84.1%～90.9%，特异性为84.1%～92.5%。

　　为了进一步验证生物类型诊断（簇成员）随着时间的推移是否稳定，作者在第一次扫描后4～6周接受第二次 fMRI 扫描的患者（$n=50$）上测试这些分类器。发现90.0%的受试者在两次扫描中都被分配到相同的生物类型（图7-2-4）。在扫描过程中，年龄、药物使用或头部运动方面，组间无显著性差异，这些变量可能影响 rsfMRI 的连通性。在机器学习相关文献中已经确定了对相同数据的迭代训练和交叉验证高估了分类器的性能，其他研究也提出了关于在单个站点的一个数据集上训练分类器以推广到多个站点收集数据的能力的问题。因此，作者在一个独立的复制数据集中测试了每个抑郁症生物类型的最成功的分类器，该数据集由125名患者和从13个站点获得的352名健康对照者组成，其中包括未包含在原始训练数据集中的5个站点。为了避免高估诊断的灵敏度，在每个被试上只测试了一个分类器——最佳拟合生物类型的分类器。总的来说，在复制数据集中外的这个独立的样本中，86.2%的受试者被正确诊断，包括>90%的生物类型3和4的患者。通过实施更严格的数据质量控制，并将分类结果不明确的受试者（最低的绝对 SVM 分类分数）作为模棱两可的测试结果，就像其他医学领域生物标志物的常见做法一样，这些准确率超过95%。

　　为了进一步验证生物类型诊断（簇成员）随着时间的推移是否稳定，作者在第一次扫描后4～6周接受第二次 fMRI 扫描的患者（$n=50$）上测试这些分类器。发现，90.0%的受试者在两次扫描中都被分配到相同的生物类型（图7-2-4）。在扫描过程中，年龄、药物使用或头部运动方面，组间无显著性差异，这些变量可能影响 rsfMRI 的连通性。在机器学习相

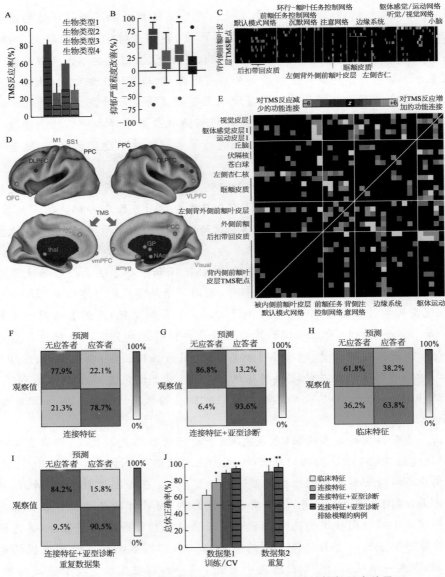

**图 7-2-5　连接性生物标志物预测对 rTMS 的抗抑郁反应差异**

注：A. 重复经颅的反应率不同，跨越 124 个生物类型受试者的背内侧前额叶皮层对重复经颅磁刺激（rTMS）的反应率不同。反应率表示部分受试者至少对 rTMS 有临床反应（$\chi^2=25.7，P=1.1\times10^{-5}$），通常定义为 HAMD 症状严重程度降低 25%。完全反应率（HAMD 降低 50%）也因生物类型而变化（$\chi^2=22.9，P=4.3\times10^{-15}$）；B. 按生物类型分类的抑郁严重程度改善百分比的方框图（$P=1.79\times10^{-6}$，Kruskal-Wallis 方差分析），其中方框表示中位和四分位数范围。改善百分比=治疗前总 HAMD 评分－治疗后总 HAMD 评分/治疗前总 HAMD 评分。＊＊$P=0.000\ 01\sim0.002$（Mann-Whitney），表明与生物型 2～4 相比显著增加；＊$P=0.007$（Mann-Whitney），表明与生物型 4 相比显著增加；C. 治疗应答者与非应答者的 DMPFC 刺激靶点的功能连接性差异（Wilcoxon 秩和检验，阈值为 $P<0.005$）。治疗应答者与无应答者相比中，暖色代表功能连接增加，冷色代减少。这里描述的 12 个 ROI 位于先前发表的报告中假定的 DMPFC 靶点的 3 cm 内，该位点位于 Talairach 坐标，$x=0，y=30，z=30$；D. rTMS 应答者与非应答者有显著性区别的连接性特征的神经解剖学分布，通过显示 25 个（前 10%）个显著性 ROI。红色箭头表示 rTMS 目标位置；E.热图显示接受 rTMS 后，改善患者与未改善者的功能连接性差异（$n=70$）；F～I. 混淆矩阵描述训练分类器鉴别治疗有反应者的性能，这些分类器根据有显著区别的连接性特征（F）、连接特征加上生物类型诊断（G）、单独临床症状（H）或连接性特征加上独立复制集中的生物类型诊断（I，30 例抑郁症患者）。NR：无应答者；R：应答者。J. F～I 中分类器性能（总体精度）汇总。＊＊代表显著大于单纯临床特征（$P<0.001$）和单纯连接特征组（$P=0.003$）。（图片来自参考文献[22]）

关文献中已经确定了对相同数据的迭代训练和交叉验证高估了分类器的性能,其他研究也提出了关于在单个站点的一个数据集上训练分类器以推广到多个站点收集的数据的能力的问题。因此,作者在一个独立的复制数据集中测试了每个抑郁症生物类型的最成功的分类器,该数据集由 125 名患者和从 13 个站点获得的 352 名健康对照者组成,其中包括未包含在原始训练数据集中的 5 个站点。为了避免高估诊断的灵敏度,在每个被试上只测试了一个分类器——最佳拟合生物类型的分类器。总的来说,在复制数据集中外的这个独立的样本中,86.2%的受试者被正确诊断,包括>90%的生物类型 3 和 4 的患者。通过实施更严格的数据质量控制,并将分类结果不明确的受试者(最低的绝对 SVM 分类分数)作为模棱两可的测试结果,就像其他医学领域生物标志物的常见做法一样,这些准确率超过 95%。

4. 连接性生物标志物预测对 rTMS 的反应　治疗反应预测是验证生物标志物和建立临床可操作性潜力的重要因素,神经影像学措施已经显示出预测抑郁症治疗反应的前景。重复经颅磁刺激(rTMS)是一种抑郁症耐药患者的无创性神经刺激治疗药物,并且调节皮层网络中的功能连接。虽然左背外侧前额叶皮层是最常见的刺激靶点,但最近的研究已经证明了背内侧前额叶(DMPFC)靶点的有效性,这提出了一种有趣的可能性,即在 DMPFC 靶点上的功能失调的连接性上存在差异的生物类型可能会导致不同的治疗结果。为了检验这一点,作者对 124 名 fMRI 扫描后不久开始接受背内侧前额叶皮层重复高频刺激 5 周的受试者进行了检测,验证了这四种抑郁症生物类型是否对 rTMS 有差异反应。治疗反应随簇的变化而显著变化($\chi^2 = 25.7, P = 1.1 \times 10^{-5}$)。在生物型 1 中,rTMS 对患者最有效,其中 82.5%($n = 33/40$)显著改善(>25%HAMD 减少),而生物型 3($n = 25/41$)为 61.0%,生物型 2($n = 4/16$)和 4($n = 8/27$)分别为 25.0%和 29.6%。接下来,作者测试了基于连接的生物类型是否可以更有效地预测治疗反应,而不仅仅是临床症状。为此,作者使用相同的方法来进行特征选择、训练和 leave-one-out 交叉验证训练分类器,来区分响应者和非响应者,最明显的连接性特征包括背内侧前额叶刺激靶点和左侧杏仁核、左侧背外侧前额叶皮质、双侧眶额皮质及后扣带回皮质。其他未被 rTMS 协议直接刺激的神经解剖区域之间的连接(包括腹内前额叶皮质、丘脑、伏隔核和苍白球)也预测了治疗反应(图 7-2-5)。连接性特征预测了 rTMS 反应的个体差异,在 leave-one-out 交叉验证中准确率为 78.3%。根据连接性特征和生物类型诊断进行分类,预测准确率最高(89.6%)。相比之下,临床症状本身并不是 rTMS 治疗反应在个体水平上的强预测因子。为了测试这一点,作者完全基于临床数据,训练分类器来区分应答者和非应答者。发现临床特征(失眠、情感缺乏和精神运动迟缓)对治疗反应的预测仅为 62.6%(图 7-2-5)。总的来说,基于连接性特征和生物型诊断的分类器的性能明显优于仅基于临床特征的分类器。此外,正如在图 7-2-4 中观察到的诊断分类器一样,通过实施更严格的数据质量控制,并将分类结果不明确的受试者视为模棱两可的测试结果,准确率可以进一步提高到大于 94%。最后,为了进一步评价预测效度,作者在一个独立的复制集($n = 30$ 名受试者)中测试了性能最佳的分类器,该分类器采用连接特征和生物类型诊断相结合的方法,并获得了可比较的准确率。相反,基于临床症状的亚型受试者产生高度可变的纵向不稳定的聚类结果,无法预测治疗反应。

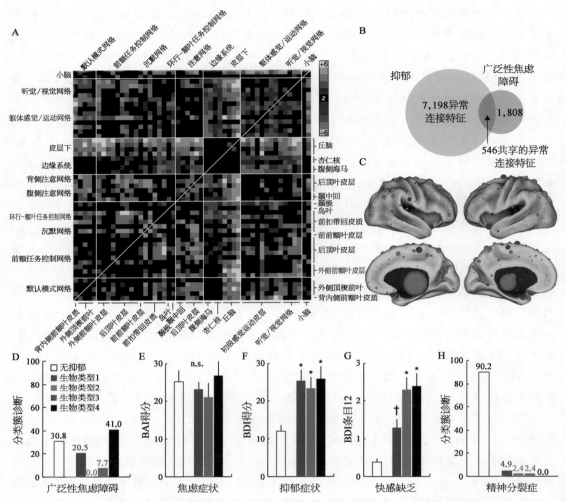

图 7-2-6　抑郁症生物型的连通性生物标志物超越了诊断的界限

注：广泛性焦虑障碍（GAD，$n=39$）患者相对于健康对照（$n=378$）的异常连接特征。A. 在这个矩阵中，描述了 50 个具有最显著不同连接特征的神经解剖节点（Wilcoxon 秩和检验，总结了所有 258 个特征），不同的颜色元素描述了在 GAD 中连接性显著增加或减少的特征；B. 在抑郁症中同样异常的 30.2％的连接性特征在 GAD 中显著异常（$P<0.001$，Wilcoxon）；C. GAD 患者与对照组相比，具最鉴别性连接特征的神经解剖学分布。通过对与该节点相关的所有显著异常连接特性进行求和，对节点进行着色和缩放。红色代表 GAD 中功能连接性的增加，蓝色代表降低；D. GAD 患者的生物类型诊断分布；E. 焦虑症状严重程度的生物类型差异无显著性（$P=0.692$，Kruskal-Wallis 方差分析）。BAI，贝克焦虑清单；F、G. 与那些抑郁生物类型阴性的患者相比，抑郁生物类型呈阳性的 GAD 患者中抑郁总症状严重程度（F；BDI，Beck 抑郁量表）和严重程度显著提高（$P<0.005$，Kruskal-Wallis），* $P<0.01$；H. 精神分裂症患者的生物类型诊断分布（$n=41$）。（图片来自参考文献[22]）

5. 抑郁症的生物类型超越了传统的诊断界限　总的来说，这些发现表明目前的诊断系统将具有至少 4 种不同模式的异常连接的患者合并在一个单一的诊断标签下——重度抑郁障碍。接下来，作者测试了该诊断系统是否为表现出相同连接性生物类型的患者分配不同的诊断标签。在确定情绪和焦虑症共同的神经解剖学和功能变化的研究的推动下，作者首先检测被诊断为广泛性焦虑症（GAD，$n=39$）的患者是否与上述一种或多种抑郁症生物类型有相似的异常连接模式。在静息态网络中，GAD 与广泛的连接性差异有关（图 7-2-6），这些连接线差异也同样存在于抑郁症患者。接下来,为了测试 GAD 患者的子集是否类似于一个或多个抑郁症生物类型,将上面开发的优化分类器应用于 GAD 队列。虽然在这一分析中,没有一个 GAD 患者符合诊断抑郁症的临床标准,但 69.2% 的患者被归类为抑郁症生物类型之一,其中大多数(59.3%)被分配到焦虑相关的生物类型 4(图 7-2-6)。虽然焦虑症状严重程度没有显著差异的生物类型分类,但与未检测阳性的 GAD 患者相比,抑郁症状严重程度情感缺乏对其中一种抑郁症生物型检测阳性的 GAD 患者显著增加。此外,正如情感缺乏在生物类型 3 和 4 的抑郁症患者中增加一样,GAD 患者也表现出类似的趋势。最后,为了了解这些分类器是否检测到与情绪和焦虑相关的病理连接性,而不是一般与精神疾病相关的非特异性差异,作者对被认为与单极抑郁无关的精神分裂症患者($n=41$)进行了测试,只有 9.8% 的精神分裂症患者被检测为抑郁症生物型阳性。

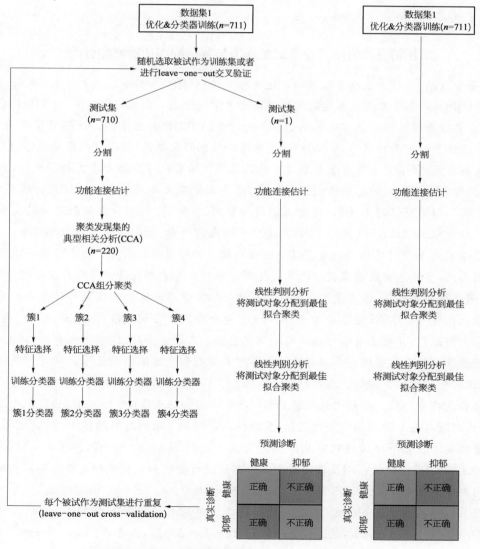

图 7-2-7 分类器优化原理图(图片来自参考文献[22])

# 第三节　磁共振成像在双相情感障碍中的应用

双相情感障碍(bipolar disorder，BPD)是一种既有躁狂发作或轻躁狂发作，又有抑郁发作的常见精神障碍。躁狂发作时伴有情感高涨、言语活动增多、精力充沛，抑郁发作时表现为情绪低落、言语活动减少、兴趣和愉快感丧失等症状。BPD 具有发病年龄早、患病率高、自杀率高、复发率高、致残率高和负担重等特点。目前，已经有许多关于 MRI 的研究表明 BPD 患者的脑部结构和功能有明显的改变。但是将其研究成果用于临床应用还需要大量的临床研究和可靠的结果来支持。

---

**范例 1**

---

## 双相情感障碍的发作性记忆损害与脑结构和功能改变有关[23]

[**全文总结**]　作者结合多模态功能磁共振成像(fMRI)和结构磁共振成像，探讨双相情感障碍(BPD)患者情景记忆表现缺陷的脑回路异常。方法：采用抽象形状，对 21 例 BPD 患者和 20 名健康对照组非语言情景记忆任务进行全脑 fMRI 数据采集。还研究了灰质密度，使用基于体素的形态计量学(VBM)，以及连接纤维束的完整性，使用扩散张量成像(DTI)和基于束的空间统计，对于具有显著激活差异的区域。结果：BPD 患者在前扣带回、双侧楔前叶/楔前叶和左侧舌回的编码阶段记忆较差，在左侧颞顶交界处的检索阶段记忆较低，激活水平较高。与对照组相比，BPD 患者左侧前扣带回、双侧前/楔形和左侧颞顶区的灰质体积减小。与对照组相比，DTI 显示 BPD 患者左上纵束的径向、轴向和平均扩散率增加。结论：BPD 患者额叶和顶叶区任务相关激活的改变与较差的情景记忆有关。与来自单一成像模式的数据相比，多模态神经成像数据的集成使得能够建立更完整的精神障碍神经心理学模型。

[**图像获取方式**]　作者使用基于计算机的非语言学习和认知测试来评估患者的非语言的情景记忆能力。fMRI 任务分为编码和检索两个阶段。在编码阶段，参与者可以看到 10 个抽象几何图形，并被要求尽可能准确地记忆它们。在检索阶段，这些图像刺激与相同数量的干扰图像一起再次呈现。参与者被要求尽可能准确和快速地指示是否是学习列表的一部分，并用右手示指按下按钮。在此期间，作者进行了两次 fMRI 扫描，每次 4 min，其中编码阶段随后是检索阶段。在每次试验的开始(持续 16 s)和结束(持续 16 s)时，出现一个固定交叉，然后刺激与这个被动固定交叉交织，呈现持续时间为 2 s，刺激间隔在 8～12 s 之间变化。参与者被要求在整个评估过程中集中固定交叉。应用 Siemens 3.0 T(Siemens Magnetom Allegra3.0)MRI 扫描仪在测试期间对所有参与者进行功能和结构像磁共振扫描。扫描参数为 EPI 序列：体素＝3 mm×3 mm×3 mm，TR＝2 000 ms，TE＝30 ms，33 层，层厚 3 mm，翻转角 90°，总扫描时间 4 min。在第一次和第二次测试之间执行结构 MRI 扫描，扫描参数为 MDEFT(modified driven equilibrium fourier transform)序列，体素＝1 mm×1 mm×1 mm，176 层。DTI 扫描参数为 EPI 序列，TR＝8 760 ms，TE＝100 ms，带宽 1 302 Hz/pixe，体素＝

2 mm×2 mm×2 mm,无间隔轴位扫描 60 层,层厚 2 mm,FOV=192 mm×192 mm×120 mm,矩阵=96×96,10 幅无弥散加权(B0)的图像,60 幅弥散编码图像(b 值=1 000 s/mm²,60 个非线性方向),总采集时间为 10 min。该序列使用 GRAPPA 对独立构建的图像进行并行获取。

[图像分析方式]

1. fMRI 图像处理 fMRI 图像预处理和统计分析采用 Brain Voyager QX 软件(2.3 版本,Brain Innovation, Maastricht,The Netherlands)进行。预处理步骤:时间程校正、头动校正、去线性漂移和滤波处理。使用 Brain Voyager QX 的自动脚本对功能数据进行注册,然后手动进行解剖配准。作者使用 Brain-Voyager 软件中的 12 点仿射变换将三维解剖扫描转换到 Talairach 空间。然后,作者将 3D 功能数据集重新采样为体素大小 1 mm×1 mm×1 mm。fMRI 结果采用 Brain-VoyagerQX2.3 软件的 F 检验对全脑激活的每个体素进行计算,FDR 校正后阈值 $q<0.01$。

2. 基于 VBM 的 ROI 分析 VBM 预处理和统计分析使用 SPM8 在 MATLAB7.7.0 软件上进行。作者使用 SPM 软件提供的预处理步骤的默认参数进行预处理。首先,检查所有图像是否存在伪影、结构异常和病理。其次,为了进行组分析,作者从所有参与者中构建 T1 模板和灰质、白质和脑脊髓液的先验图像。作者使用调制数据和先验概率图进行图像分割。其中参数光偏置正则化(light bias regularization)为 0.001,FWHM=60 mm,卷积正则化(warping regularization)为 4,仿射正则化(affine regularization)为欧洲脑模版(European brain template),样本距离为 3 mm。最后,对图像进行平滑,高斯核为 8 mm³×8 mm³×8 mm³(FWHM)。然后,作者从功能成像任务中创建 ROI mask。作者提取了相对于非语言情景记忆范式组中所有显著区域的 Talairach 坐标(峰值体素),并使用 WFU PickAtlas 工具包创建了 mask。为了创建 mask,作者使用 WFU PickAtlas 工具包将 ROI 的 Talairach 坐标转换为蒙特利尔神经研究所(MNI)坐标。在这里,作者选定的区域是双侧前扣带回、双侧楔前叶和楔叶、左侧舌回、左侧颞中回、颞上回和顶下回。作者比较了单个图像之间体积的差异,然后,使用 VBM 对灰质 ROIs 中各组间的差异进行线性统计对比检验,得到每个体素的 t 统计量。获得的灰质、白质和脑脊液的各自全局体积作为干扰变量。使用 SPM8 包构建 ROI 灰质分析的统计图,该图在 ROI 的所有体素之间显示出显著的组差(最小聚类大小=100 mm³,$P<0.001$)。

3. DTI 图像处理 DTI 图像预处理和统计分析采用基于 FSL(FSL4.1)的 TBSS 软件的标准程序进行分析。DTI 数据的预处理包括头动校正和涡流校正。对于头动校正步骤,所有 DTI 图像由两名研究人员进行质量检查并去除损坏的体积(尖峰、运动)。涡流失真是使用自动流程完成的,然后将每个对象的图像文件平均化为单个 3D 数据集。随后,使用 TBSS 对所有图像进行图像扭曲和非线性配准。所有受试者的图集通过非线性比对 FMRIB58_FA(FSL 提供的标准模板)从而转换到 MNI 空间。然后创建和细化平均 FA 图像,以获得表示该组共同区域中心的平均 FA 骨架,并使用张量模型对所有校正图像进行拟合,并生成随后的 TBSS 分析中使用的扩散图[FA、平均扩散率(MD)、径向扩散率(DR)、轴向扩散率(DA)]。然后,通过使用 FA 骨架化程序将每个对象比对的 FA 图集投影到骨架上,并使用置换测试将其输入到体素交叉主体统计中[FSL 中的随机化工具,每突变 5 000 个(44)]。同样的应用

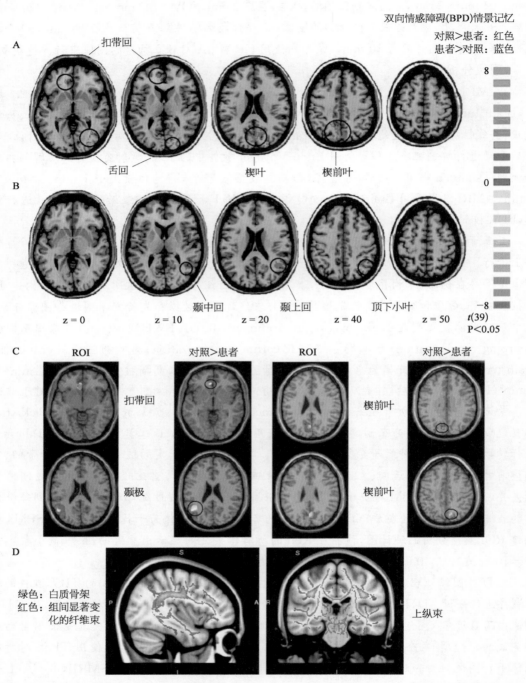

图7-3-1　对照组(n=20)与BP患者(n=21)(q<0.05)在fMRT任务序列中的t检验比较

注：A. 在编码过程中，对照组和BP患者之间具有显著激活差异的区域；B. 在检索过程中，对照组和BP患者之间有显著激活差异的区域。红色表示con>pat，蓝色表示pat>con。TG＝颞回。图中左侧表示大脑右侧；C. BD患者(n=21)与对照组(n=20)(VBM)(CON>PAT以黄色标记)的灰质体积差异。最小聚类大小>100体素。颜色代码表示所有相关区域的t分数。图中没有显示非显著的ROI；D. DTI ROI分析，左上纵术显示BD患者与对照存在差异。绿色：白质骨架面膜；红色：该纤维束在组对比过程中有显著差异。（图片来自参考文献[23]）

类似的程序来检查所有参与者的 MD、DR 和 DA 评分。在对 DTI 参数进行预处理后,将得到的 FA、MD、DR 和 DA 用于所有连接到灰质区的区域的 ROI 分析,这些区域在 fMRI 模式中形成显著改变(双侧扣带束、钩状束、下颌枕骨束、下纵束、上纵束)。为了进行 ROI 分析,作者使用 FSL 提供的 JHU 白质示踪图谱,提取了 FA 组分析中的显著变化的簇周围区域的纤维束。对于胼胝体的干部和压部两个 ROI,没有基于地图集的 mask,因此它们是由两个独立的评分者手动生成的。对于所有 ROI,提取了每个参与者的 FA、MD、DR 和 DA 值。作者使用 FSL 软件应用 $t$ 检验评估了 DTI 中 ROI 区域的 FA、MD、DR 和 DA 值的组间差异($P<0.05$)。同时在 FSL 中提取个体评分并导出 SPSS 数据文件用于进一步分析。

[**图像分析结果**] 对 BD 患者和 CONs 患者在 ROIs(双侧前扣带、双侧前楔形、左侧舌回、左侧颞中回和颞上回)的组间差异进行统计试验。与 CONs 相比,发现 BD 患者左侧前扣带、双侧前楔形和颞顶交界处的灰质明显降低。右前扣带回和左舌回的灰质体积组间差异无统计学意义。连接区域的 ROI 分析显示 fMRI 数据有显著性差异的区域包括双侧扣带、钩状束、下颌枕束和下、上纵束。与 CONs 相比,BD 患者左上纵束的 MD、DR 和 DA 评分明显较高。组间 FA 评分无显著性差异。右上纵束、双侧扣带、钩状束、下颌枕束或其他任何被调查束的 DTI 评分无显著性差异。

## 范例 2

### 双相Ⅰ型障碍的风险和耐药性相关脑区:一项基于体素的双相情感障碍患者及其健康兄弟姐妹的 MRI 研究[24]

[**全文总结**] 双相Ⅰ型障碍是一种高度遗传性的疾病,尽管他们的兄弟姐妹可能有相似的遗传和环境危险因素,但并非所有的兄弟姐妹都能随着疾病的发生而表现出来。因此,兄弟姐妹研究可能有助于确定与疾病的风险和耐药性相关的大脑结构内表型。本文通过对 28 例双相情感障碍患者及其健康兄弟姐妹和 30 例不相关的健康对照进行结构磁共振成像扫描。利用 SPM8 进行基于体素的形态学分析(VBM)识别组间区域性灰质体积差异。研究的结果表明,眶额皮质作为内侧前额叶网络的一部分,其体积的减少在情绪的自动调节中起作用,与双相情感障碍的遗传潜能有关。相反,背外侧前额叶皮层作为自愿情绪调节网络的一部分,参与平衡了被破坏的自动情绪调节系统的影响,因此其体积的增加可能是抵抗风险因素的神经标记。

[**图像获取方式**] 所有图像采用 3.0 T MRI 扫描仪(Siemens Magnetom Verio,Numaris/4,Syngo MRB17, Erlangen,Germany)进行,该扫描仪具有 12 通道的头部矩阵线圈。MRI 扫描轴位采用涡轮自旋回波(TSE)T2 加权序列,采用 BLADE 技术:TR=2 500 ms,TE=117 ms,层厚=5 ms,层数=20,间隔=1.8 mm,体素=0.6 mm×0.6 mm×5.0 mm,FOV=200,Nex=1,GRAPPA=2。冠状位采用 3DFLAIR 序列:TR=5 000 ms,TE=399 ms,TI=1 800 ms,层厚=4 ms,层数=44,无层间隙,矩阵=258×256,体素=1 mm×1 mm×4 mm,FOV=250,Nex=1,GRAPPA=2。矢状位采用 T1 加权 3DMPRAGE 序列:TR=1 600 ms,TE=221 ms,TI=900 ms,FA=9,c 层厚=1 mm,层数=160,无层间隙,矩阵=

246×256，体素＝1 mm×1 mm×1 mm，FOV＝256，Nex＝1，GRAPPA＝2。

[**图像分析方式**]　基于 MATLAB 平台在 SPM8 软件中进行 VBM 分析，采用了 Ashburner[25]详细描述的 DARTEL 分析过程进行 VBM－双形解剖配准。这个过程涉及所有图像的初始分割。然后使用 DARTEL 创建一组用于研究的模板，在 DARTEL 变换后，通过将体素值与变形场的 Jacobian 行列式相乘来调制分割图像，以纠正局部扩张和收缩，并生成组织体积部分图集。然后，使用 McLaren 等人[26]的脚本将图像标准化到 MNI 空间。最后，采用 8 mm 的 FWHM 各向同性高斯平滑图像。

[**图像分析结果**]　通过协方差分析，两组的灰质分析显示，双相情感障碍患者的左眶额皮质体积（Brodmann 区 11）小于不相关的健康对照（$F=14.83, P<0.05, 7\ mm^3$）。配对 $t$ 检

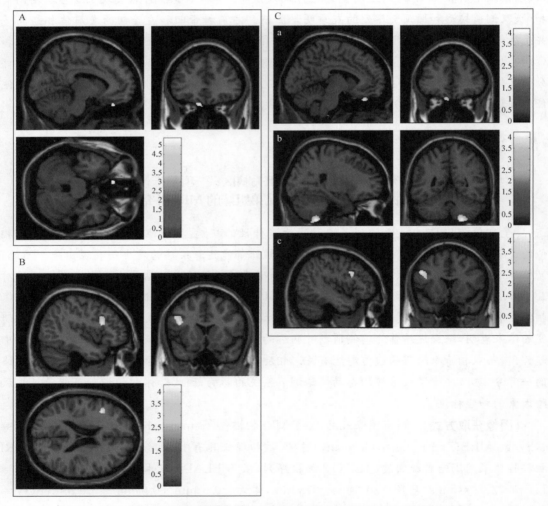

**图 7－3－2　基于体素的形态学分析识别组间区域性皮质体积差异**

注：A. 与不相关的健康对照相比，双相情感障碍患者在 Brodmann 区 11 左侧眶额皮质的皮质体积减小；B. 与双相情感障碍患者相比，其健康兄弟姐妹在 Brodmann 区 46/9 的背外侧前额叶皮质的左额中回皮质体积增加；C. 与不相关的健康对照相比，健康兄弟姐妹左侧眶额皮质（a）和右侧小脑（b）的皮质体积减小。相反，健康的兄弟姐妹在左背外侧前额叶（c）皮质体积增加。（图片来自参考文献[24]）

验表明,双相情感障碍患者($t=5.19$,$P<0.05$,37 mm³)及其健康兄弟姐妹($t=3.89$,$P<0.001$,63 mm³)的眶额皮质体积小于不相关的健康对照,健康兄弟姐妹的左背外侧前额叶皮质体积大于双相情感障碍患者($t=4.28$,$P<0.001$,323 mm³)和不相关的健康对照($t=4.36$,$P<0.001$,245 mm³)。此外,与不相关的健康对照相比,作者还发现双相情感障碍患者右小脑($t=3.92$,$P<0.001$,178 mm³)和左中央前回($t=3.61$,$P<0.001$,115 mm³)皮质体积减小,以及其健康兄弟姐妹($t=4.23$,$P<0.001$,489 mm³)的右小脑皮质体积缺损。

## 范例3

### 基于灰质体素的形态计量学和基于白质束的空间统计在晚期双相情感障碍中的结合分析[27]

[全文总结] 以往对年轻双相情感障碍患者的磁共振成像(MRI)研究表明,在各种新皮质区和胼胝体中存在灰质浓度变化以及白质的微结构改变。这些结构变化是否也存在于具有长期临床进化的双相情感障碍的老年患者中,尚不清楚。方法:对连续的老年人、双相情感障碍患者和健康的对照者进行了前瞻性MRI研究。进行了基于体素的形态计量学(VBM)分析和基于束的空间统计(TBSS)分析,以评估扩散张量成像(DTI)导出的分数各向异性和纵向、径向和平均扩散率。结果:本研究包括19例双相情感障碍患者和47例对照组。分数各向异性是双相情感障碍患者胼胝体腹侧最敏感的DTI标记,显著降低。纵向、径向和平均扩散率在组间无显著性差异。右前岛叶、尾状核头部、伏隔核、腹侧壳核和额眶皮质双相情感障碍患者灰质浓度降低。相反,与对照组相比,双相情感障碍患者的任何脑区都没有灰质浓度或分数各向异性的增加。局限性:研究的主要局限性是双相情感障碍患者数量少。结论:老年长期双相情感障碍患者胼胝体灰质浓度降低,纤维束相干性降低。

[图像获取方式] 作者使用 3.0-TMRI 扫描仪(MAGNETOM Trio,Siemens)获得图像。关于扩散张量成像,12 个扩散方向在球体上呈各向同性分布($b=1\,000$)。扫描参数:矩阵$=128\times128\times49$,体素$=1.8$ mm$\times1.8$ mm$\times3.0$ mm,TE$=74$ ms,TR$=5\,300$ ms。关于三维 T1MPRAGE 采集,采集参数:矢状位采集 192 层,矩阵 $240\times256$,各向同性体素尺寸 $0.9$ mm$\times0.9$ mm$\times0.9$ mm,TE$=3$ ms,TR$=2\,500$ ms。此外,作者采集 T2 加权和 FLAIR 序列图像,以排除脑病理性改变,如缺血性脑卒中、硬膜下血肿或占位性病变。作者在 T2 加权序列上用 Scheltens 半定量量表评估白质病变。

[图像分析方式]

1. T1 图像的灰质 VBM 分析  作者应用 FSL 软件包(version4.1,www.fmrib.ox.ac.uk/fsl/)实现 VBM 分析。标准的处理流程和之前报道[28]的一样。主要步骤包括应用 BET进行脑图像提取、FAST4 进行组织分割、非线性转换到 MNI 空间、创建特异性的灰质模板。然后用一个各向同性高斯核对调制的分割图像进行平滑。最后,作用采用一般线性模型最后,采用基于置换的非参数检验方法——一般线性模型(GLM),并通过引入无阈值聚类增强(TFCE)来校正多个比较。校正后 $P<0.05$ 被认为是有显著差异的。整个灰质模板包括239 918 个体素。为了评估前边缘网络内的结构变化,作者对一个含 17 065 个体素的灰质面

单重新进行 VBM 分析,包括额基底皮层和基底节区域。

2. DTI 图像的白质 TBSS 分析　作者应用 FSL 软件包实现 DTI 数据的 TBSS 分析。标准的处理流程与细节和之前报道[29,30]的一样。简单地说,TBSS 使用非线性配准将所有参与者的各向异性分数投影到一个平均各向异性分数束骨架上。TBSS 骨架 mask 包括 124 297 个体素。其他 DTI 相关的参数,包括纵向弥散率(也称为轴向差系数)、径向和平均扩散率也以同样的方式进行了分析。类似于前面的 VBM 分析,作者用 TFCE 校正进行每组体素统计分析,以进行多重比较。$P < 0.05$ 被认为是有意义的。作者为了将自己的发现与先前报道的结果进行比较,对胼胝体的膝部、体部和压部、双侧勾束、前扣带和后扣带的 DTI 参数(各向异性分数、纵向、径向和平均扩散率)进行了 ROI 分析。这些 ROIs 是根据以前的文献报道和约翰霍普金斯大学白质束图图集在群体平均骨架上定义的,该图集是在 FSL 软件包中实现的。作者用非配对参数方差分析(ANOVA)比较了组间 ROI 的平均各向异性分数和纵向、径向和平均扩散率。与传统的 ROI 分析相比,本研究的 ROI 不是为每个参与者手动绘制的,相反,所有的参与者都被一次性归一化到组平均骨架上,因此,没有操作员依赖,并且每个参与者的 ROIs 都是相同的。

[图像分析结果]

1. VBM 分析结果　当考虑整个灰质时,BPD 组与对照组之间没有 TFCE 校正的阈上差异。限制到额基底皮质和基底节区的分析表明,对照组右前岛叶、尾状核头部、伏隔核、腹侧壳核和额眶皮质的灰质浓度明显高于双相情感障碍患者。

2. TBSS 分析结果　与对照组相比,双相情感障碍患者胼胝体腹侧和中央部分的各向异性分数(fractional anisotropy,FA)明显降低。纵向、径向和平均弥散分析显示,没有 TFCE 校正的超阈值的体素,并且与报道的各向异性分数分析具有相似的分布。额外的 ROI 分析揭示了组间胼胝体的体部存在显著差异($FA, P = 0.033$; $MD, P = 0.018$; $RD, P = 0.015$)。但是,两组之间双侧钩状束、前扣带和后扣带回的 FA、LD、RD 和 MD 无显著性差异。

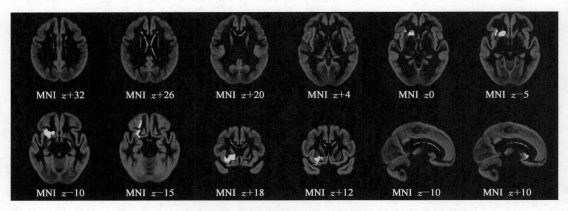

**图 7－3－3　对双相情感障碍组与健康对照组 VBM 和 TBSS 的分析**

注:图中显示了在患者和对照组之间存在无阈值聚类增强校正显著差异的空间分布。特别是白质中的胼胝体和灰质中的右前岛叶、尾状核头部、伏隔核、腹侧壳核和额眶皮质,患者和对照组之间存在显著差异。灰色区域表示群体平均灰质。绿色区域表示群体平均白质骨架。红色和黄色区域表示 VBM 分析的显著体素。蓝色和浅蓝色区域表示 TBSS 分数各向异性分析的显著体素。(图片来自参考文献[27])

## 范例 4

### 相对于主要抑郁障碍双相情感障碍的显著性神经解剖区域[31]

[**全文总结**]　目前区分双相情感障碍(dBD)和主要抑郁障碍(dMDD)的神经解剖学标志还不清楚。目前的多中心研究的目的是确定神经解剖模式,用于区别抑郁症患者的这两种疾病。作者采用基于体素的形态计量学(VBM)和支持向量机(SVM)算法直接比较了1 531个受试者的MR图像。与dMDD相比,VBM分析显示dBD患者双侧背外侧前额叶(DLPFC)和前扣带回皮质(ACC)的灰质体积明显减少。与健康受试者相比,这两种疾病的患者右侧ACC和左侧额下回的灰质体积较小。在SVM分析过程中,这些区域的Voxel信号有助于对这两种诊断进行准确的分类。第二个队列中的VBM和SVM结果也支持这些结果。目前的发现提供了新的证据,表明DLPFC和ACC中的灰质体积是显示共享和不同的神经解剖底物的核心区域,并可以阐明持续性双相/主要抑郁障碍患者抑郁的神经机制。

[**图像获取方式**]　本研究中日本的参与者包括596名dMDD患者、158名dBD患者和777名健康参与者,他们分别来自3所大学医院、2所精神病院和1所神经科学研究所招募。美国的参与者来自得克萨斯州圣安东尼奥的一家大学医院,包括43名dMDD患者、36名dBD患者、132名健康参与者。本研究的所有参与者都是右利手。在日本的参与者中,HDRS的平均评分为17.6($n=370$),平均病程为9.18年($n=375$),抑郁、躁狂和总发作次数分别为2.52($n=288$)、3.00(8.81)($n=48$)和3.10(6.20)($n=288$)。本研究采用8台MRI扫描仪采集脑图像。作者对MR图像进行手动检查,以确定质量,并对每个站点的异常发现进行评估,然后进行集体复查和分析。具体扫描情况如下。

1. Hokkaido site　该中心采用一台MAGNETOM Symphony 1.5 T MRI扫描仪(Siemens,Erlangen,Germany)采集MRI图像,T1加权的图像通过一个正交头部线圈由MPRAGE序列获得,具体参数:TR/TE=1 900/3.93 ms,TI=1 100 ms,翻转角=15°,矩阵=256×256×240,FOV=250 mm×240 mm×250 mm,体素=0.977 mm×1 mm×0.977 mm,层厚=1 mm,层数=240。

2. Hiroshima site　该中心采用1台1.5 T和3台3.0 T扫描仪采集MRI图像。其中,2台Identical Signa HDxt 3.0T扫描仪(GE Healthcare,Little Chalfont,UK)的T1结构像参数:TR/TE=6 812/1 896 ms,翻转角=20°,矩阵=256×256,FOV=25.6 cm,层厚=1 mm,层数=184。1台3.0Tesla MAGNETOM Spectra扫描仪扫描参数:采用一般性自动校准部分并行采集技术(GRAPPA),TR/TE=1 900/2.38 ms,翻转角=10°,矩阵=256×256,FOV=256 mm×256 mm,层厚=0.8 mm,层数=192。1台1.5 T MAGNETOM Symphony扫描仪扫描参数:TR/TE=2 160/3.93 ms,翻转角=15°,矩阵=256×256,FOV=256 mm×256 mm,层厚=1 mm,层数=256。

3. Tokyo site　弥散加权图像和高空间分辨率的3DT1加权图像由1台1.5 T MRI扫描仪(MAGNETOM Symphony)获得。T1扫描参数:TR/TE=1 580/2.64 ms,翻转角=

15°,矩阵＝208×256,FOV＝256 mm×315 mm,层厚＝1.23 mm,层数＝144。此外,传统的轴位 T2 加权图像和 FLAIR 图像也被获取以便排除脑血管疾病。T2 加权图像扫描参数:TR/TE＝3 500/95 ms,翻转角＝150°,矩阵＝448×512,FOV＝210 mm×240 mm,层厚＝5 mm,层间隙＝1.75 mm。FLAIR 图像扫描参数:TR/TE＝8 800/101 ms,翻转角＝150°,矩阵＝448×512,FOV＝210 mm×240 mm,层厚＝3 mm,层间隙＝1.75 mm。

4. Yamaguchi site 该中心采用 1 台 1.5 T 的 MRI 扫描仪(MAGNETOM Vision)和 1 台 3.0 T 的 MRI 扫描仪(MAGNETOM Skyra)采集图像。1.5 T 扫描仪采用 3D 的 FLASH 梯度回波序列采集 T1 加权成像,扫描参数:TR/TE＝24/5 ms,翻转角＝40°,矩阵＝256×256,FOV＝256 mm×256 mm,体素＝1 mm×1 mm×1 mm,层厚＝1 mm,层数＝160～180。3.0 T 扫描仪采集 T1 加权图像扫描参数:TR/TE＝2 300/2.95 ms,翻转角＝9°,矩阵＝256×256,FOV＝270 mm×270 mm,层厚＝1.2 mm。图像分析之前由两位影像学专家进行图像质量检查并排除异常的图像。

5. U.S.site 该中心采用 1 台 1.5 T 的 MRI 扫描仪(Philips Medical System,Andover,MA)采集图像。采用轴位的 3DT1 加权的快速场回波序列获取 T1 加权图像,扫描参数:TR/TE＝24/5 ms,翻转角＝4°,FOV＝256 mm²,层厚＝1 mm,矩阵＝256×256,层数＝150。

[图像分析方式] 所有的 MR 图像在 MATLABR2015a(MathWorks, Natick, MA, USA)平台上应用 SPM8 的 VBM 工具包进行预处理。所有的原始图像沿前后联合线进行手动对齐。对 T1 加权图像进行分割去除非脑组织(包括头皮、颅骨和硬脑膜静脉窦),并导出为 VBM8 算法可以使用的格式。使用 VBM8 中的模板对分割图像进行归一化为 MNI 空间,并用 8 mm 高斯核平滑。使用 WFU Pick Atlas 3.04 的自动解剖标记来识别大脑区域。作者应用一般线性模型分析灰质图像,作者将额-边缘结构参与 BD 和 MDD 病理生理学的区域设置为感兴趣区域(ROI),由 WFU Pick Atlas 3.04 进行解剖区域定义,包括额叶、皮质下结构和内侧颞叶的 34 个情绪处理区域。作者在 SPM8 中应用方差分析(ANOVA)模型,以灰质图像为因变量,以 8 个水平的扫描仪为自变量,以年龄、性别和颅内体积(ICV)为协变量。然后,作者应用了一个具有 3 个诊断水平(dMDD、dBD 和健康受试者)的方差分析模型,将年龄、性别和 ICV 作为协变量,并将扫描仪效应图像作为 mask 进行分析。在 SPM8 中,F 检验和 t 检验的诊断阈值为 $P<0.05$。作者使用 get totals 脚本计算了在本分析中有意义区域的 GMVs。关于 dBD 和 dMDD 患者之间有意义区域的 GMVs,作者在 Windows 的 SPSS20.0(IBM、Chicago、IL、USA)中对这些 GMVs 与临床变量进行了部分相关分析,其中变量包括发病年龄、疾病持续时间、抑郁、躁狂和总发作次数以及药物负荷。因为有一些医院参与研究时没有获得患者使用精神药物的剂量,所以作者将抗抑郁药、抗精神病药和情绪稳定剂的数量称为"药物负荷"。

支持向量机(SVM) SVM 采用了 VBM 分析获得的每个受试的 ROIs 中 133 133 个体素。SVM 利用体素信号、年龄、性别和扫描仪信息对诊断进行分类。作者在 R3.3.1 的语言包"e10711.6.7"执行 SVM(操作系统×86_64 - Redhat-linux-gnu, CentOS6.8)。Hard-margin SVM 可以通过用两类分离的超平面进行线性分类。公式如下。

$$f(x) = sgn(\omega^T x + b)$$

其中，$x$ 表示特征，$w$ 代表权重向量，$b$ 代表偏差。SVM 用最优超平面创建决策边界，在特征空间中划分两个类。权重向量和偏差决定了最大的差额，即分离超平面与最近的训练数据之间的距离。当特征点乘积和偏置权重向量之和大于零时，分类函数 $f(x)$ 输出将被赋予"1"，当和小于零周期空间时，输出将被赋予"$-1$"。在训练过程中，通过求解具有以下约束 $t$ 的优化问题来确定权重向量和偏差在训练过程中，通过求解具有以下约束的优化问题来确定权重向量和偏差：

$$y_i(\omega^T x_i + b) \geqslant 1$$

$$\underset{w, b}{\mathrm{argmax}} \frac{1}{2} \|\omega\|^2$$

其中，$x_i$ 属于两类中的一类，相应的标签是 $y_i \pm 1$。

本研究采用 soft-margin SVM 得到一个最优超平面。soft-margin SVM 在 hard-margin SVM 的成本函数中增加了一个额外的伴随可变的 $\xi_i$ 的成本项，并通过以下公式计算了 $w$ 和 $b$ 的最小值：

$$\underset{w, b}{\mathrm{argmax}} \frac{1}{2} \|\omega\|^2 + C \sum_{i=1}^{N} \xi_i$$

其中，$w$ 表示权重向量，$b$ 表示偏差，第二项表示与被分离超平面错误分类的样本的距离，$C$ 表示调整第一项中最大差额与第二项中错误分类误差之间权衡的参数。因为得到的体素数据具有太多的特征，其中一些特征可能是多余的，作者从两个层次执行了特征缩减，其中一个层次是基于领域知识的，即 VBM 分析时集中在 34 个特定的神经解剖区域。另一种是使用主成分分析（PCA）提取特征，变量被缩放为单位方差。然后，作者基于 R3.3.1（操作平台×86_64-Redhat-linux-gnu，操作系统 CentOS6.8），用 R 包"stats3.4.1"的函数"prcomp"执行 PCA 分析。

[图像分析结果]

1. VBM 分析结果　相比于 dMDD 患者，dBD 患者有 4 个簇的 GMVs 显著减少，包括额中回的双侧背外侧前额叶（DLPFC，右侧：坐标 $x=30, y=33, z=48; k=886, T=6.60$，PFWE - corr $=4.80 \times 10^{-7}$；左侧：坐标 $x=-25.5, y=49.5, z=31.5; k=75, T=5.46$，PFWE - corr $=2.78 \times 10^{-4}$）、右侧 ACC（坐标 $x=3, y=49.5, z=21; k=55, T=5.58$，PFWE - corr $=1.55 \times 10^{-4}$）和左侧紧邻 ACC 的额叶中上部（坐标 $x=-4.5, y=49.5, z=24; k=98; T=5.14$，PFWE - corr $<0.001$）。相比于 dBD 患者，dMDD 患者不存在 GMVs 显著减少的脑区。这 4 个脑区的 GMVs 与疾病持续时间、抑郁发作次数、躁狂发作次数、总次数或者抗抑郁药次数、抗精神病药次数和心境稳定剂之间不存在显著的相关性。

与健康的对照组相比，dBD 患者有两个簇的 GMVs 显著减少，包括右侧 ACC 和额中回（坐标 $x=3, y=49.5, z=19.5; k=12\,318, T=11.5$，PFWE - corr $<0.001$）、左侧额下回三角部（坐标 $x=-39, y=10.5, z=25.5; k=44, T=4.9$，PFWE - corr $=0.003$）。与健康的对照

组相比，dMDD 患者有三个簇的 GMVs 显著减少，包括右侧额中回和左侧额叶内侧回（坐标 $x=34.5, y=49, z=28.5; k=12\,841, T=9.9, PFWE-corr<0.001$）、左侧额下回、眶回、三角部和岛叶（坐标 $x=-37.5, y=28.5, z=33; k=348, T=9.7, PFWE-corr<0.001$）、左侧额中回（坐标 $x=-24, y=-3, z=48; k=156, T=4.8, PFWE-corr=0.005$）。相比于 dBD 和 dMDD 患者，健康对照组中不存在 GMVs 显著减少的脑区。

**A 伴有抑郁症状的双相障碍(dBD) > 主要抑郁障碍(dMDD)**

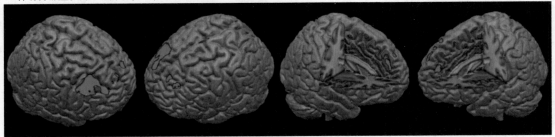

**B 伴有抑郁症状的双相障碍(dBD) < 健康对照**

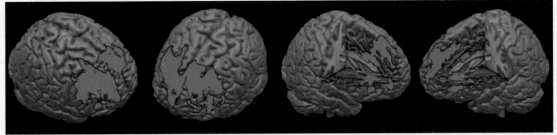

**C 主要抑郁障碍(dMDD) < 健康对照**

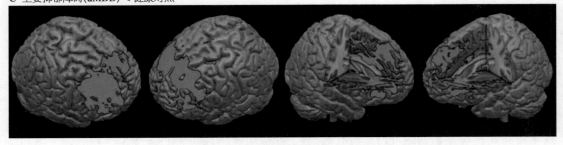

**图 7 - 3 - 4 基于体素的形态计量学分析不同疾病脑灰质的差异**

注：脑图显示不同诊断疾病脑灰质体积差异。A. 伴有抑郁症状的双相障碍患者(dBD)相对于主要抑郁障碍患者(dMDD)的 VBM 分析；B. dBD 患者与健康受试者的 VBM 分析；C. dMDD 患者与健康受试者中的 VBM 分析。红色区域表示诊断间灰质体积减小。（图片来自参考文献[31]）

2. SVM 分析结果　dBD 患者与 dMDD 患者相比，SVM 分类两种疾病的准确率为 63.4%、敏感性为 69.7%、特异性为 46.4%、DOR 为 2。双侧额中回、额上回和左侧额下回、三角部（也是 VBM 分析结果中的重要区域）对这一分类有很大的贡献。患者与健康对照组相比，SVM 分类 dBD 和健康对照组的准确率为 88.1%、敏感性为 92.1%、特异性为 73.4%、DOR 为 32.20。SVM 分类 dMDD 和健康对照组的准确率为 75.9%、敏感性为 78.1%、特异性为 72.9%、DOR 为 9.60。

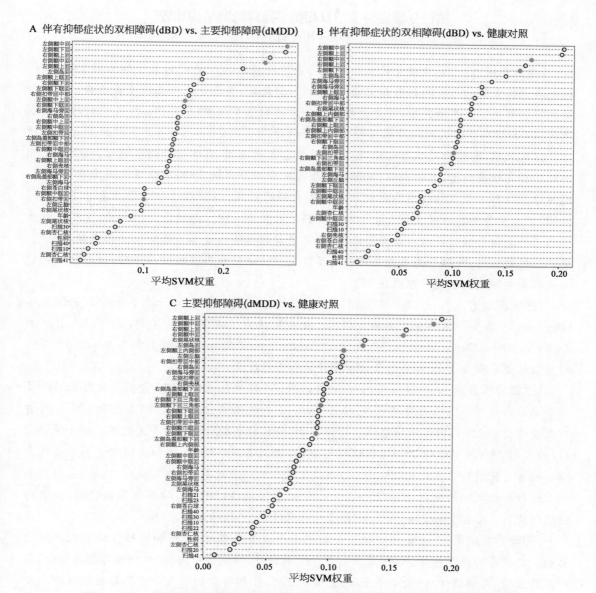

**图 7-3-5 区域的散点图及其支持向量机(SVM)权重的平均值用于跨诊断的分类**

注：A. 区域的散点图及其平均支持向量机(SVM)权重用于分类有抑郁症状的双相情感障碍患者(dBD)和主要抑郁障碍患者(dMDD)；B. 区域的散点图及其平均支持向量机(SVM)权重用于分类有抑郁症状的双相情感障碍患者(dBD)和健康对照者；C. 区域的散点图及其平均支持向量机(SVM)权重用于分类主要抑郁障碍患者(dMDD)和健康对照者；橙色圆圈表示支持向量机在 VBM 分析中诊断差异显著的区域的平均权重。脑区通过使用 WFU Pick Atlas 3.04 自动解剖结构标记进行识别。(图片来自参考文献[31])

范例5

## 精神分裂症与Ⅰ型双相情感障碍的脑结构比较：
### 一项 VBM 研究[32]

[**全文总结**] 虽然精神分裂症和双相情感障碍被认为有共同的表型和基因型特征，同时也有证据表明两种疾病具有相似的大脑结构，但是，尚不清楚这些共性是否与共同的精神疾病特征有关。在本研究中，作者使用基于体素的形态学测量（VBM8）对34例精神分裂症患者、17例情感正常的双相情感障碍患者（有精神病症状史）和34例健康对照者进行了研究。结果表明，与健康对照组相比，精神分裂症患者的内侧、右侧背外侧前额叶、双侧腹外侧前额叶和岛叶皮质区、双侧丘脑、左颞上皮质以及小部分内侧顶叶、顶枕区表现出灰质缺陷。精神分裂症与Ⅰ型双相情感障碍相比也产生类似的模式。然而，精神分裂症患者在双侧海马（后）、左背外侧前额叶皮质和左小脑中有额外的显著减少。与健康对照相比，Ⅰ型双相障碍患者的小部分顶叶区域存在显著减少，但是在前额叶区域没有显著变化。研究结果表明，更广泛的前额叶、丘脑和海马缺陷可能用于区别精神分裂症和双相情感障碍，这些区域可能与疾病某些阶段出现精神病症状无关。

[**图像获取方式**] 作者应用3.0 T的MRI扫描仪（Siemens Tim Trio，Siemens，Erlangen，Germany）采集高分辨率的T1加权图像，扫描参数为：MPRAGE序列，TR/TE＝2 300/3.03 ms，TI＝900 ms，翻转角＝9°，体素＝1 mm×1 mm×1 mm，层数192，矩阵＝256×256。所有图像都应有VBM8工具包进行质量评估和手动校正。

[**图像分析方式**] 作者应有SPM软件的VBM程序包进行VBM分析。利用DARTEL算法进行高分辨率空间变换过程，包括将原始T1加权图像分割成灰质、白质和CSF。作者对灰质进行了0.2的内部阈值筛选。图像用12 mm的半高斯核进行平滑处理。对于统计分析，作者在SPM8中进行了一般线性模型分析，定义了三个组，年龄和性别被定义为干扰变量。作者首先进行多重比较（$P<0.05$）测试了诊断的一般效果（跨越三组）。随后，在后验基础上进行两组之间的配对比较（$P<0.05$），即健康对照组（HC）vs.精神分裂症（Sz），健康对照组（HC）vs.双相情感障碍（BP），双相情感障碍（BP）vs.精神分裂症（Sz）。

[**图像分析结果**] 主要诊断效应分析揭示了在多个额叶、颞叶和丘脑区域存在广泛的影响。与健康对照组相比，Sz组显示右背外侧前额叶、双侧额叶内侧、双侧腹外侧前额叶、岛叶皮层区域、左侧额叶内侧、双侧丘脑、左侧颞上回、小部分右侧小脑和右侧颞极脑区存在皮质缺陷。Sz组灰质没有比对照组高的。与BP组相比，Sz组显示双侧前额叶内侧、双侧背外侧前额叶、丘脑、岛叶、腹外侧前额叶、颞上皮质区域、双侧海马后部、右侧小脑、齿状回膝部和邻近眶额皮层存在皮质缺陷。与健康对照组相比，在FDR$P<0.05$时，BP组在前额叶和颞叶内侧没有显著变化的区域，但是在未校正$P<0.001$时，BP组显示小部分右侧顶叶和左侧顶枕叶的皮质缺陷。

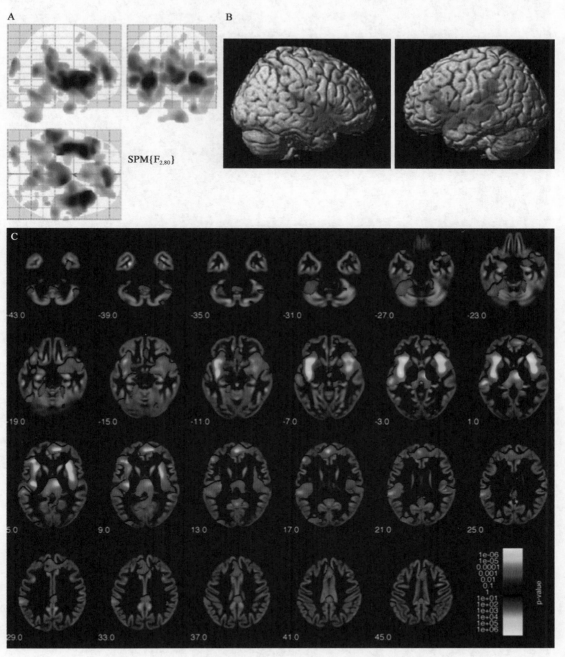

图 7 - 3 - 6  部分灰质区域的 VBM 组效应分析(精神分裂症、
双相情感障碍、健康对照,FDRP<0.05)

注:A. 最大强度投射;B. 3D 渲染图;C. 选择性的横断位。(图片来自参考文献[32])

167

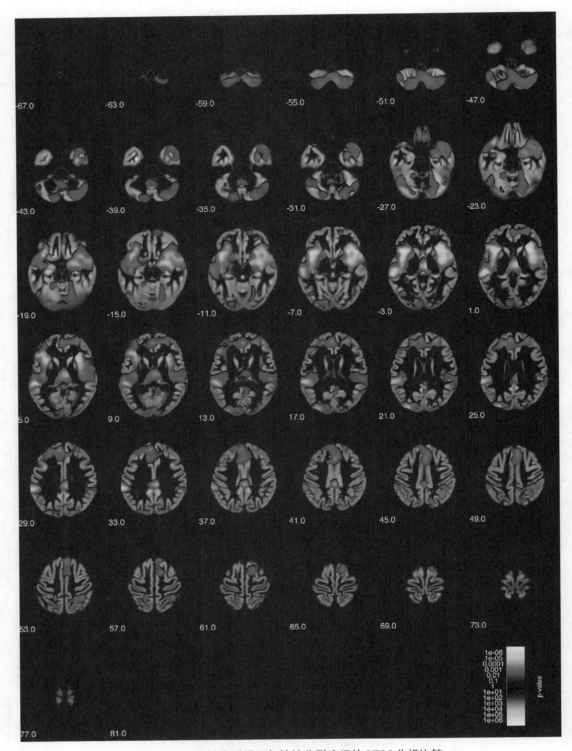

图 7 - 3 - 7　健康对照组与精神分裂症组的 VBM 分析比较

注：显著聚类($P<0.05$，FDR 校正)采用彩色显示，右下角颜色柱显示显著性水平，叠加在标准灰质轴向图像上；数字表示轴向切面水平。(图片来自参考文献[32])

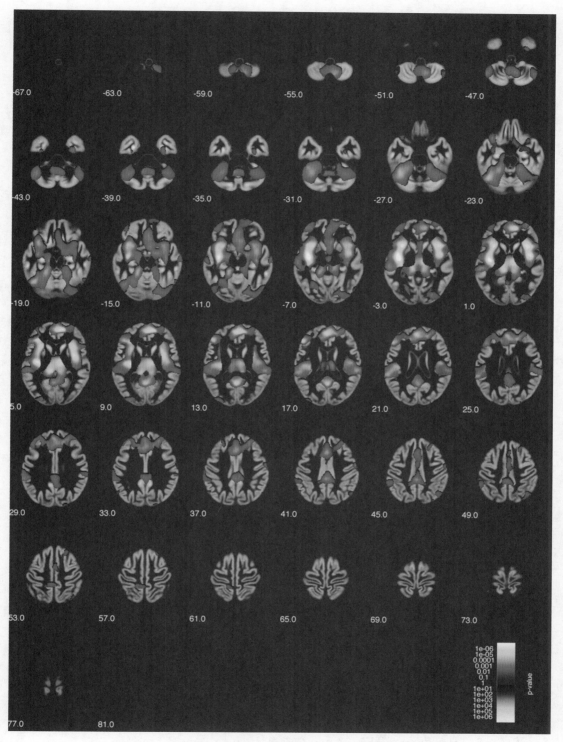

**图 7-3-8　双相 I 型障碍组与精神分裂症组的 VBM 分析比较**

注：显著聚类（$P<0.05$，FDR 校正）采用彩色显示，右下角颜色柱显示显著性水平，叠加在标准灰质轴向图像上；数字表示轴向切面水平。（图片来自参考文献[32]）

# 第四节　磁共振成像在阿尔茨海默病中的应用

范例1

## 阿尔茨海默病成人听喜爱的音乐后功能连接性增强[33]

[全文总结]　个性化音乐项目已被提出作为阿尔茨海默病相关痴呆患者的辅助治疗,目前,多中心试验已经证明个性化音乐在患者的激动、焦虑和行为症状方面有所改善。但是,这些效应的潜在神经生理机制尚不清楚。作者在一个个性化的音乐听力项目的训练期后,使用功能性MRI检查了17名临床诊断阿尔茨海默病相关痴呆的患者。作者发现,听喜爱的音乐的参与者表现出补充运动区域的特定激活,该区域与熟悉音乐的记忆有关,而且在早期阿尔茨海默病中通常不受影响。作者还发现,在出现喜爱的音乐刺激后,皮质-皮质和皮质小脑网络的功能连接性普遍增加,这表明音乐刺激对大脑功能有短暂的影响。研究结果支持一种机制,即在大脑突显网络中的注意力网络激活可能改善大脑网络同步。

[图像获取方式]　共有22人参加了研究。在收集所有数据后,对fMRI扫描进行视觉检查和预处理。在BOLD图像上的静息状态或可见伪影的具有较大头动的受试者被排除在外,最终的被试为17例,有11名男性和6名女性,平均年龄为(71.82±5.96)岁。每个被试者都完成了一段时间的个性化音乐培训,包括与患者和看护者交谈,确定最喜欢的歌曲和音乐风格,用个性化音乐对患者和看护者进行iPod设备的培训,并在培训后至少3周内确认患者可以独立使用该设备。被试者事先提交了一份对他们有特别意义的音乐清单。从每首歌中,选择20 s的音乐片段在扫描过程中为被试者播放。这20 s的选择是每首歌中最具标志性和可识别的片段。作者在一个隔音室测量被试者的气导纯音听阈均值(PTA)。被试者四个频率(0.5 kHz、1 kHz、2 kHz和3 kHz)的PTA超过40 dB HL的受试者不被考虑。只将听力相对正常或仅轻度听力损失的受试者纳入研究。因为被试者缺乏向大脑传递刺激的外周(耳蜗)敏锐性,当作者评估声音的中央处理时,听力阈值低于40 dB HL的被试者可能会混淆成像数据。

所有图像采用32通道的头部线圈的Siemens 3.0 T MRI(Siemens Trio 3T)扫描仪进行采集。结构像采用MP2RAGE序列,扫描参数位:TR=5 s,TE=2.91 ms,TI=700 ms,GRAPPA加速因子=2,分辨率=1 mm×1 mm×1 mm。功能像采集包括一个任务态序列(持续8 min)和两个静息态序列(每个持续10 min)。静息状态fMRI的获取是在参与者睁大眼睛和允许头脑放空的情况下获得的。fMRI序列是通过多层采集获得的,扫描参数位:多层因子=8,TR=800 ms,TE=33 ms,分辨率=2 ms×2 ms×2 ms。

[图像分析方式]　结构像数据处理采用FreeSurfer,采用基于voxel wise图谱选择获得被试者特定的皮层下感兴趣区域,这些感兴趣区域主要是痴呆患者特定体积的丢失和脑室

平均体积风险。一个被动的听力任务由 24 组 20 s 的片段组成,每个片段按随机顺序呈现。每个音乐选择向前呈现 8 个块,8 个具有相同选择的块以反向呈现,8 个沉默块被呈现。四段喜爱的音乐由专业古典作曲家从每个被试者最喜欢的音乐中选择。使用 Logic Pro X 软件进行歌曲剪辑和反向选择。每个被试者图像在经过头动校正、刚体变换、MNI 空间标准化和空间平滑(FWHM=6)之后,每个被试者的前向音乐>沉默,反向音乐>沉默和前向音乐>反向音乐的激活图谱采用 SPM12 软件应用一般线性模型获得。17 名被试者与 3 个选定的对照组的二级估计使用 2 个方向的 $t$ 检验。统计意义采用 FWER $P<0.001$。静息态 fMRI 数据处理:采用后处理管道对头部运动和生理伪影进行优化校正,并在每次静息状态获取过程中明确的记录每个受试者的心率和呼吸的生理波形,以用作回归分析。采用基于 MATLAB(Mathworks,NatickMA)的 SPM12 软件数据进行对头动校正、刚体变换、空间分割、空间标准化。相移软组织矫正法用于回归生理波形,以及从 6 个去趋势漂移的受试者头动参数、白质、脑脊液、面部和颅骨软组织中获得的回归器。检查显示大于 0.2 mm 的框架作为对剩余框架进行级联分析之前的最后一步。使用配对 $t$ 检验,检测每个受试者的初始和最终静息状态获得之间,头动均方根没有明显差异。在 2 个粒度水平上,利用脑部分割分析静息状态 fMRI 数据。从 7 个与 Yeo 等人的皮层分割和 Buckner 等人的小脑分割相关的分布式脑网络中提取平均时间序列。从 7 个网络中的左侧化和右侧化体素中提取小脑时间序列。每个网络被视为一个感兴趣的单一区域,在排除每个数据的前 20 个之后,每个被试的 2 次运行中,每一次 740 次采集的 7 个网络中的每个网络的所有体素中的 BOLD 时间序列被平均。一个包括 333 个区域的更精细的分割在大脑皮层。使用 FreeSurfer 分割来源的 14 个项目特异性皮质下区域,包括双侧丘脑、尾状核、壳核、杏仁核、海马、苍白球和伏隔核被添加。14 个小脑区域也被添加,包括左、右半球的 7 个网络部分。这种覆盖皮层、皮层下结构和小脑的联合分割框架共包括 361 个区域。在每个项目的每次运行中,为每个卷提取平均 BOLD 时间序列。

[**图像分析结果**] 当选择反向播放时,听觉内容被保留,而标志性的主题、语言和对音乐的熟悉被破坏。与正向和反向音乐刺激相关的功能激活如图 7-4-1 所示。正向和反向音乐刺激都会引起双侧听觉皮层和左侧额叶和小脑区域的激活。在双侧有特异性的激活,左侧大于右侧,与反向播放相比,辅助运动区域对正向音乐刺激有一个特定区域的激活。

表 7-4-1 **fMRI 音乐对照中显著激活的区域**(来自参考文献[33])

| 区　　域 | | $P$ 值(FWE) | $t$ 值 | 体素 | MNI: X | Y | Z |
|---|---|---|---|---|---|---|---|
| 前向音乐>沉默 | 左侧听觉皮层 | 8.9e−16 | 12.82 | 2 169 | −56 | −2 | −6 |
| | 右侧听觉皮层 | 4.4e−16 | 9.99 | 2 224 | 56 | −8 | −6 |
| | 右侧额下回 | 0.015 | 6.45 | 166 | 50 | 20 | 18 |
| | 次级运动区域 | 0.012 | 5.82 | 175 | 6 | 2 | 70 |
| | 右侧前运动皮层 | 0.020 | 5.67 | 156 | 50 | −2 | 64 |
| | 左侧小脑 | 0.022 | 5.59 | 152 | −22 | −72 | −32 |

(续表)

| 区　　域 | | P 值(FWE) | t 值 | 体素 | MNI：X | Y | Z |
|---|---|---|---|---|---|---|---|
| 反向音乐＞沉默 | 左侧听觉皮层 | 5.38e－14 | 10.19 | 1 710 | －62 | －16 | 6 |
| | 右侧听觉皮层 | 2.49e－14 | 8.41 | 1 770 | 56 | 4 | －8 |
| 前向音乐＞反向音乐 | 次级运动区域 | 0.000 36 | 5.72 | 295 | －8 | 2 | 60 |

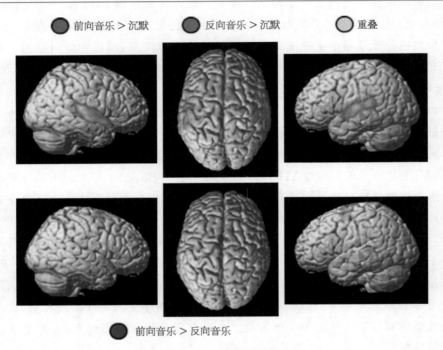

● 前向音乐＞沉默　　　● 反向音乐＞沉默　　　● 重叠

● 前向音乐＞反向音乐

**图 7－4－1　对喜爱的音乐的反应**

注：图像显示在参与者中，对喜爱音乐的选择显示显著的激活，前向播放、反向播放大于沉默块(上面)，前向播放大于反向音乐选择(下面)。(图片来自参考文献[33])

---

范例 2

## 阿尔茨海默病风险无症状个体的差异默认模式网络轨迹[34]

[**全文总结**]　个体中功能性脑动力学的纵向轨迹和遗传危险因素对阿尔茨海默病风险的影响尚不清楚。一个由 224 个淀粉样分层的 AD 风险个体组成的大型单中心队列中，对两个连续时间点之间的默认模式网络(DMN)静息状态功能连接(FC)进行了为期 2 年的研究。结果显示在额后区及右侧海马区均有广泛的 DMN FC 改变。这里无横截面差异，但载脂蛋白 Eε4(APOEε4)携带者额叶 FC 显示缓慢增加。个体脑淀粉样蛋白负荷状态无影响。作者第一次证明了 APOEε4 等位基因的多向生物学效应影响了 DMN 在衰老过程中的动态轨迹。表明动态功能生物标志物可能成为开发临床前靶向治疗干预的有效靶点。

[**图像获取方式**]　所有图像采用 Siemens 12 通道头部线圈的 3.0 T MRI(MagnetomVerio,Erlangen，Germany)扫描仪进行采集。应用 3D Turbo FLASH 序列采集图像,扫描参数为：TR＝2 300 ms,TE＝2.98 ms,TI＝900 ms,翻转角＝9°,共 176 层,层厚＝1 mm,FOV＝256 mm×240 mm,矩阵＝256×240,带宽＝240 Hz/Px。静息态功能磁共振采用对血氧水平依赖的 EPI 序列进行采集,扫描期间被试者保持闭眼和尽可能安静,扫描参数为：TR＝2 460 ms,TE 30 ms,层厚＝3 mm,矩阵＝64×64,体素＝3 mm×3 mm×3 mm,250 次采集,层数＝45,运行 1 次。

[**图像分析方式**] rs‐fMRI 数据采用基于 FSL 软件的 Brain Connectivity and Behaviour toolkit v4.0.0 软件包进行处理。为了避免和磁场平衡和被试状态相关的潜在的噪声干扰,每个被试的前 10 个扫描被排除,剩下的 240 个扫描首先基于 FMRIB's Linear Image Registration Tool 进行头动校正。然后进行时间层校正、空间平滑、低频滤波处理。fMRI 图像线性变换到 T1 结构像。从功能数据中回归估计运动参数、白质和脑脊液的第一特征变量及其第一导数。使用基于 T1 来源的三类分割 mask 导出的阈值,其概率值为 0.9。变换到 rs‐fMRI 图像并进行二值化。最后,通过时间过程和向量之间的线性卷积计算运动参数、白质和脑脊液信号的一阶导数。

[**图像分析结果**] 图 7‐4‐2 说明了 DMN 中的 rsFC 纵向变化超过 24 个月的时间。rsFC 的广泛增加涉及内侧前额叶、额叶和后 DMN 区域,包括 ACC 延伸到前内侧额叶皮质、PCC、Pcu 以及左侧海马和海马旁回。在 Pcu 的最背侧部分,rsFC 显著减少。APOEε4 携带者和 APOEε4 非携带者的横断面比较表明,ε4 等位基因的存在对 DMN rsFC 没有显著的调

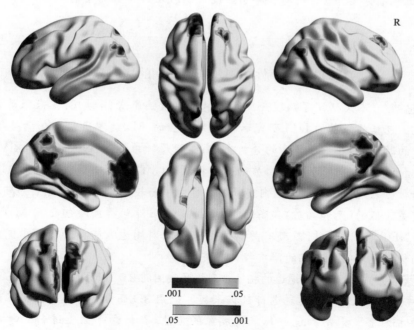

**图 7‐4‐2 超过 24 个月的时间 224 名参与者的 DMN 纵向变化**

注：在参与者中发现广泛增加的 DMN rsFC,包括双侧额叶和前额叶区、ACC、PCC、Pcu、角回、左侧海马和海马旁回(绿色‐红色体素)。在时间(蓝色体素)上,Pcu 显示 rsFC 降低。用 TFCE 和 FWEP 值对统计图进行阈值化,P＜0.05,簇＞15 个体素。(图片来自参考文献[34])

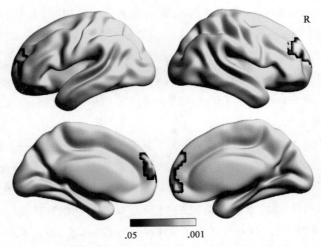

图 7 - 4 - 3　APOE 在纵向 DMN 变化中的影响

注：随着时间的推移，DMN 在 APOEε4 非携带者和 APOEε4 携带者之间，额叶和前额叶区的 rsFC 显著增加。没有发现淀粉样蛋白负荷或淀粉样蛋白状态与 APOE 之间的相互作用效应的影响。用 TFCE 和 FWEP 值对统计图进行阈值化，检验水平 $P < 0.05$。（图片来自参考文献[34]）

节作用。其次，作者评估了 APOEε4 等位基因对 DMN rs FC 个体衰老率的遗传影响：纵向分析表明，携带 ε4 等位基因的个体在额叶中的 rsFC 增加较慢，特别是在双侧的 BA9、BA10、BA46 脑区。因此，虽然 APOEε4 携带者和 APOEε4 非携带者之间的 FC 水平是类似的，但 APOEε4 携带者中 FC 的增长率明显慢于 APOEε4 非携带者。

范例 3

## DTI 白质完整性与阿尔茨海默病的病理分期[35]

[全文总结]　本文研究了病理分期的阿尔茨海默病患者（$n = 46$）扩散张量 MRI（DTI）改变的模式。包括临终前的 DTI 研究和一系列尸检的 AD 病理研究。在调整年龄和 MRI 扫描到死亡的时间后，在基于体素的分析上，高神经原纤维缠结（NFT）（BraakⅣ - Ⅵ）患者穹窿和腹侧扣带束、楔前叶和内嗅白质的平均扩散率（MD）显著升高。较高的 MD 和较低的各向异性分数（FA）在腹侧扣带束、内嗅和楔前叶白质与较高的 Braak NFT 分期和临床疾病严重程度有关。低的（无和稀疏）和高的（中度和频繁）β 淀粉样斑块组之间 MD 和 FA 无差异。AD 的 NFT 病理与 DTI 改变有关的脑区包括颞内侧边缘连接和顶叶内侧白质。这种扩散异常的模式也与临床疾病的严重程度有关。

[图像获取方式]　采用 8 通道的相位排列接受线圈的 3.0 T MRI 扫描仪（GE, Milwaukee, WI）对临终前 0.2～4.6 年的患者进行数据采集。采用 3D 高分辨率 MPRAGE 获取解剖分割和 DTI 扫描标签。采用加速并行采集成像的方法，在轴向平面上进行了单次回波平面 DTI 脉冲序列的扫描。DTI 扫描参数为：TR = 10 200 ms，矩阵 = 128×128，FOV = 350 mm，层厚 = 2.7 mm。DTI 的容积包括 41 个扩散编码梯度方向和一组 2.7 mm 各向同性分辨率的 5 个容积的非扩散 T2 加权图像。虽然作者排除了 MRI 检查时临床诊断为中风的病例，

但作者评估了 MRI 上发现的偶发性梗死(比如无症状性梗死),这可能会影响 DTI 的结果。脑血管病变的评估是使用先前描述的方法进行的。简单地说,白质高强度体积是用一种基于液体衰减反转恢复 MRI 的半自动分割算法计算的,无症状性梗死由一名训练有素的图像分析员识别,并由放射科医生确认。

[图像分析方式]　作者使用先前测试和验证的方法来处理 DTI 数据。首先,将每个容积仿射到没有扩散加权的第一图像容积上,从而对 DTI 图像进行被试运动和残余涡流畸变校正。采用加权线性最小二乘优化拟合提取体素上的扩散张量,并利用 Dipy 从张量的特征值计算 FA 图像。ANTS - SyN 1.9.y 算法被用于生成包含所有 FA 图像的特定于研究的模板。每个受试者的 FA 和 MD 图像都被非线性注册到一个包含 FA>0.20 的体素和 8 mm 全宽平滑的半高斯核的白质 mask 的模板上。基于体素的分析(VBA)在 SPM5 上进行,以研究病理组的差异,并使用 MRIcroGL 软件进行可视化。此外,还通过使用 ANTS - SyN 将白质 ROI 注册到特定于研究的模板中,从而对约翰霍普金斯大学(JHU)DTI 图谱进行了二次定量分析。研究对象特征的比较采用卡方检验或双尾的双样本 $t$ 检验。Braak NFT 分期与基于束的 MD 和 FA 值的相关性应用 Spearman 相关性分析。CDR 和 MMSE 评分与基于束的 MD 和 FA 值的相关性应用 Spearman 相关性分析。

[图像分析结果]　如图 7 - 4 - 4 所示,对从 DTI 扫描到死亡的年龄和时间调整后,VBA

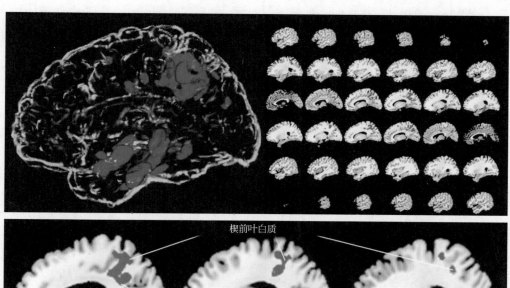

**图 7 - 4 - 4　平均扩散率 MD 基于体素的分析比较**

注:在对从 DTI 扫描到死亡的年龄和时间调整后,高 NFT 分期组的 MD 高于低 NFT 分期组的体素被三维渲染在公共模板上。放大的部分显示了穹隆脚、扣带回和楔前叶白质。(图片来自参考文献[35])

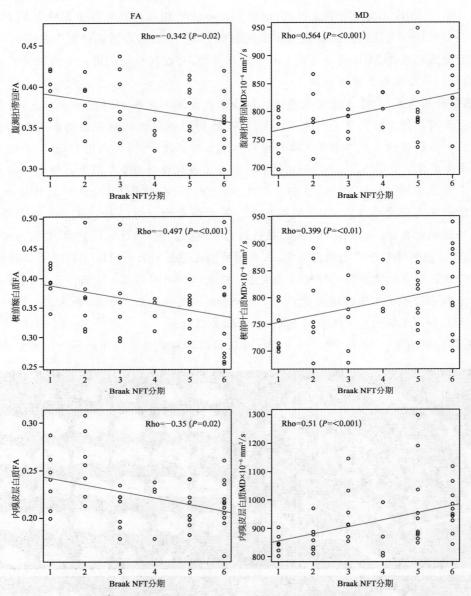

**图 7 - 4 - 5　特征性白质纤维素的 MD 和 FA 值与 Braak NFT 分期的相关性分析**

注：FA：各向异性分数；MD：平均扩散率。（图片来自参考文献[35]）

没有显示高 NFT 分期和低 NFT 分期组之间的 FA 值有任何差异。与低 NFT 分期组相比，高 NFT 分期组在穹隆、扣带回、颞部和楔前叶白质中 MD 升高。FDR 多重比较校正后没有发现差异。此外，VBA 分析在高 NP 评分组和低 NP 评分组之间没有显示 MD 和 FA 值的任何差异。作者使用基于 JHU 图谱的 MD 和 FA 值与 Braak NFT 分期进行分析，发现 Braak NFT 分期与腹侧扣带束 FA 和 MD、楔前叶白质 FA 和 MD 之间有显著的关联。与低 NFT 分期组相比，虽然 VBA 分析显示高 NFT 分期的穹隆脚中显示出较高的 MD，但 Braak NFT 分期与整个穹隆的 FA 值之间没有关联。

## 通过静息态 fMRI 测量阿尔茨海默病患者
## 对针刺调节的功能活动和连接性[36]

[全文总结] 针灸已被用于 AD 的治疗,但其潜在的神经机制尚不清楚。本文的研究的目的是通过静息态功能性磁共振成像(rs-fMRI)研究针刺对 AD 功能连接的影响。28 名受试者(14 名 AD 和 14 名正常对照)参加了这项研究。对太冲、合谷穴位进行针刺刺激前后的 rs-fMRI 数据进行了采集。在基线静息状态下,作者发现 AD 患者的部分脑区相对于对照组的低频振幅(ALFF)明显降低或增加。这些区域分别位于右额上回(SFG)、左中央后回、膝下扣带回皮质(SCC)、右中扣带回皮质(MCC)、右额下回(IFG)、右海马和右颞前回(ITG)。然后,作者选择这些脑区作为感兴趣区,研究 AD 患者的局部性活动和功能连接是否可以通过针刺来调节。与针刺前相比,上述几个区域在 AD 患者针刺后 ALFF 升高或降低。此外,针刺后 AD 患者海马与中央前回之间的功能连接增强。AD 患者的功能活动、连接性与临床表现密切相关。目前的研究证实,针刺太冲和合谷可以调节 AD 患者特定认知相关区域的功能活动和连接性。

[图像获取方式] 采用 Siemens 3.0 T MRI 扫描仪对每个受试者进行了 MRI 扫描,受试者保持安静,闭着眼睛,什么也不想。主要 MRI 序列和参数为:应用 EPI 序列获取功能像,TR/TE/FA=2 000 ms/40 ms/90,FOV=24 cm,矩阵=64×64,层数=33,层厚=3 mm,层间隙=1 mm,带宽=2 232 Hz/pixel。在本研究中,作者采用了单模块实验设计,在最初的 3 min 内,获得了基线静息态数据;然后,使用直径 0.30 mm 和 25 mm 长的银针在人体的 4 个穴位进行了 3 min 的针刺刺激。当针刺刺激完成后,再进行 10 min 的静息状态 fMRI 扫描。

[图像分析方式] 采用 SPM8 的 DPARSFA 工具包进行图像预处理。首先,将 EPI DICOM 数据转换为 NIFTI 格式,移除前 10 个数据。然后,进行时间程校正和刚体变换,任何方向上头动超过 2.5 mm 移动或者 2.5°旋转的被试者被移除。然后将图像空间标准化到 MNI 空间。标准化之后,功能性图像采用 4 mm FWHM 的高斯核进行平滑处理。最后,作者对混杂因素进行了回归分析,包括 6 个运动参数、线性漂移、白质信号和脑脊液信号。使用 DPARSFA 进行 ALFF 分析。经过预处理,为了减少低频漂移和高频生理噪声的影响,进行了 0.01~0.08 Hz 的带通滤波。为了研究 AD 患者的功能改变,作者进一步进行了基于感兴趣区域的功能连接性分析。为了评估 ALFF 在基线静息状态下的组间差异,采用年龄、性别、教育程度和平均 FDR 作为协变量进行了双样本 $t$ 检验。显著性阈值设置为 FDR 校正 $P<0.001$。然后,选择 ALFF 显著变化的区域进行配对样本 $t$ 检验分析,以研究 AD 患者针刺前和针刺后阶段之间的差异。首先,作者提取了 AD 患者针刺前和针刺后阶段的 z 值。然后,对每个 ROI 进行独立样本 $t$ 检验(针刺前与针刺后)。最后,进行部分相关分析,以年龄、性别和教育为干扰协变量($P<0.05$)探讨临床变量与 AD 患者功能活动和连接性的关系。

[图像分析结果] 如图 7-4-6 所示,与健康对照组相比,AD 患者在右额上回(SFG)和左中央后回(SEFF)中表现出明显降低的 ALFF。在膝下扣带回皮质(SCC)、右中扣带回皮质

(MCC)、右额下回(IFG)、右海马和右颞下回(ITG)中发现明显增加的 ALFF。如图 7-4-7 所示,为了研究针刺后 AD 患者的功能改变,进行了基于感兴趣区域的区域间相关性分析。作者选择两组具有明显 ALFF 差异的区域作为感兴趣区域。结果显示右侧海马与左侧中央前回之间的连接性增加。

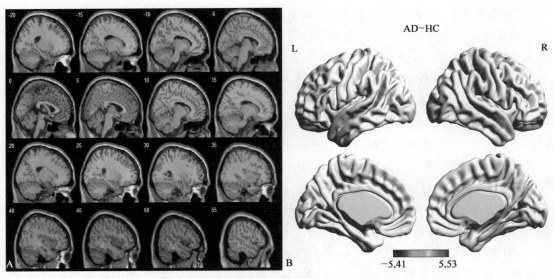

**图 7-4-6　阿尔茨海默病患者(AD)与健康对照静息态 fMRI 检测**

注:为了检测 AD 组和 HC 组针刺前组间差异,采用年龄、性别、教育程度和平均 FDR 作为协变量进行了双样本 $t$ 检验。显著性阈值设置为 FDR 校正 $P<0.001$。颜色代表 $t$ 值,浅色代表 AD 患者中降低的 ALFF。(图片来自参考文献[35])

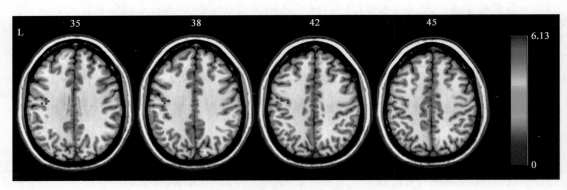

**图 7-4-7　针刺前与针刺后 AD 患者的 FC 差异**

注:选择 ALFF 显著变化的区域作为感兴趣区域进行基于区域间相关性分析,比较针刺后与针刺前的 AD 患者,发现右侧海马与左侧中央前回之间的连通性增加。(图片来自参考文献[35])

**范例 5**

### 阿尔茨海默病痴呆前期和痴呆阶段的
### 多中心静息态功能连接性[37]

[**全文总结**]　作者根据 Pearson 的相关系数和低频振幅幅度来确定主观认知下降者、轻度认知

障碍者和 AD 痴呆患者与健康对照者的 rs－fMRI 功能连接性。使用前瞻性 DELCODE 研究的 247 名参与者的数据,这是一项纵向多中心观察研究,在不同的地点强加了一个统一的 fMRI 采集方案。基于惩罚 Logistic 回归确定了交叉验证的判别精度,以考虑预测因子的多重共线性。结果显示静息态功能连接性仅在 AD 痴呆与健康对照组的比较中达到显著差异,在其他诊断组中则不然。AD 痴呆病例显示了大量内在静息态网络的改变,包括默认识别网络和显著性网络,也包括执行和语言网络。当根据其 CSF 淀粉样蛋白状态进行分组时,与淀粉样蛋白阴性对照相比,淀粉样阳性的轻度认知障碍病例的诊断准确性增加,但仍低于海马体积的准确性。本研究即使遵循严格统一的数据采集协议和严格的扫描质量控制,多中心 rs－fMRI 广泛使用的连接性测量也不能达到足以作为 AD 前期有用的生物标志物准确诊断的水平。

[**图像获取方式**] 采用 Siemens 3.0 T MRI(4 Verio, one Skyra, one TimTrio)扫描仪采集数据。在所有的中心,受试者采集过程中保持闭眼、放松,但不是睡觉的状态。fMRI 采用基于 T2 加权的 EPI 序列采集,扫描参数为:矩阵＝64×64,层数＝47,层厚＝3.5 mm,无层间隙,间隔扫描,FOV＝224 mm×224 mm×165 mm,体素＝3.5 mm,TE＝30 ms,TR＝2 580 ms,翻转角＝80°,并行加速因子＝2,总扫描时长＝7 min 54 s。高分辨率的 T1 加权结构像扫描采用 MPRAGE 采集,扫描参数为:矩阵＝256×256,层数＝192,FOV＝250 mm×250 mm×192 mm,体素＝1 mm,TE＝4.37 ms,TR＝2 500 ms,翻转角＝7°,并行加速因子＝2,总扫描时长＝5 min 8 s。

[**图像分析方式**] 每位受试者的 T1 结构像采用 SPM12 的工具包被分割为灰质、白质和脑脊液。DARTEL 被用来将 T1 加权的灰质和白质标准化到 CAT12 的 MNI 空间参考坐标中。采用 DPARSF 4.3 进行功能磁共振数据处理。移除前 10 个图像后,然后进行了时间程校正、头动校正和空间变换。用 DARTEL 从 T1 加权结构图像中产生的变形场将每个受试者的原始功能扫描图像投影到 MNI 参考空间。作者将所有功能数据重切合并为 3 mm 的各向同性分辨率。随后的干扰回归包括头部运动(旋转、平移)的协变量和全局脑信号、白质分段信号和脑脊液分段信号的平均时间过程。然后,图像进行了 0.1～0.01 Hz 的带通滤波处理。对于每个受试者,提取 Greicius 图谱中 90 个功能定义区域中的信号时间序列。功能连接被定义为这 90 个区域之间所有 4 005 对可能的相关性之间的 Pearson 相关系数。这意味着既包括内在连接网络,也包括内在连接网络之间的连接。此外,为了测试结果对这一特定图谱的敏感性,作者对两个广泛使用的替代功能图谱进行了功能连通性分析,即包含 200 个区域的 Craddrock 图谱和包含 100 个区域的 Schaefer-Yeo 图谱。最后,利用 Fisher's Z 变换将 Pearson 相关系数调整为正态分布:$z=0.5 \ln [(1+r)/(1-r)]$。基于标准空间的时间程校正和头动校正,计算了 0.1～0.01 Hz 频带的 ALFF 映射,随后投影到 MNI 参考空间,并将其转换为 3 mm 的各向同性分辨率。然后得到 Greicius 图谱各区域的平均 ALFF 值。海马的 mask 是在标准模板上通过手动划定的。通过计算参考空间中海马 ROI 内的调整的灰质体素值,并与总颅内体积(TIV)比例缩放以调整头部大小,从变形的灰质节段中自动提取海马的单个灰质体积。

[**图像分析结果**] 作者使用弹性网络回归确定 50% 最常选择的功能连接网络与对照比

较时,这些网络涉及来自背侧DMN、前后突显网络、语言网络、左执行网络、视觉空间和感觉运动网络的区域之间的功能连接。由于其他比较没有显著超过随机猜测的准确性,作者没有评估这些歧视性特征的区域分布。

| β权重 | 网络1 | 网络2 | 对应的AAL区域1 | 对应的AAL区域2 | 平均FC对照 | 平均FC AD |
|---|---|---|---|---|---|---|
| −1.90 | 背侧默认网络 | 感觉运动网络 | 左侧海马+海马旁回 | 左侧+右侧小脑 | 0.01 | −0.19 |
| −1.25 | 背侧默认网络 | 后沉默网络 | 右侧角回 | 左侧岛叶 | 0.23 | 0.04 |
| −1.01 | 语言网络 | 楔前叶网络 | 左侧颞中回 | 左侧顶下小叶+角回 | 0.35 | 0.21 |
| −0.89 | 背侧默认网络 | 背侧默认网络 | 左侧+右侧丘脑 | 左侧海马+海马旁回 | 0.50 | 0.32 |
| −0.85 | 语言网络 | 后沉默网络 | 右侧颞中和颞上回 | 右侧扣带回中部 | 0.30 | 0.11 |
| −0.78 | 背侧默认网络 | 背侧默认网络 | 左侧+右侧颞上回+扣带回 | 左侧角回 | 0.22 | 0.10 |
| −0.47 | 背侧默认网络 | 楔前叶网络 | 左侧+右侧丘脑 | 左侧扣带回后部 | 0.21 | 0.03 |
| 0.15 | 沉默网络 | 背侧默认网络 | 左侧岛叶 | 角回 | −0.25 | −0.06 |
| 0.38 | 背侧默认网络 | 视觉空间网络 | 左侧+右侧丘脑 | 右侧角回+缘上回+中央后回+顶下小叶 | 0.08 | 0.23 |
| 0.52 | 语言网络 | 左侧执行网络 | 左侧下眶额回 | 左侧额上回和额下回 | −0.17 | −0.03 |
| 0.52 | 背侧默认网络 | 感觉运动网络 | 左侧+右侧额上回+扣带回 | 左侧楔前叶 | −0.14 | 0.01 |
| 0.55 | 背侧默认网络 | 后沉默网络 | 右侧角回 | 右侧丘脑 | −0.18 | −0.03 |
| 0.83 | 听觉网络 | 感觉运动网络 | 右侧丘脑 | 右侧扣带回中部 | −0.17 | −0.04 |
| 0.92 | 背侧默认网络 | 后沉默网络 | 右侧角回 | 右侧小脑 | −0.28 | −0.14 |
| 1.00 | 背侧默认网络 | 视觉空间网络 | 左侧+右侧楔叶+后扣带回 | 右侧角回 | −0.17 | −0.04 |
| 1.01 | 沉默网络 | 视觉空间网络 | 右侧额中回 | 缘上回+中央后回+顶下小叶 | −0.05 | 0.08 |
| 1.25 | 背侧默认网络 | 右侧执行网络 | 左侧+右侧丘脑 | 右侧额中回 | 0.33 | 0.45 |
| 1.90 | 背侧默认网络 | 后沉默网络 | 左侧+右侧丘脑 | 右侧额中回 | −0.09 | 0.04 |
| 2.40 | 背侧默认网络 | 后沉默网络 | 左侧+右侧额中回+扣带回 | 左侧丘脑 | −0.10 | 0.02 |

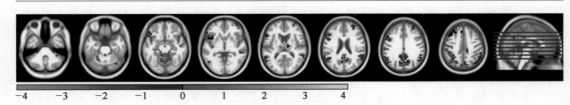

**图7-4-8 AD患者和正常对照者的静息态功能网络分析**

注:AD患者和正常对照者有区别的静息态功能网络成分,有歧义的静息态功能网络连接投射在MNI标准结构像上。轴位图层分别在MNI Z坐标的−38,−26,−14,−2,10,22,34和46 mm处,颜色代表每个区域总的β权重。(图片来自参考文献[37])

## 第五节 磁共振成像在帕金森病中的应用

### 轻度认知障碍和正常认知的帕金森病患者的动态功能连接[38]

[全文总结] 该研究评价了轻度认知障碍(PD-MCI)和正常认知(PD-NC)的帕金森病(PD)患者的动态功能连接(FC)和局部/全局连接性。包括 35 名 PD 患者和 26 名健康对照者(HC)。对于静息态功能 MRI(rs-fMRI)分析,进行独立成分分析(ICA),成分定位于 7 个网络:皮层下(SC)、听觉(AUD)、躯体运动(SM)、视觉(VI)、认知控制(CC)、默认识别模式(DMN)和小脑(CB)。使用 GIFT 工具箱进行动态 FC 分析。用基于网络的统计(NBS)方法分析了各 FC 状态下各组间的 FC 差异。最后,对局部/全局参数进行了图论分析。整个受试者在 rs-fMRI 期间显示 2 个动态 FC 状态。与 HC 相比,PD-MCI 患者在低连接状态下的平均停留时间减少,状态转换次数增加。此外,在低连接状态下,PD-MCI 患者与 HC 相比,SM-CC、SM-VI、SM-AUD、CC-VI 和 SC-DMN 之间的网络间 FC 降低。在 PD-MCI 中的这些 FC 改变伴随着位于 SM 网络中的节点的图形拓扑改变。相反,PD-NC 和 HC 之间没有发现差异。结果表明,PD-MCI 中存在动态功能脑恶化,而 PD-NC 中不存在。PD-MCI 组动态 FC 功能障碍,主要是 SM-CC 网络之间的 FC 减少和 SM 网络中的图形拓扑恶化。动态 FC 方法有助于理解 PD 的认知恶化。

[图像获取方式] 采用 3.0 T MRI 扫描仪(Philips Achieva TX)采集影像数据。T1 加权像的扫描参数为:TR=7.4 ms, TE=3.4 ms, 矩阵=228×218, 翻转角=9°, FOV=250 mm×250 mm,层厚=1.1 mm,层数=300, 体素=0.98 mm×0.98 mm×0.60 mm,总时长为 4 min 55 s。rs-fMRI 采用血氧水平依赖的序列和多层梯度回波的 EPI 序列,参数为:TR=2 100 ms,TE=16 ms,矩阵=80×78, 翻转角=80°, FOV=240 mm×240 mm,层厚=3 mm,层间隙=0.25 mm, 214 个 volumes, 层数=40,体素=300 mm×300 mm×300 mm,采集时间=7 min 40 s。受试者被指示不从事任何特定的认知或运动活动,保持眼睛闭着,而不考虑任何特别的事情,被告知不能入睡。泡沫填充和耳机被用来限制头部运动和减少扫描仪噪声污染。

[图像分析方式]

1. 预处理 采用 Conn 功能连接工具包 14.p 进行 rs-fMRI 数据预处理。所有预处理步骤应用基于 volume 的默认与处理管道进行。前 3 个 volume 在分析之前被移除。首先,每个受试者的 214 个功能像 volume 配准到第一个 volume、时间层校正、头动校正和空间归一化到标准 MNI 空间,最后用 6 mm 半高斯核对图像进行平滑。此外,通过解剖 CompCor 方法降低噪声,从白质和脑脊液时间序列中提取主成分。在 CONN 工具箱的去噪步骤中这些成分被添加作为混杂因素。从空间运动校正中得到的六个头部运动参数也被添加作为混杂因素。最后进行 0.008~0.09 Hz 的带通滤波处理和去线性漂移。

2. ICA 分析 数据预处理之后,GIFT 工具包被用来,利用组空间独立成分分析(ICA)

将数据分解为功能网络。受试者特定的数据被简化为 120 个独立成分(ICs),伴随着主成分减少,用期望最大化算法将组数据简化为 100 个 ICs。为了保证稳定性和有效性,作者在 ICASSO 中重复了 20 次 Infomax ICA 算法。后重建方法(GICA)用于获取在 GIFT 软件中实现的被试图谱和时间进程。基于 mialab 的 FC 图谱网络,包括以下七类:皮层下(SC)、听觉(AUD)、躯体运动(SM)、视觉(VI)、认知控制(CC)、默认模式(DMN)和小脑(CB)网络,视觉检查和 ICs 与模板之间的空间相关值被用来进行 ICs 选择。如果它们在灰质中表现出峰值激活,与静息状态网络的高相关值,并且具有以低频振幅为主的时间过程,成分则被归类为内在连接网络(ICNs),这一过程产生了 29 个 IC,包括:SC 网络中的 2 个 IC、AUD 网络中的 2 个 IC、SM 网络中的 5 个 IC、VI 网络中的 5 个 IC、CC 中的 6 个 IC(包括突显网络和语言网络)、DMN 中的 7 个 IC 和 CB 网络中的 2 个 IC。在 ICs 选择后,对特定被试的空间图集和时间进程进行后处理跟踪,包括去线性漂移、低频滤波处理和头动校正。

3. 动态 FC 分析　使用 GIFT 工具箱进行动态 FC 分析。对每个被试应用 22TR 方法的滑动时间窗口,高斯窗口 $\alpha$ 值为 3,窗口之间的步长为 1TR,对 192 个窗口进行了分析。由于短时间段信息不足,采用正则化逆协方差矩阵。所有被试的动态功能网络连接窗口都被用来估计 FC 状态。为此,对 K 均值聚类分析进行了 100 次重复,得到了无偏的初始聚类,并用于对动态 FC 窗口进行聚类。K 均值聚类应用欧氏距离对不同窗口的相似 FC 矩阵进行再分组。作者使用 Pearson 相关系数进行聚类分析,这是 rs - fMRI 研究中应用最广泛的 FC 检测。动态 FC 指数用于检验组间的差异:① 平均停留时间定义为特定状态下的连续窗口数,或受试者保持在一个 FC 状态的时间。② 计算状态或状态转换之间的转换数,计算每个受试者状态之间的变化总数,并在 SPSS 中用两样本 $t$ 检验评估组之间的差异。此外,用基于网络的统计(NBS)方法分析了各 FC 状态下组间的 FC 差异。节点用每个 IC 的峰值坐标指定,边缘用 $Z$ 分值中的相关值表示。采用非参数排列组合方法(15 000 排列组合)。在每个排列组合中,随机交换每个受试者所属的组,并在每个排列组合中重新计算统计检验用以检验零假设。然后,计算校正的 $P$ 值。基于图论的参数分析,利用脑连接工具箱(BCT)分析了基于 ICA 分析得到的网络的图形特征(包括全局和局部方面)。为了确保来自不同组的图中的相同边数,稀疏阈值需要被固定。稀疏值被定义为网络中节点之间的连接数除以该网络中的总可能连接。作者选择稀疏度为 0.34,以最大限度地提高全局和局部效率。评估的全局参数是:① 全局效率定义为通过网络传输信息的网络效率。② 网络的聚类系数定义为网络中每个节点的聚类系数的平均值。评估的局部参数是:① 局部效率定义为信息从一个节点传输到其他紧密节点的效率。② 聚类系数定义为现有连接数除以最大可能连接数。③ 中间中心性反映了网络中节点的相关性,并被定义为应通过该节点的两个其他节点之间的最短连接数。考虑到组间比较的数量,用 Bonferroni 校正对基于图论参数分析进行了校正。采用 SPSS22.0 进行统计分析。使用 Shapiro-Wilk 检验人口学、临床和行为变量是否正常。组间的社会人口差异用方差分析(ANOVA)或 Kruskal-Wallis 检验进行三组比较,双尾 $t$ 检验或 U - MannWhitney 检验进行两组比较和用卡方检验进行定性变量分析。关于神经影像学分析,分析各组间的差异,年龄作为协变量。在评估 PD - MCI 和 PD - NC 之间的差异时,因为 LEDD 对 fMRI 信号的影响,LEDD 也被作为协变量。两组间的统计差异采用两

样本 $t$ 检验。最后,用 Cohen's d 计算效应尺寸,分别考虑 0.2、0.5 和 0.8、小、中、大效应尺寸。

　　[图像分析结果]　按照 elbow 标准,所有样本在 rs-fMRI 采集过程中表现出两种不同的状态。状态 1(22%的窗口)的特点是具有更强的连通性,SM 和 VI 网络之间存在正相关关系,CC、DMN 和 CB 之间存在反相关关系;状态 2(78%的窗口)的特点是网络内部和网络之间的连通性较弱,在 SM、VI 和 DMN 中显示出一些模块化(图 7-5-1)。与 HC 相比,PD-MCI 患者在状态 2 中的平均停留时间明显减少,其特征是连接性较弱。与 HC 相比,PD-MCI 患者的状态转移明显增加。与 HC 组或 PD-MCI 组相比,PD-NC 患者在状态之间的转换次数没有显著性差异(图 7-5-2)。此外,在每个动态 FC 状态下,计算组间 FC 差异。在状态 2 中,PD-MCI 患者与 HC 相比,组间 FC 差异显著。与 HC 组相比,PD-MCI 患者网络间连接性降低。连接减少主要发生在 SM 和 CC 网络之间,但与 HC 相比,PD-MCI 中也发现 SM-VI、SM-AUD、CC-VI 和 SC-DMN 减少。发现 PD-MCI 和 HC 之间的状态 1 没有显著性差异,其他组之间也没有显著性差异(图 7-5-3)。

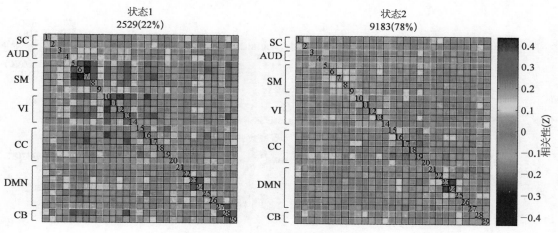

**图 7-5-1　所有样本的动态 FC 状态**

　　注:每个状态都显示聚类中心,每个状态显示总发生次数和总发生百分比。颜色条代表相关性的值:红色代表正相关,蓝色代表负相关。SC:皮层下网络;AUD:听觉网络;SM:运动网络;VI:视觉网络;CC:认知控制网络;DMN:默认模式网络;CB:小脑网络。(图片来自参考文献[38])

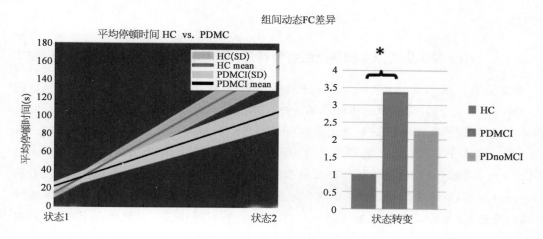

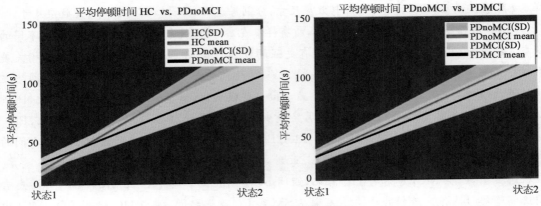

图 7 - 5 - 2　组间动态 FC 差异

注：HC：健康对照者；PD - NC：正常认知的 PD 患者；PD - MCI 轻度认知障碍的 PD 患者；FC：功能连接性；SD：标准差。（图片来自参考文献[38]）

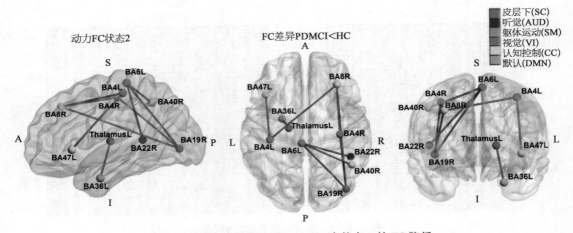

图 7 - 5 - 3　与 HC 相比，PD - MCI 中状态 2 的 FC 降低

注：FC：功能连接性；PD - MCI：轻度认知障碍的 PD 患者；HC：健康对照者；BA：Brodmann 区；R：右；L：左；S：上；I：下；P：后。显著性 $P < 0.05$ FDR 校正。（图片来自参考文献[38]）

---

### 范例 2

## 帕金森病患者深部脑刺激缓解慢性疼痛的功能 MRI 表现[39]

[全文总结]　慢性疼痛发生在 83% 的帕金森病（PD）患者和深部脑刺激（DBS）已被证明可以缓解一部分患者的疼痛，但是机制尚不清楚。本研究比较了无 DBS 慢性疼痛 PD 患者、DBS 疼痛缓解（PR）患者和 DBS 疼痛无缓解（PNR）患者的功能磁共振成像（MRI）数据。在 15 例对照、PR 和 PNR 患者中，获得了具有血氧水平依赖激活数据的功能性 MRI（fMRI）。在 DBS 开启和 DBS 关闭的机械刺激存在和不存在的情况下获得 fMRI。使用疼痛关闭数据进行 Voxel 分析，以确定哪些区域在疼痛期间被改变。结果显示，在 MRI 检查时，对照组 10 人疼痛评分为 $5.4 \pm 1.2$，PNR 组为 $4.25 \pm 1.18$，PR 组为 $0.8 \pm 0.67$。对照组和 PNR 组的组

分析显示原发性躯体感觉(SI)失活,而 PR 患者表现为丘脑失活和 SI 活化。与 PNR 相比,DBS 导致 PR 活性显著下降。在 PNR 患者中,扣带回前皮质(ACC)的活性更高。对照组和 PNR 组的 SI 在基线时表现为失活,而 PR 组表现为 SI 激活。随着 DBS 的开启,PR 队列在 SI 中的活动较少,而 PNR 具有更多的前扣带回皮质活动。试点数据表明,疼痛对 DBS 做出反应的患者可能与没有这种反应的患者有不同的 fMRI 特征,当使用 DBS 时,PR 和 PNR 队列产生不同的脑反应。

[图像获取方式]　机械刺激是通过 MRI 兼容的机械压力装置提供的,该装置旨在引起轻微的不适,是在啮齿动物模型中使用的类似装置的基础上开发的。为了确保机械刺激装置产生不适,作者测量了从第一次接触到最大不适的压力。然后使用 P1V1＝P2V2(其中＝压力,V＝体积,P1＝1 atm)将该分数转换为压力量。方差是通过计算队列产生的标准差来计算的。进行方差分析(ANOVA),以确定队列之间疼痛装置引起的疼痛的统计意义。所有受试者在没有伤害性机械刺激的情况下接受 BOLD fMRI 采集。功能性 MRI 扫描包括为归一化目的获得的高分辨率解剖三维 T1 图像(5.5 min)[重复时间(TR)/回波时间(TE)12.88/5.48,FOV＝200 mm×180 mm,层厚＝1.8 mm,体素＝0.39 mm×0.39 mm×0.9 mm]。最初的扫描是在 1.5 T GE 扫描仪上进行的。当 3 T 机器上线时,1.5 T 机器离线。为了补偿 1.5～3 T 扫描之间的信噪比,扫描时间在 1.5 T 机器上更长。此外,作者在 1.5 T 和 3 T 机器上扫描的患者之间进行了分析,在指定的 ROI 中,$t$ 值之间没有显著差异。接受 DBS 的被试完成了两次 fMRI 扫描:一次在 DBS 开启的时候,一次在 DBS 关闭的时候。在扫描过程中,对有害机械刺激进行 15 s 的采集,有害机械刺激关闭之后进行 30 s 采集,共 7 次,总采集时间为 5.5 min。扫描参数为:TR/TE＝3 000/40 ms,FOV＝200 mm×200 mm,层厚＝3 mm,翻转角＝90°,体素＝3.12 mm×3.12 mm×3 mm。最初尝试 DBS 循环,而不是两次单独的扫描;然而这导致扫描仪时间超过 30 min。作者的 15s－ON 和 30s－OFF 算法是基于文献的修改而设计的,并考虑到实际的问题(比如诱导刺激的时间),对照受试者进行了一次基于任务的扫描。

[图像分析方式]　利用块设计任务获得功能性 MRI 数据。对数据进行运动校正,对结构 T1 加权图像进行刚性配准,对标准 MNI 图谱进行非刚性配准,使用 FWHM＝4 mm 的高斯滤波器全宽度进行空间平滑。基于模型的体素一般线性模型使用疼痛关闭任务数据来确定哪些区域在疼痛期间被改变。激活图集进行多重比较校正 $P＝0.001$,聚类级别阈值为 50 个体素。对 fMRI 数据进行模糊化处理,受 DBS 伪影影响的区域不进行分析。作者根据先前在 PD 慢性疼痛中的 PET 表现,确定了感兴趣区域(ROIs)为 SI、初级运动皮层(MI)、前额叶皮层(PFC)、岛叶、感觉丘脑和 ACC。这些 ROI 被认为与内侧和外侧疼痛通路有关,并被发现用于先前与 PD 慢性疼痛相关的 PET 研究。在 SPM 显示 MNI 坐标,并与使用 MRIron 的图集进行比较,获得了与 ROI 相关的坐标。在获得的最大激活或失活的 ROI 中发现的体素被用于分析,使用 SPM12 进行统计分析。对于组分析,采用个体数据来确定体素统计分析,$P＜0.05$。对患者人口学资料进行比较,包括年龄、性别、左旋多巴当量(LEDD)、吗啡当量(MEQ)、KPDPS 评分和 NRS 评分,采用 Dunnett 的多重比较校正。所有数据都以平均±标准误差表示。所有统计数据分析均在 IBM SPSS 上进行。

[**图像分析结果**]　作者首先研究了对照组、PR 组和 PNR 组在暴露于 DBS 关闭的机械刺激时的群体变化。对照 PD 患者在 SI、MI 和 PFC 中显示失活。DBS OFF 的 PNR 患者在 SI 和 PFC 中也出现了类似的失活。在 MI、感觉丘脑和岛叶中显示激活。在 PR 组中，PFC 失活的表现类似于对照/无 PR 组。相反，在 SI、ACC 和岛叶显示激活，在感觉丘脑显示失活。与 PNR 患者相比，PR 组的 SI 显示显著的激活（表 7-5-1、图 7-5-4）。

表 7-5-1　每个队列的特异性 ROIs 的组分析 $P$ 值

| ROI | 对　照 | DBS 关闭 PR | DBS 打开 PR | DBS 关闭 PNR | DBS 打开 PNR |
|---|---|---|---|---|---|
| 感觉皮层 | −0.282 | 3.95 | 0 | −28.2 | 24.6 |
| 前扣带回 | 0 | 11.66 | −21.4 | 0 | 55.6 |
| 运动皮层 | −62.6 | −3.59 | 0 | 21.7 | 0 |
| 感觉丘脑 | 0 | −17.0 | 0 | 21.27 | 0 |
| 岛叶 | 0 | 16.1 | 0 | 22.43 | 160.3 |
| 前额叶 | −43.7 | −6.97 | −18.6 | −52.6 | 19.77 |

注：$t$ 值代表 $P < 0.05$，值越大显著性越强。（图片来自参考文献[39]）

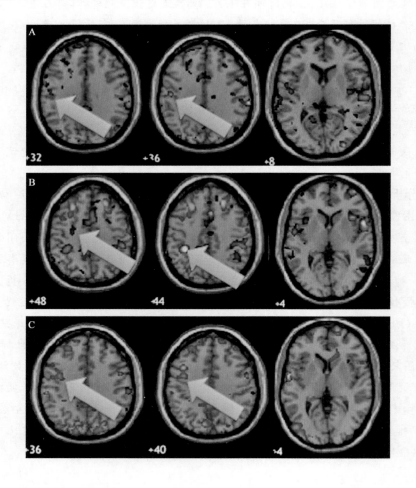

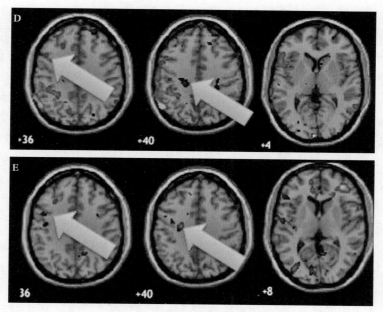

**图 7-5-4　个体患者的激活图**

注：红色表示激活区域,蓝色表示失活区域。颜色的强度表示 D 和 E 激活的强度。对照患者表现出对运动和感觉皮层疼痛刺激的反应,MI 和 SI 激活,丘脑缺乏活动。植入 DBS 的 PD 患者关闭,当暴露于疼痛刺激时,表现出与对照患者相似的激活模式,包括 MI 和 SI 激活。与 DBSON 和疼痛显示 MI 和 SI 失活而不是激活的 B 患者相同。一名未经 DBS 治疗的患者,显示 MI 失活和 SI 激活,E 与 DBS 相同的患者显示与 MI 和 SI 激活的对照队列相似的结果。(图片来自参考文献[39])

深部脑刺激(DBS)已被证明可以缓解一部分患者的疼痛,但是机制尚不清楚。本研究比较了无 DBS 慢性疼痛 PD 患者、DBS 疼痛缓解(PR)患者和 DBS 疼痛无缓解(PNR)。

---

**范例 3**

---

### 性别和遗传学对帕金森病情绪处理的影响——一项多模态研究[40]

[全文总结]　帕金森病(PD)被认为对男性和女性的影响不同。神经精神症状在 PD 中是常见的和致残的。然而,以往关于 PD 情绪识别的研究忽略了性别的混淆,缺乏关于潜在内分泌和遗传机制的证据。此外,虽然关于 PD 的情绪处理有许多影像学研究,但与性别相关的神经数据分析却很少。因此,本研究旨在探讨这些因素在 PD 情绪识别和处理中的相互作用。本研究对 51 例非精神错乱的 PD 患者(26 名男性)和 44 名年龄和性别匹配的健康对照者(HC,25 名男性)进行了临床和神经心理学检查,包括情感识别任务(Ekman 60Faces 试验)。一个 25 名患者和 31 名 HC 的子样本接受了基于任务的功能磁共振成像(fMRI),包括情绪面部表情的视频。为了研究激素和遗传学对情绪处理的影响,取血标本进行内分泌(睾酮、雌二醇、孕酮)和遗传检测(5-HTTLPR、Val158Met COMT 多态性)。结果显示,在认知能力方面没有出现群体或性别差异。男性 PD 患者在识别情绪愤怒时表现出受限的损

伤,伴随着对面部表情的神经反应减弱(如在壳孔和岛叶)。内分泌学上,女性患者的恐惧识别与雌激素水平呈正相关,而在遗传水平上,作者发现 Val158MetCOMT 基因型对 PD 患者恐惧识别的影响。本研究表明 PD 的情绪加工受损主要影响男性患者,激素和遗传学有助于情绪识别的表现。进一步研究 PD 中特定症状的潜在神经、内分泌和遗传机制具有临床意义,因为它可以提高我们对疾病现象学和病理生物学的理解,并可能允许更个性化的医学。

[图像获取方式] 采用 Siemens 3.0 T MR 扫描仪获取图像。首先采集了高分辨率的 T1 解剖图像,扫描参数为:TR=2.3 s,TE=2.98 ms,TI=900 ms,FOV=240 mm×256 mm,矩阵=240×256,层数=176,层厚=1 mm。事件相关的 fMRI 图像采用梯度 EPI 序列,扫描参数为:TR=2.2 s,TE=30 ms,FOV=198 mm×198 mm,矩阵=64×64,层数=36,层厚=3 mm。

[图像分析方式] 所有 fMRI 图像的处理和统计分析在基于 MATLAB 7.2 的 SPM8 平台上进行。作者首先进行了时间程校正,功能图像被重新调整为平均 EPI volume,与被试特定的解剖图像共同配准,采用 8 mm FWHM 各向同性高斯核进行校正和平滑。PD 患者和 HC 没有显示>4 mm 和>3°的头部运动。应用一般线性模型,采用 two-levle 方法对数据进行分析。对于单一的个体分析,作者将血流动力学反应与每个实验事件的开始相结合,同时利用重新排列参数作为干扰协变量来计算运动伪影。作者通过比较每个面部表情和基线,为每个受试者创建对比图像。第二级模型是使用对每种情绪的全因子设计生成的,其中作者测试了各组之间的激活差异(男性 PD 与男性 HC,女性 PD 与女性 HC),使用年龄作为协变量。作者进行了全脑分析,簇水平的 FWE 校正 $P \leqslant 0.05$(在体素水平上未校正,$P \leqslant 0.001$),并 Anatomy Toolbox version 2.2c 标记大脑结构。此外,根据关于 PD 中的情绪处理和 HC 中的功能成像研究的文献,指定了 PD 和情绪相关的感兴趣区域(ROI)。因此,先验的 ROI 包括杏仁核、岛叶、扣带回前皮质、海马旁回、眶额回和内侧前额叶皮质、苍白球、尾状核和壳核。已知基底节区在 PD 病理中起着关键作用,作者还将与基底节区密切相关的丘脑作为 ROI。预先定义的 ROI mask 是通过从解剖工具箱或在 WFU Pickatlas 中实现的自动解剖标记图谱导出的。ROI 结果显著性差异 $P \leqslant 0.05$,并在体素水平上使用 FWE 校正。作者采用 VBM8 工具包进行 VBM 分析,用来比较患者和 HC 之间局部灰质差异。数据预处理是按照之前文献报道的标准的 VBM8 管道形成的。在对归一化 GM 图像进行非线性配准以校正个体脑大小之后,用 8 mm FWHM 高斯核平滑,作者采用了包括因素组和性别在内的全因子设计,并测试了年龄作为干扰变量的组间 GM 差异(男性 PD 与男性 HC、女性 PD 与女性 HC)。显著性阈值为 $P \leqslant 0.05$,使用 FWE 校正。

[图像分析结果] 全脑 VBM 分析未发现患者与 HC 的显著差异。然而,ROI 分析揭示了女性患者相对于女性 HC 的双侧壳核 GM 萎缩。对于 fMRI 任务,情绪识别行为没有显著的群体差异。全脑和 ROI 分析均未发现 PD 患者与 HC 或女性患者与女性 HC 之间血氧水平依赖(BOLD)反应的显著差异。然而,男性患者与男性 HC 相比,在显示愤怒、快乐、悲伤和中性面孔的视频中,神经活动减少。更准确地说,男性 PD 患者在处理愤怒的面部表情时,双侧岛叶延伸到壳核、左侧丘脑、Heschl's 回和右侧颞上回的活动减少(图 7-5-5)。在快乐面孔的加工过程中,男性患者进一步显示左侧丘脑向左侧壳核和 Heschl's 回以及右

侧颞下回的 BOLD 反应下降，而悲伤面孔的加工显示双侧脑岛、壳核、海马、梭形回、小脑、左侧丘脑、Heschl's 回以及右侧颞上和颞下回的活动减少。对于这种情绪，ROI 分析还揭示了右海马旁活动的减少。此外，ROI 分析显示中性面部表情处理过程中的活性降低。

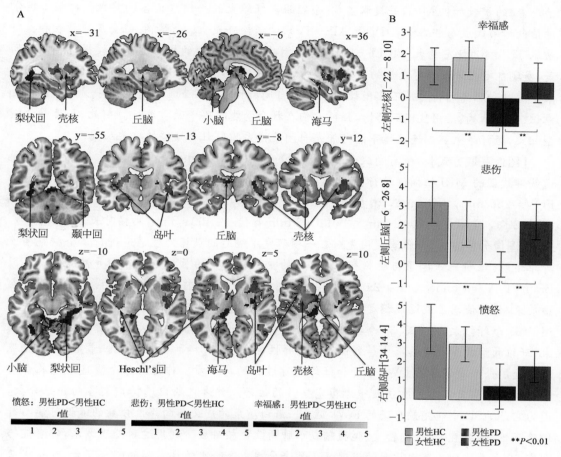

图 7 - 5 - 5　情绪处理过程中神经反应的显著组间差异

注：A. 情绪处理过程中男性 PD 患者和男性 HC 在神经反应中的显著性差异，$P \leqslant 0.05$，体素水平上未校正 $P \leqslant 0.001$；B. 参数估计显示在选定的感兴趣区域（ROI）中的群体差异，结果在 ROI（括号中的 MNI 坐标）中 $P \leqslant 0.05$，FWE 校正，数据表示均值（95% 置信区间显示为误差条）。PD：帕金森病；HC：健康对照；L：左；R：右；颜色条代表 $t$ 值。（图片来自参考文献[40]）

# 第六节　磁共振成像在自闭症中的研究

范例 1

## 孤独症谱系障碍的局部结构连接性与社会认知有关[41]

[全文总结]　目前的理论显示，与远距离连接不良相比，自闭症谱系障碍中的局部、短程过度连接，是基于异质结果、涉及功能连接性研究的有限数据、异质儿科群体和非特异性

方法。在这项工作中,作者研究了高功能自闭症谱系障碍男性同质人群的短距离结构连接性,并使用了一种新的方法,包括最近开发的基于束图的浅白质纤维图谱,专门用于评估 U 形短距离区域。获得了 58 名男性(27 名患有高功能自闭症谱系障碍的受试者和 31 名控制子患者)的扩散加权 MRI,并提取了 63 个短距离纤维束的平均广义各向异性。神经心理学评估包括韦氏成人智力量表 IV(WAIS - IV)、沟通检查表-成人、情商、社会反应量表和执行功能-成人行为评定量表(BRIEF - A)。与自闭症谱系障碍中的短程过度连接模型相矛盾的是,发现自闭症谱系障碍患者的解剖连接性与对照组相比明显下降,其中包含 13 个短纤维束。颞叶和脑岛的特异性不典型短纤维束与自闭症谱系障碍的临床表现显著相关,如社会意识、语言结构、语用技能和移情,强调它们在社会功能障碍中的重要性。因此,与目前的模型相比,短纤维束解剖连接性下降可能是自闭症谱系障碍社会缺陷的重要原因。

[**图像获取方式**]　所有受试者采用 Siemens 3.0 T(Magnetom Tim Trio),标准 12 通道头部线圈的 MRI 扫描仪进行检测。T1WI 扫描参数为:TR=2 300 ms,TE=2.98 ms,FOV=256 mm×256 mm,体素=1 mm×1 mm×1.1 mm,扫描时长 7 min。DWI 采取 60 个方向,空间分辨率=2 mm×2 mm×2 mm,b 值=1 400 s/mm,扫描时长 10 min。

[**图像分析方式**]　作者使用先前在一项研究中描述的数据处理通道进行了全脑概率性纤维追踪,该研究强调了与对照相比,ASD 的重叠样本中的长程分数各向异性降低。采用 BrainVISA 和 Connectomist 2.0 软件包进行图像处理,为了将整个大脑分割成主要的浅表白质束,作者使用了最近最稳定的纤维束图谱,它是由 79 个典型的受试者构建的,它总共描述了 63 个纤维束,左半球 34 个,右边 29 个。作者只选择了在大多数受试者中呈现的纤维束,纤维的形状和数量具有中等到低等的变异性,长度在 20~80 mm 之间。最后,作者直观地检查了每个受试者的 DWI 分析和纤维追踪过程的每一步。作者沿每个重建的浅表白质束提取平均广义各向异性分数作为其完整性的估计。作者之所以选择广义各向异性分数,因为它是 ASD 中研究最广泛的 DWI 变量。沿白质束的广义各向异性分数的降低可能与纤维连贯性、轴突直径、轴突密度、脱髓鞘或水肿的改变相对应。利用这种处理方法,作者能够研究 63 个重建的浅表白质束的连通性。作者采用 $t$ 检验比较样本间的临床变量、受试者头动和纤维束数量。PCA 分析被用来减少数据纬度。作者对 63 个短纤维束的平均广义各向异性分数值进行了 PCA 分析。因此,为每个主题建立和计算复合分数,反映了平均广义各向异性分数值的线性组合。分析前评估了 PCA 的适用性。对相关矩阵的检验表明,所有变量至少有一个相关系数>0.3。当一个短纤维束属于某些成分时,作者将其归因于绝对值最高的成分。缺失变量被两组的平均广义各向异性分数值所取代。为了比较患者和对照组每个成分的平均分数,作者进行了 ANCOVA 分析,将年龄看作协变量。采用 Bonferroni 相关进行多重比较。为了研究患者和对照者认知功能和平均成分分数之间的相互关系,作者将平均成分分数作为独立变量,年龄作为协变量,进行了线性回归。所有的统计分析采用 SPSS 20.0 进行。

[**图像分析结果**]　作者进行 PCA 分析,获得了三个主要成分。成分 1 和成分 2 在患者和对照者之间没有显著性差异,然而,成分 3 存在显著性差异。ASD 患者的成分 3 显著低于对照者。矢状位、轴位和冠状位图像见图 7-6-1。成分 3 包括颞叶、额叶和枕叶纤维束,因此命名

为颞额枕连接。此外,在 ASD 组中,作者发现颞额枕连接与社会意识 T 值,沟通语言结构和语用技能得分之间存在负相关。然而,颞额枕连接与同理心量表评分(empathy quotient score)直接存在正相关。

表 7-6-1　各组被试者临床特征评估(来自参考文献[41])

| 临床特征 | SRC | P 值 | | FDR 矫正的 P 值 |
| | | 临床检测 | 年龄 | 临床检测 |
| --- | --- | --- | --- | --- |
| 同情商评分 | 0.52 | 0.019 | 0.182 | 0.043 |
| 社会意识 T 评分 | −0.56 | 0.006 | 0.021 | 0.018 |
| 社会认知 T 评分 | −0.20 | 0.348 | 0.144 | 0.522 |
| 社会交流 T 评分 | −0.14 | 0.526 | 0.174 | 0.676 |
| 社会动机 T 评分 | 0.03 | 0.897 | 0.163 | 0.920 |
| 沟通语言结构评分 | −0.60 | 0.002 | 0.016 | 0.018 |
| 沟通程序技巧评分 | −0.54 | 0.005 | 0.033 | 0.018 |
| 沟通社会参与评分 | −0.35 | 0.094 | 0.227 | 0.169 |
| BRIEF 总分 | −0.35 | 0.092 | 0.136 | 0.920 |

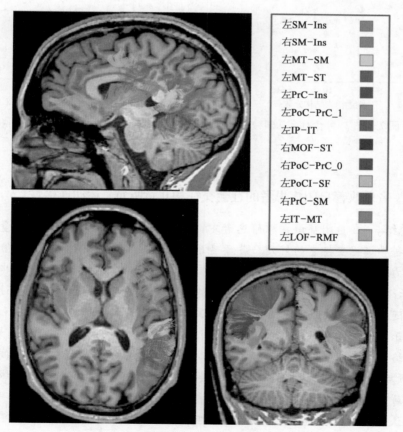

图 7-6-1　成分 3 的 13 个短纤维束的矢状位、轴位和冠状位图像(图片来自参考文献[41])

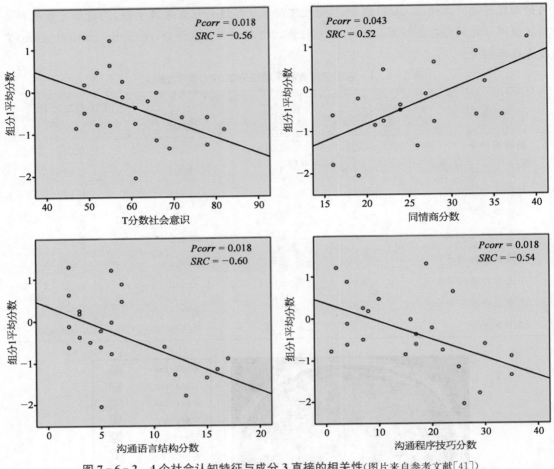

图 7-6-2　4 个社会认知特征与成分 3 直接的相关性(图片来自参考文献[41])

### 音乐改善自闭症患者的社会交往和儿童听觉：运动连接性[42]

[全文总结]　在自闭症谱系障碍患者中,音乐被认为是一种强有力的力量,然而,目前还没有神经科学证据支持它的好处。鉴于音乐的普遍吸引力、内在的奖励价值及改变大脑和行为的能力,音乐可能对自闭症具有潜在的治疗作用。这里作者评估了与非音乐控制干预相比,音乐干预的神经行为结果,包括对学龄儿童的社会沟通和大脑连接。51 名 6～12 岁自闭症儿童随机接受 8～12 周的音乐或非音乐干预。音乐干预包括通过歌曲和节奏的即兴方法。非音乐控制是在非音乐背景下实施的结构匹配的行为干预。在干预前和干预后,对前颞叶脑网络的静息态功能连接进行了评估。音乐干预组的社会交流得分较高。与非音乐组相比,干预后静息状态下的相关脑功能连接性在音乐组的听觉和皮层下区域以及听觉和额叶运动区域更大。干预后音乐组在听觉和视觉区域之间大脑连接性低于非音乐组,这在自闭症中被认为是过度连接的。干预后音乐组的脑连接与沟通改善有关。这项研究提供了第一个证据,证明 8～12 周的个人音乐干预确实可以改善社会沟通和功能性大脑连接,为进

一步研究自闭症患者的音乐干预的神经生物学动机模型提供了支持。

[**图像获取方式**]　采用 32 通道的头部线圈 Siemens 3.0 T MRI 扫描仪进行图像采集。静息状态 BOLD 回波平面成像获得了 38 层 3.5 mm³ 的体素分辨率。扫描参数为：TR＝2 340 ms，TE＝30 ms，矩阵＝64×64，FOV＝224 mm，翻转角＝90°，扫描时长 5 min 32 s，同时采集了高分辨率的 T1WI 图像。

[**图像分析方式**]　静息态图像采用 FSL 的 SeeBARS 通道进行预处理（v. 5.0.9）。预处理步骤包括删除每一个扫描系列的前 5 个时间点的数据、应用 BET 移除非脑组织、时间程校正、头动校正空间平滑（FWHM＝6 mm）、时间高通滤波（100 s）和时间带通滤波（0.01～0.1 Hz）。为了将低分辨率的功能数据转换到标准空间（MNI152），执行了两次变换：将 T2WI 图像转换为 T1WI 结构图像、T1WI 结构图像转换平均标准空间。此外，采用 Vahdat 及其同事的方法将生理学噪声除去。通过对大脑中所有体素的时间序列进行平均计算获得全局信号。总共 18 个噪声因子被采用，包括白质、脑脊液、全局信号、三个衍生物、六个头动参数和其他衍生因子。左右侧颞横回、额下回、颞极周围的 6 mm 球体被定义为种子。这些种子是已知的锚定于与 ASD 的语言和沟通改变相关的额颞叶网络。使用全脑一般线性模型将所涉及的 6 种种子中每一种的时间序列被用来生成个体参与者水平的地图。为了评估各组在基线时的潜在差异，来自所有种子的地图进行独立样本 $t$ 检验。在 6 个 RSFC 网络中，没有发现组间的基线差异。为了比较干预后的各组，作者采用 ANCOVA 分析，以干预后 RSFC 为独立因变量和干预组、平均中心基线 RSFC、年龄、智商和平均 FD 作为协变量。采用协变量调整的 ANCOVA 模型解释基线不平衡、基线和干预后措施之间的相关性，增加统计能力并最小化偏差。Z-scores 的参数估计被用来评估连接强度。在观察组间差异的 RSFC 地图中，作者评估干预后 RSFC 是否与行为结果的改善。从干预后的 RSFC 地图中为每个参与者提取 Z 统计量，并用于线性回归模型中，以评估 RSFC 与行为改善之间关联的强度。

[**图像分析结果**]　6 个 RSFC 网络在组之间没有基线差异。使用协变量调整的 ANCOVA 模型，作者发现，与 NM 相比，MT 组干预后的听觉区域与纹状体和运动区域之间的 RSFC 更大，MT 中听觉区域和视觉区域之间的 RSFC 减少。为了评估 RSFC 的变化是否与行为结果的改善有关，作者测试了具有 CCC-2 改善的全脑模型作为有组间差异的 3 个感兴趣区域的协变量。左侧 HG 与皮质下丘脑和纹状体区域之间干预后 RSFC 的增加与 CCC-2 评分的提高有关。右 HG 与视区干预后 RSFC 降低与 CCC-2 评分提高有关。

音乐组干预之后较大的听觉-运动和皮质下连接度

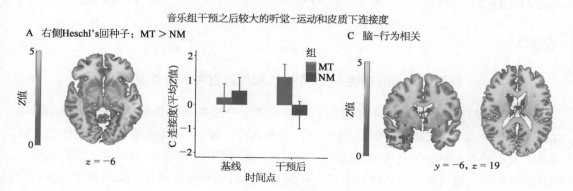

A　右侧Heschl's回种子：MT＞NM

C　脑-行为相关

$z = -6$

$y = -6, z = 19$

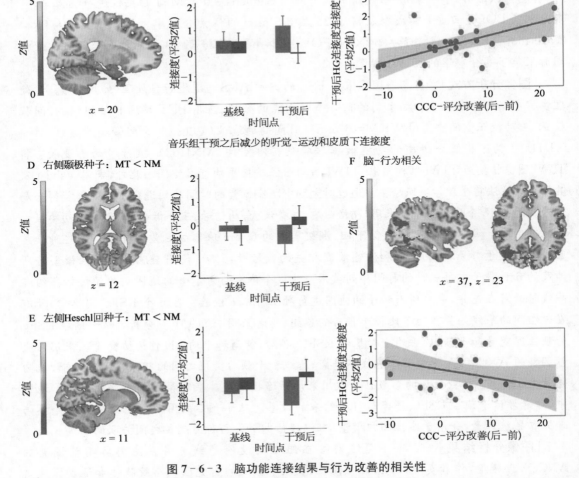

**图 7 - 6 - 3  脑功能连接结果与行为改善的相关性**

注：上面的图显示静息状态功能连接性(RSFC)在音乐干预(MT)和非音乐干预(NM)组之间增加的区域。A. 右侧 Heschl's 回的脑区和皮层下区域，如海马和丘脑($z=3.94$，$P<0.00001$)；B. 左侧 Heschl's 回的脑区和额运动区域($z=3.16$，$P<0.00001$)；C. 干预后听觉、皮层下丘脑和纹状体区域之间的连通性直接关系到利用 MT 中 CCC - 2 复合评分的变化($z=3.57$，$P<0.00001$)测量的沟通改善。下面的图显示 MT 组干预后相对于 NM 组 RSFC 下降的区域；D. 右侧颞极区和枕区($z=4.01$，$P<0.00001$)；E. 左 Heschl's 回和双侧楔形区($z=3.39$，$P<0.00001$)；F. 干预后听觉和视觉感觉皮层之间的连通性与使用 MT 中 CCC - 2 复合评分的变化测量的沟通改善成反比关系($z=3.64$，$P<0.001$)。MT 以红色显示，NM 以蓝色显示。所有的大脑图像都以伪彩图放射呈现，坐标都在 MNI 空间中。(图片来自参考文献[42])

---

## 范例3

### 自闭症儿童的功能 MRI 连接性和低语言和认知表现[43]

[**全文总结**]   自闭症谱系障碍的功能神经影像学研究报告了长程、网络内和半球间连接性下降的模式。研究还报告说，对于默认网络和注意网络，皮质纹状体连接和网络间连接增加。过去的研究排除了自闭症与低语言和认知表现(LVCP)的个体，因此对更显著地受自闭症影响的个体的连接性尚未进行研究。这代表了我们对自闭症谱系中大脑功能理解的一

个关键差距。本研究采用 Nordahl 等人改编的行为支持程序。作者完成了对 56 名 7～17 岁儿童的非镇静结构和功能 MRI 扫描,包括 LVCP 儿童($n=17$,IQ$=54$)、自闭症和高表现儿童(HVCP,$n=20$,IQ$=106$)和神经典型儿童(NT,$n=19$,IQ$=111$)。准备工作包括详细的纳入问卷、视频建模、行为和焦虑降低技术、主动消除噪声耳机以及场景电影范式的扫描呈现。一种高时间分辨率的多波段平面回波 fMRI 协议分析了无运动时间序列数据,从串联 volume 中提取,以减轻运动伪影的影响。所有参与者都进行了超过 200 volume 的无运动的 fMRI 扫描。对多重比较的分析进行了修正。结果显示 LVCP 在默认、显著性、听觉和前顶叶网络(LVCP<HVCP)中表现出网络内连接性降低,半球间连接性(LVCP<HVCP=NT)降低。LVCP 的默认和背侧注意力与前顶叶网络之间的网络间连通性高于 NT。低智商与默认网络内的连通性降低以及默认和背侧注意力网络之间的连通性增加有关。本研究表明,在适当水平的支持下,包括现有的可获得的技术,可以进一步研究 LVCP 个体的大脑相似性和差异的信息。这一初步研究表明 LVCP 个体的网络分割和整合减少。对具有较大样本的 LVCP 个体的进一步成像研究将有助于了解自闭症的发生发展和对大脑功能和行为的影响。

[**图像获取方式**]　作者通过应用一个高时间分辨率的扫描协议减弱被试者头部运动的影响。该协议包括多波段平面回波 fMRI 成像,由 32 通道的头部线圈 Siemens 3.0 T MRI 扫描仪采集(Siemens Trio),扫描参数为:TR$=800$ ms,TE$=33$ ms,多层因子$=8$,翻转角$=52°$,分辨率$=2$ mm$\times2$ mm$\times2$ mm,层数$=72$,每个被试 1 240 volumes,分为两个 8.5 min 的序列。结构像 MRI 成像采用 3D TI 加权 MPRAGE 序列采集,扫描参数为:TR$=20$ ms,TE$=4.92$ ms,翻转角$=25°$,分辨率$=1$ mm$\times1$ mm$\times1$ mm。所有 MPRAGE 图像在分析前都进行了手动检查,两名受试者的数据由于结构像上不可接受的运动伪影而被丢弃。使用相对较高的时间分辨率可以更好地对无运动数据段进行时间控制,这些数据段可用于分析和使用相对较长的获取周期($2\times8.5$ min$=17$ min),也有助于识别无运动段。fMRI 成像是在低认知负荷的视听刺激呈现期间进行的,以帮助减轻扫描过程中的头部运动和焦虑,并减少可能影响功能连接结果的嗜睡。刺激包括场景电影范式,它描绘了抽象的形状和缓慢移动的人工场景,没有社会参考或任何叙事故事,并设置了一个舒缓的音频轨道。先前的结果表明,使用场景电影范式可以获得类似于标准静息状态连通性的可再复制的功能连接结果。此外,可以减少头部运动和嗜睡。

[**图像分析方式**]　采用基于 MATLAB 的 SPM12 软件包对原始图像进行运动校正、刚体变换、图像分割、MNI 空间标准化等预处理。随后,体素混杂因素回归包括 6 个运动参数、分割的白质、分割的脑脊液和面部时间序列的软组织,带通滤波 0.001～0.1 Hz。通过保留从分割的 MPRAGE 图像中的白质和 CSF 成分的主题特定限制 mask 边界中去除的所有体素,得到分割的白质和 CSF 时间序列。由于全局信号回归的使用在功能连接分析中仍然存在争议,作者在使用和不使用全局信号回归的情况下分别进行了分析。另一个处理流是作为回归器的全局信号,它是从所有脑内体素的平均 BOLD 信号中获得的,这些体素是由分布在 SPM12 软件包中的灰质、白质和 CSF 的 tpm.nii 图像结合而确定的。对于功能连接分析,在移除头部运动大于 0.2 mm 之后,从每个受试者的串联 volume 中提取时间序列,从 333 个感兴趣区域(ROIS)中提取,这些区域包括从已发表的大脑网络分割中皮层灰质分割

的部分。这种分割包括与功能性脑网工作有关的覆盖皮层和 286 个节点的 333 个 Gy 区域。对于功能网络分析,作者使用了 8 个网络,同时结合 Gordon 等人的网络(听觉、突显、额顶叶、默认、背侧注意、腹侧注意、感觉运动和视觉)进行了两个水平的分析,一个在 8 网络水平,一个在 333 ROI 水平。每个 ROI 的平均时间序列之间的 Pearson 相关系数估计功能连接,连通性在分组分析之前估计 Fisher 转换。网络水平时间序列被估计为每个网络中所有 ROI 时间序列的平均值,在分组分析之前进行 Fisher 变换。用最接近该区域质心的镜像图像的质心,通过每个区域与相对半球中相应区域之间的成对功能连接来估计每个 ROI 的左-右同位连通性。对用于各自分析的所有 ROI 或网络采用使用 FDR 校正多重比较校正分析。使用一般线性模型,以年龄和无运动 volume 为连续变量,性别为离散变量,对与年龄、性别和无运动体积的相互关系进行了显著性比较。

[图像分析结果] 在扫描期间,LVCP 组显示出比 HVCP 组和 NT 组更大的头部运动。具有平均框架位移的 LVCP 组在 volume 审查前的平均框架位移有显著性差异。两个 NT 被试者和一个 LVCP 被试者在扫描过程中只能容忍一个 8.5 min 的 BOLD 序列,一个 NT 和一个 LVCP 参与者进行了部分第二次扫描。所有被试者都能够进行至少 200 volume 的无运动 BOLD 扫描。在特别高的运动对象中,头部运动在整个获取过程中相对均匀地穿插,没有运动框架的时间很短。例如,在具有 236 个无运动框架的主题的最极端情况下,不可用数据的最长 2 个时程持续时间为 37 s 和 28 s,小于 10 s 的不可用时程超过 80%(图 7-6-4)。

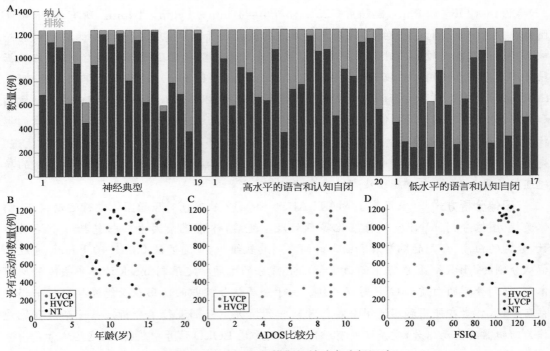

图 7-6-4　fMRI 扫描期间被试者头部运动

注：A. 条形图显示每个被试者获得的 volume 总数和分析中使用的无运动 volume 数；B. 每个被试的年龄和无运动 volume 数量比较；C. ADOS 校准的严重程度评分和无运动 volume 数量比较；D. 每个被试的 IQ 和无运动 volume 数量比较。(图片来自参考文献[43])

为了评估内在连接网络中功能连接性的差异,作者研究了 8 个功能网络的每个网络中 ROI 之间的成对功能连接性参数。对于每个参与者,作者计算了这 8 个网络中每个网络的 ROIs 之间的平均功能连接性,并使用 3 组方差分析来评估群体差异,年龄、性别和无运动体积的数量作为协变量。在 8 个网络中的 4 个网络观察到显著的组间差异。具体来说,在 LVCP 组中观察到默认网络、显著性网络、听觉网络和额顶叶网络的网络内连通性降低 (LVCP<HVCP)。在这个样本中,神经典型个体在 LVCP 和 HVCP 队列之间表现出中等水平的网络内连接性,与另外两组无显著性差异(图 7-6-5)。

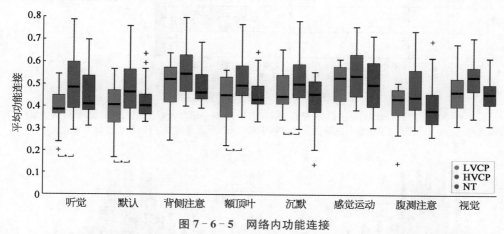

图 7-6-5　网络内功能连接

注:箱图显示了较低的语言表达、较高的语言表达和神经典型 3 组中 8 个内在连接网络中的 ROI 之间的平均功能连接比较,星号代表有显著的组间差异(方差分析)。(图片来自参考文献[43])

在每个被试者中获得了 8 个功能网络的平均时间序列,并对 LVCP 和 NT 之间以及 LVCP 和 HVCP 之间的网络间功能连接的差异进行了评估。结果显示 LVCP 组在默认网络和背侧注意网络之间,以及默认网络和额顶网络之间的连通性高于 NT 参与者,这些差异在一般线性模型中不能用年龄、性别或头部运动来解释。在 HVCP 和 LVCP 队列之间没有观察到显著的网络连接差异。鉴于广泛的文献描述了自闭症默认网络中的功能连接异常,作者特别评估了该网络与所分析的 333 个皮质 ROIs 中的每一个之间的功能连接。与 NT 被试者相比,LVCP 组显示在默认网络和三个区域之间显著增加的功能连接。这些区域位于右颞枕叶和右额盖区(图 7-6-6)。

先前对自闭症个体的研究也表明,左-右同位区之间的连接性降低,因此作者专门分析了 LVCP 组中是否观察到类似的连接性差异。相比于 HVCP 组,在 333 个 ROI 中,49 个区域的半球间连接降低,28 个区域相对于 NT 组的半球间连接降低。在 LVCP 组和 HVCP 组之间以及 LVCP 组和 NT 组之间的 T 统计直方图中也显示了大脑半球间连接的广泛减少。在 HVCP 组和 NT 组之间没有观察到这种连接的显著差异(图 7-6-7)。

GSR 分析表明,自闭症中存在一种由功能调节的非典型连接的特征模式。在这些分析中,自闭症患者表现出网络内连接性下降(特别是同位、默认和显著网络内部),但默认和注意网络之间的连接性增加(显著性、背侧注意力、额顶叶)。与那些具有高功能的人相比,认知功能非常低的个体主要表现为大脑之间的连接减少(包括网络内部和网络之间的连接)。

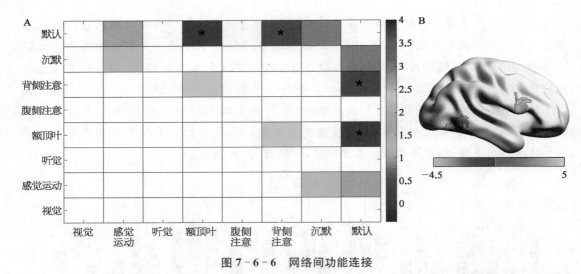

图 7 - 6 - 6　网络间功能连接

注：A. 每对网络的平均时间序列显示，与神经典型被试者相比，最小语言表达孤独症者的同步性显著增加；B. 与神经典型参与者相比，最小语言表达者的默认网络的平均时间序列的连接性显著增加。（图片来自参考文献[43]）

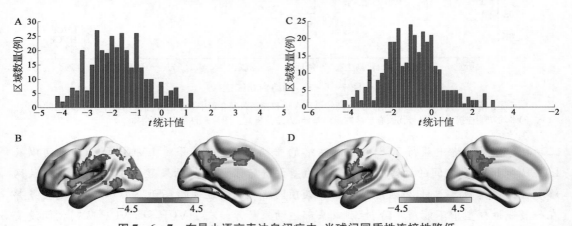

图 7 - 6 - 7　在最小语言表达自闭症中，半球间同质性连接性降低

注：A. 直方图显示 LVCP 和 HVCP 被试者的所有半球间成对 ROIs 的 t 统计值，红色条显示连接满足 FDRq＜0.05；B. 呈现在脑模板上的 LVCP 和 HVCP 被试者同位连接性显著降低的区域；C. 直方图显示 LVCP 和 NT 被试者的所有半球间成对 ROIs 的 t 统计值，红色条显示连接满足 FDRq＜0.05；D. 呈现在脑模板上的 LVCP 和 NT 被试者同位连接性显著降低的区域。（图片来自参考文献[43]）

　　GSR 有效地将中位连接归一化为零，消除了广义连接性降低的影响，LVCP 与 HVCP 的模式和 LVCP 与神经典型个体的模式相同。换句话说，如果调整 HVCP 个体的整体更高的连接性，会看到 LVCP 和 HVCP 之间的相同模式，这表明孤独症中异常连接的"特征"被保留下来，并且在 LVCP 组中更糟，这意味着这种特征在更大的疾病严重程度下更明显。

　　对于 LVCP，作者观察到大脑在整个皮质-皮质连接过程中的同步性增加，并与较低的 IQ 有关。图 7 - 6 - 8 显示了 LVCP 组的每对皮质 ROI 之间的全尺度 IQ 和功能连接之间的 Pearson 相关系数。几乎所有成对连接对于智商较低的被试者都显示出更高的功能连接性。这些关系不能用头部运动来解释，因为 LVCP 被试者中无运动 volume 的数量与全面智商之间没有关系。为了探索一定 IQ 范围内的影响，作者通过对每个被试的下述两组连接中的所有成对 ROI 的功能连接进行平均,检查了效应大小最大的两组间差异:减少的默认网络中网络内连接和增加的默认和背侧注意网络的网络间连接。作者观察到 IQ 和连通性之间近似的 U 形曲线:IQ 与 LVCP 组的连接性呈负相关(特别是对于最低智商分数)。然而,在 HVCP 和 NT 组中呈正相关。

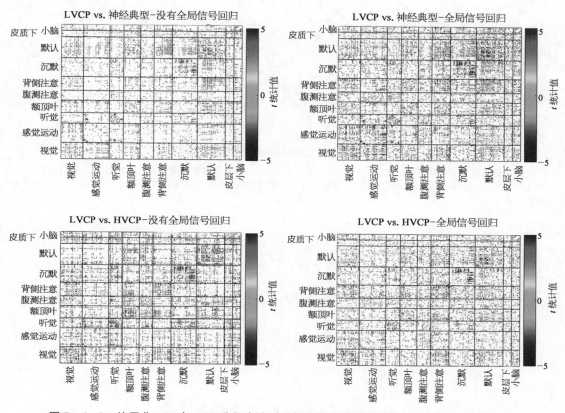

**图 7 - 6 - 8　使用非 GSR 与 GSR 分析方法对目标网络进行分组比较**(图片来自参考文献[43])

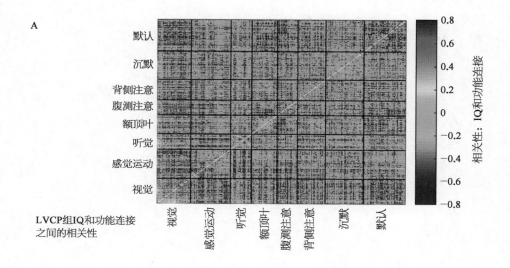

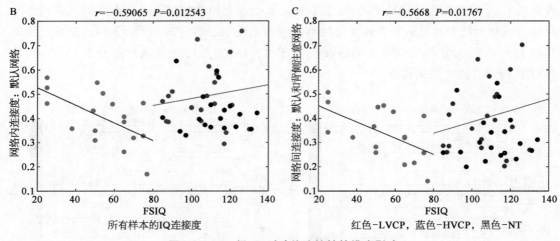

图 7 - 6 - 9　低 IQ 对功能连接性的维度影响

注：A. 热图显示了 LVCP 被试者中每一对皮质-皮质性 ROIs 的智商和功能连接性之间的相关性；B. 默认网络的平均网络内功能连接性与三组的 IQ 进行比较；C. 默认和背侧注意网络的网络间功能连接与三组的 IQ 进行比较。（图片来自参考文献[43]）

# 第八章　基于磁共振的用于疾病诊断和分类的模型构建

## 第一节　基于磁共振的用于疾病诊断和分类的模型构建

2020 年 3 月,哈佛医学院的 Barnaly Rashid 教授在 *Human Brain Mapping* 杂志上在线发表了一篇关于精神疾病脑预测组学的文章[44],这篇文章调查了大约 250 项研究,包括精神分裂症、抑郁症、躁郁症、自闭症谱系障碍、注意力缺陷多动障碍、强迫症、社交焦虑障碍、创伤后应激障碍和物质依赖。在这篇文章中,作者全面回顾了最近几年基于神经影像学的预测方法、目前的趋势和常见的缺点。下面详细介绍一下这篇文章的主要内容。

近年来,基于神经成像的方法被广泛应用于精神疾病的研究,加深了我们对情绪、认知、大脑结构和功能紊乱的理解。机器学习技术的进步已经在个性化预测和表征患者的精神障碍方面显示出很大的研究希望并取得了不少进展。这些研究利用了各种神经成像模式的特征,包括结构、功能和扩散磁共振成像数据,以及多种模式的共同估计特征,来评估异质性精神障碍患者,如精神分裂症和自闭症。在文中,作者使用"predictome"(预测组)来描述从一个或多个神经成像模式中使用多变量大脑网络特征来预测精神疾病的研究模式。在预测组中,基于大脑网络的多个特征(来自相同的模式或多个模式)被纳入预测模型中,以联合估计某一疾病特有的特征并相应地预测被试的个体特征。到目前为止,已经有超过 650 篇关于精神疾病的经受同行评议的预测研究发表。随着现代精神病学的不断发展,在尝试将不同的精神现象和疾病分类方面,研究者希望通过诊断工具对精神疾病进行客观评估的需求已经浮出水面。目前的严重精神障碍的临床诊断、疾病评估和治疗计划完全基于横断面自我报告的临床症状,并有纵向过程和结果的信息支持。研究人员一直在积极寻找客观的、基于生物学的疾病指标或生物标记,经过几十年的实验和尝试,根据预定义的症状类别对精神疾病进行分类。目前我们正处于一个转折点,在这个时期,出现了一种新的需要,即确立研究领域标准。这种方法的目的是结合临床和遗传神经科学的最新发现,以特定的神经病理生理学为基础的形成系统的且客观可重复的鉴别精神疾病的多维方法。通过利用先进的神经成像技术,现在有可能研究特定疾病的结构和功能脑损伤。神经成像模式,如磁共振成像(MRI)、脑磁图(MEG)和脑电图(EEG),为非侵入性地研究精神疾病的神经结构提供了重要工具,它们在各自的成像领域具有极高的准确性。利用这些强大的技术,研究人员已经开始了解可能导致特定疾病的复杂神经功能和结构改变。近年来,在设计基于神经影像的预后/诊断工具方面出现了越来越多的证据。因此,人们一直致力于使用神经成像工具来自动区分精神疾病患者与健康对照者或其他患者。许多类似研究报告了有希望的相关分类方法或工具的预测性能，表明复杂的精神疾病可以用一种自动的方式来诊断，并且可靠、准确和迅速。然而，直到现在，这些工具还没有被整合到临床领域。作者认为一个关键的原因是，许多这类的研究，尽管在一个特定的研究数据集上出现了很有希望的结果，却没有被设计成推广到其他数据集，特别是针对临床数据集的标准化工具。文中回顾了基于机器学习的技术在精神病学诊断集中预测分析中的应用的现有文献，并讨论了当前的趋势和未来的方向。该文是迄今为止在主要精神疾病领域中最大的调查研究，审阅了来自各个不同精神疾病的约 250 篇论文。该文的主要目的包括：① 系统地回顾和比较大量最近的精神障碍诊断/预测研究在抑郁症（MDD）、双相情感障碍（BPD）、自闭症（ASD）、多动症（ADHD）、强迫症（OCD）、社交焦虑障碍（SAD）、创伤后应激障碍（PTSD）和药物依赖（SD）等疾病类型中的发展。② 讨论现有的机器学习技术的实际应用能力和缺陷。③ 讨论当前该类研究存在的一些问题，并从未来发展方向的角度出发来解决一些挑战。

**一、发展性精神疾病预测的研究流程**

预测组研究使用神经影像学数据的目的是从一个或多个神经影像学模式中提取多变量脑网络特征。通常情况下，在选择和特征提取之后，研究人员会选择某种分类器以监督或半监督的方式使用预定义的标签集进行训练。进一步的模型验证可以通过使用独立的测试数据集或合并交叉验证方案来执行。图 8-1-1 展示了使用神经影像学数据进行精神疾病预测的基于大脑的预测组管道的最常见组件。虽然特定的分析流程在不同的预处理和后处理阶段可能会有所不同，但传统的预测组分析通常包括以下步骤：特征提取和选择/缩减、分类器训练、分类和 CV 框架、模型性能评估。

1. 特征提取和选择/减少　预测组分析的第一步是将神经成像数据转换为特征（决定使用什么作为特征并从数据中提取这些特征值）。神经影像学特征是指任何包含有价值信息的派生变量，这些信息是可以从影像数据中提取出来的。在调查中，总结并强调了基于用于分类目的的特征类型的预测组研究，包括基于体素、基于区域和基于脑网络的特征选择方法。例如，特征可以是特定脑网络内的一组脑体素，或者是感兴趣区域（ROI），或者多元数据驱动（如使用独立成分分析）提取的脑网络，或者是联合估计多模态特征。基于体素的方法是在脑体素水平上进行特征提取，而基于区域的方法则根据脑图谱（功能性或结构性）识别和提取预定义的感兴趣区域（ROI）。基于网络的特征提取方法，如 ICA，旨在跨脑网络结合多个体素的功能连接特性。除了特征提取外，在进行模型训练之前，从高维神经成像数据中减少特征的数量也很重要。在神经成像的背景下，特征选择可以帮助实现更高的准确率，并允许更具体地关注于解释组间差异的潜在大脑区域。事实上，神经成像数据中特征的数量是很大的，许多不相关的特征对模型的预测能力没有贡献，而且并不是所有的疾病都以同样的方式影响每个大脑网络。因此，一些基于大脑的特征可能不会有助于诊断标签，而一些特性可能会捕获其他特征已经发现的冗余信息。计算时间和模型泛化也可以通过排除冗余和不相关的特征来得到提升。特征选择方法（如主成分分析）将高维神经影像数据投影到低维空间中，目的是保持模型的识别能力。虽然不是必不可少的步骤，但为了提高预测算法的

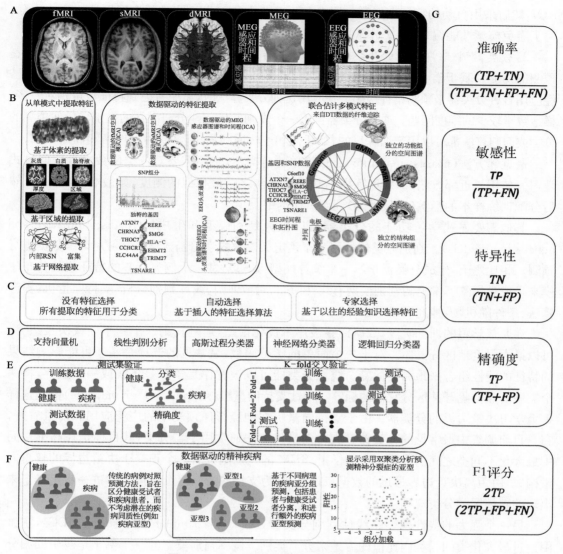

**图 8-1-1　一般的预测组分析的分析流程**

注：A. 通常用于精神疾病预测的神经影像学方法；B. 目前的特征选择方法，特征提取可以包括（i）基于体素的（ii）基于网络的，（iii）基于数据的方法（如独立成分分析，ICA），或（iv）从多种模式（如 fMRI 和基因组学）联合估计特征；C. 特征选择的类型可以包括自动选择或专家选择方法（即顶级智能人工选取，往往基于强先验假设）；D. 分类器的选择可以包括支持向量机（SVM）、线性判别分析（LDA）、高斯过程分类器（GPC）、神经网络分类器（NNC）或逻辑回归分类器（LRC）；E. 可以使用测试验证设置或 k-fold 交叉验证方案进行模型验证；F. 同质性疾病也可以进行数据驱动的亚型鉴定（如 k-mean 聚类等方法）；G. 各种模型性能评估措施，如准确性、敏感性、特异性、预测精度和 F1-score。FN：假阴性；FP：假阳性；TN：真阴性；TP：真阳性。（图片来自参考文献[44]）

强度，选择最优和有意义的特征是很重要的。在有监督学习方法中，大多数鉴别特征被选择用来放大信号和降低噪声。通常，先验信息用于处理神经成像数据的维度问题。根据特征的特点和学习问题的类型，采用一种特定的特征选择方法。常见的特征选择方法包括：专家特征选择（基于先验知识）、自动特征选择（基于特征选择算法）。这两种方法的组合也可以用于特性选择。例如，首先采用专家特征选择方法通过选择一个已知的特定于疾病的

ROI,然后采用自动的特征选择算法用来在预定义的 ROI 范围内选择有区别的特征。注意,为了避免模型性能偏差,特征选择和提取方法应该仅限于训练数据集。

2. 分类器训练(即不同的分类算法)　分类器是一个将特征作为输入数据并生成类标签预测的功能。基于学习功能和基本假设,可以开发不同类型的分类器。神经影像学研究已经应用各种分类器来预测精神疾病。在应用这种分类算法时,需要考虑到特征数量相对较多、样本数量较少的维度问题。通常分类器学习一个规则并优化地分离潜在的类别。任何类型的分类或回归算法都可以用于训练目的,如线性和逻辑回归算法、多层神经网络和高斯方法。

最近邻方法(nearest-neighbor)是最简单的分类器,它不需要对分类函数进行任何显式学习。使用最近邻方法,识别训练样本和测试样本之间最相似的测度,如最小欧氏距离,然后分配训练样本的标签(即最近邻)到测试样本中。

其他需要显式学习功能的分类器可以分为判别模型和生成模型(discriminative and generative models)。判别分类器使用基于预定义参数的学习函数直接学习对训练数据进行预测。相比之下,生成分类器学习一个统计模型,通过对基于示例类标签的特征值的分布建模来生成类标签。常见的判别模型有线性回归、对数回归、线性判别分析、支持向量机、提升算法、条件随机场、神经网络等。

在监督学习的训练阶段,数据标签被用来优化模型,通过找到一个超平面或决策边界,可以最大限度地区分群体。对于一个简单的学习函数,最常见的选择是基于可能影响结果的特征的线性组合来预测类标签。线性分类器可以被看作是学习一条线或一个边界,将两个类中的点分隔开并区分它们的标签。线性支持向量机(support vector machine)就是这样一个学习决策边界的分类器。由于支持向量机在神经影像预测中的广泛应用和前景看好,它是目前调查中最常见的分类器。支持向量机算法通常用于二分类,其目标是在高维空间中最大化不同类之间的边界。在数学上,SVM 的判别函数由一个正交于决策边界的权重向量构成,由距离决策边界最近的数据点指定,称为支持向量。这个决策边界进一步定义了未出现的新情况的分类规则。

另一个强大的线性模型是线性判别分类器(linear discriminant classifier, LDC),它试图通过最大化类间与类内比值的方差来分离类别。概率判别模型的一个例子是逻辑回归分类器(LRC),它通过将 log-odds 比建模为预测变量的线性组合来学习最优决策规则。LDC 和 LRC 方法都可以产生概率预测,即新案例可以分配给特定的类和类标签。

高斯过程分类器(gaussian process classifier, GPC)是一种概率模型,是 LRC 的贝叶斯扩展。简单地说,GPC 首先使用训练特征来确定区分病例和对照的最佳预测分布。与这个预测分布相关的参数是通过最大化训练特征的边际似然的对数来估计的。在训练阶段,GPC 通过使用 sigmoid 函数提供测试数据的预测分布来预测病例组和控制组对象。

此外,人工神经网络分类器(neural network classifier, NNC)是最近成为流行的网络建模方法。多层 NNC 是线性感知器分类器的扩展,可以产生复杂的非线性决策边界。通常,NNC 的结构包括一个输入层、一个隐藏层和一个输出层。每一层的神经元都与下一层的神经元相连。隐藏后的神经元可以使用多种非线性传递函数(如 sigmoid 函数)。简单地说,在训练阶段,使用反向传播技术调整一组人工连接神经元的权重,以达到学习目的,然后用于分类。

此外,最近其他更强大的基于大脑的预测方法包括随机森林和深度学习分类器。随机森林分类器是一个决策树分类器的集合,它集成了多个层次的随机化。利用训练数据的随机子集,生成每个决策树,然后通过搜索训练特征的随机子集形成每个节点。对于每个特征,分类器估计一个分数来突出特征的区分能力(即基尼系数得分)。随机森林方法提供了更好的泛化准确性,因为它随机化了训练对象,特别是在训练对象相对于训练特征的数量相对较小的情况下。此外,随机森林分类器提供了非线性决策边界,这有助于在训练过程中对特征的非线性模式进行建模。最近,深度学习分类器已成为精神疾病预测的一个有吸引力的选择。深度学习分类器可以使用层次方法直接从原始数据中学习具有最佳识别能力的特征。这与需要显式特征缩减步骤的传统分类器相比具有很大的优势。通过对原始数据进行非线性转换,深度学习分类器自动克服了特征选择的问题,这对于缺乏先验知识的高维特征或数据尤其有帮助。

3. 分类和 CV 框架　在训练阶段,分类器根据相关学习算法从训练特征中预测标签。例如,对于没有复杂的、迭代的特征选择的学习问题,训练好的分类器在之前未见过的测试数据上进行测试。为了获得更好的模型性能,分类器应该尽可能多地使用训练数据进行训练,这在基于神经成像的预测研究中通常是一个具有挑战性的问题。CV 方法为我们提供了训练更多训练样本的分类器。一种常见的 CV 方法是使用多个训练集和测试集分区反复评估模型性能,这种验证方法称为 k-fold CV。其他流行的 CV 方法包括 leave-one-out(LOO－CV)和 hold-out。LOO－CV 是一个迭代过程,通常用于较小的样本容量,其中 $k$ 等于样本的数量,整个样本中的每个受试者都被遗漏一次,用于测试分类器。简单地说,LOOCV 过程包括以下步骤:① 去掉一个样本,对其余的样本进行训练,对这个样本进行预测。② 依次对每个样本进行重复。③ 计算对所有样本进行预测的准确性。虽然这是一种流行的选择,但将每个样本排除在外可能会增加计算代价,因为它需要训练与样本数量一样多的分类器。此外,LOOCV 也被证明可能会引入一些预测偏差,因为它可能会通过在训练状态中提供更多的数据而引入高方差,这也可能导致过拟合。因此,首选的方法是 k-fold,其中 $k<$ 样本数。分区的常见选择是 $k=10$ 或 $k=5$,这对应于在每个验证折叠期间忽略 10% 或 20% 的总样本。该方法的其他重要考虑包括:① 为了更好地预测准确性,在训练数据中包含所有类别的例子。② 各类别的样本数量大致相同(即平衡类)。③ 将相关样本包含在同一折中。包括准确性的性能测试在训练和测试阶段的迭代中平均。对于有监督的方法,使用标记数据对模型进行优化,以找到区分大小写和对照组的判别边界或超平面。对模型参数进行优化,以实现组间最大卷曲。在分类阶段,使用经过训练的模型来预测来自测试集的新的、看不见的观测值的标签。对于无偏泛化,测试数据不与训练数据重叠是很重要的。进一步地,所述新数据应与所述训练数据相同的方式进行预处理。最近,引入了另一种类型的 CV,其中各种类型的分类器通过在同一训练数据上运行多个分类器来交叉验证。例如,Polysifier 可用于交叉验证多个分类器,其中基线首先通过应用多个分类器来计算,如最近邻、线性 SVM、径向基函数或 RBF－SVM、决策树、随机森林、Logistic 回归、朴素贝叶斯和线性判别分析。

4. 模型性能评估　　预测算法最常用的性能评估指标包括准确性、灵敏度、特异性和ROC曲线。这些措施提供了一个评估分类器如何准确地推广到新的测试样本中的能力。在临床环境中,准确性表示模型如何准确地分类病例和控制,敏感性显示正确识别的真阳性的比例。模型的整体表现可以通过提供了曲线下面积(AUC)的ROC曲线来评估。高敏感性表明只有少数实际上是患者的参与者被误诊为HCs。高特异性表明少数参与者被误诊为患者,而实际上是HCs。准确率是指样本被正确分类的总比例。ROC曲线显示了在模型的一个决策阈值范围内真实阳性率(敏感性)和假阳性率之间的平衡。为了避免由于组间潜在的不平衡而产生的偏差,一种常见的做法是报告平衡的准确性度量,方法是对每个诊断进行标签。总结分类性能的一个有用的方法是提供一个混淆矩阵,它在一边表示实际的标签,在另一边表示预测的标签。从混淆矩阵中还可以提取出其他有用的性能指标,包括正预测值(PPV)、负预测值(NPV)、F1-评分和几何均值。正预测值和负预测值对于预测研究非常重要,因为它们直接量化了分类器在临床诊断中的潜在效用。正预测值定义为分类器正确预测参与者为患者的次数(即阳性诊断)除以阳性预测的总数。负预测值定义为分类器正确预测一个负诊断的次数除以负预测值的总数。模型评估的不同指标相互之间其实连接紧密,对于解释模型性能具有重要意义。

## 二、利用神经影像学技术预测精神疾病

随着医学影像技术的进步,神经影像数据的收集比以往任何时候都要快,分辨率也更高。近年来,越来越多的人开始关注如何利用这些海量的大脑数据,通过分析、获取方法和实验设计来更深入地了解大脑的结构和功能。在文中,作者使用"预测组"这个术语来描述从一个或多个神经影像学模式中使用多变量大脑网络特征来预测精神疾病。在预测组中,基于大脑网络的多个特征(来自相同的模式或多个模式)被纳入预测模型中,以联合估计某一疾病特有的特征并相应地预测被试。

1. 对当前文献综述的调查过程的总结　　目前的综述是基于对进行基于MRI的精神疾病预测分析的研究文章的全面文献搜索。从1990—2018年,系统的文献检索主要在PubMed进行,共发现550多篇文献。图8-1-2展示了本研究的系统文献搜索过程。作者搜索的精神疾病类型为8个,精神分裂症(SZ)、抑郁症(MDD)、多动症(ADHD)、自闭症谱系障碍(ASD)、创伤后应激障碍(PTSD)、强迫性行为障碍(OCD)、焦虑症(SAD)以及物质依赖症(SD),检索步骤简单概括为:① 不同的术语相关的分类机器学习以及他们的缩写。② 所有结构、功能和扩散磁共振成像(dMRI)相关术语和缩略语以及结合生物标志物。③ 上述8种精神疾病的术语和缩写。对所有疾病重复这些步骤,并进一步检查已确定的参考文献,以查找也包括在本综述中的遗漏出版物。另一项审查程序包括对目前审查的出版物的相关性进行审查。最后,在精神疾病诊断的病例对照设计中使用基于MRI的数据预测分析方法,明确评估分类性能指标(如总体分类准确性)。此外,在谷歌Scholar中重复同样的搜索过程,以减少丢失相关兴趣文章的概率。本次调查最终选择了大约250篇论文,包括101篇SZ、61篇MDD/BP、35篇ADHD、38篇ASD、1篇PTSD、12篇OCD、2篇SAD和7篇SD。根据图8-1-1中A~E描述的为本文开发的方案对这些文章进行了分类。此外,

作者将搜索范围限制在截至 2018 年 12 月的英文期刊文章。搜索条件还包括排除没有全文的文章，以及由相同作者发表的类似文章。对于每一项研究，定量研究成像方式、分类方法、样本量、类型特征等关键方面，如图 8-1-2 所示。

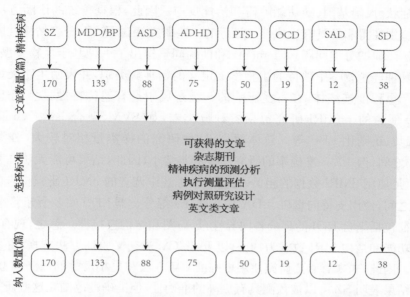

**图 8-1-2　系统的文献综述程序，纳入标准和每种疾病的调查研究数量**

注：ADHD：注意力缺陷/多动障碍；ASD：自闭症谱系障碍；MDD/BP：主要抑郁障碍/双相情感障碍；OCD：强迫症；PTSD：创伤后应激障碍；SAD：社交焦虑症；SD：物质依赖；SZ：精神分裂症。（图片来自参考文献[44]）

2. **精神分裂症（SZ）相关研究**　SZ 是一种慢性精神障碍，其典型特征为认知损害、对现实的感知混乱、幻觉和妄想，是一种具有持续性进展的慢性过程。目前还没有针对 SZ 的标准临床诊断测试，并且已经相当多地关注于使用神经影像学特征识别生物学上的标记，已经显示出一些希望。作者们调查了 101 篇同行评议的文章。首先，结构 MRI 的研究中 Davatzikos 等人利用 sMRI 数据，使用基于体素的特征集，并应用高维非线性模式分类方法来计算 SZ 与 HC 的分离程度。使用 leave-one-out CV(loo-CV)作为交叉验证，作者报告了 81% 的分类准确率（按性别分类，女性为 82%，男性为 85%）。Yushkevich 等人的另一项研究使用 SVM 分类器和基于区域的特征集来区分 SZ 患者，准确率为 72%。最近，Koutsouleris 等人使用 sMRI 和主成分特征选择方法，其中基于特征选择算法的整体预测性能，确定了最优的主成分数量来预测 SZ。这项研究尤其重要，因为它报告可靠地预测了 SZ 的不同子类别，SZ 的三类别分类显示出 82% 的最大准确性。另一项大规模研究的样本量为 256 例对照以及类似规模的复制队列，预测了基于 sMRI 特征驱动的 SZ 分类模型，CV 和复制研究的准确性均为 70% 左右。其次，是 fMRI 数据的预测研究，最近，大量研究使用静息态和任务态功能磁共振成像的特征对 SZ 进行预测建模，并取得了有希望的结果。① 基于任务态 fMRI 的研究：使用基于任务的 fMRI 范式的特征进行的研究包括语言流畅性、工作记忆和听觉判别实验。第一个相对大规模的研究，来自两个中心的 155 名参与者，将投影寻踪算法（projection pursuit algorithm）应用于 ICA 分离的空间地图，实现了 80%～90% 的分类精度，其中感觉运动任务的分类精度最高。进一步基于区域与大的同步估计从同步血流动力学建模的听觉响应图像,Calhoun 和他的同事获得了 97% 的预测准确率,后来在一个新的站点的数据中的模型预测准确率高达 94%。许多精神障碍,如 SZ、精神分裂情感性障碍和血压障碍,可能有大量重叠的症状、风险基因、脑功能障碍和治疗反应。因此,根据传统的诊断方法对这些患者进行临床鉴别变得非常具有挑战性。最近的一些研究探讨了 SZ、分裂情感性障碍以及精神疾病的血压障碍的分类问题。Clementz 和他的同事提出了一种基于生物类型的方法,他们确定了 3 种神经生物学中独特的生物学上定义的精神病类别,并表明生物类型并不遵循简单的疾病严重程度连续体,在不受影响的一级亲属中具有遗传特性。② 静息态数据研究:用于 SZ 预测的 rsfMRI 研究包括各种分类器,如 SVM、融合 lasso、GraphNet、RF、C‑means 聚类、正则化 LDC 等。总体而言,这些研究的样本量相对较大,分类准确率在 62%~100% 之间,但 100% 准确率的研究样本量非常小,因此,结果可能无法在其他研究中推广。然后,是使用 dMRI 数据的相关研究,本次综述中调查的 dMRI 研究报告的准确率在 62%~96% 之间,使用支持向量机、LDA 和 Fisher's 等分类器 LDC 或多个分类器的组合,这些研究的特征包括来自 ROI 的部分各向异性(FA)图和结构连接性。总之,现有的 SZ 预测组研究多以功能和结构 MRI 数据为特征,以 loo‑CV 为交叉验证方法选择,许多研究的样本量非常小。因此,未来有必要研究使用更好的 CV 方法和更小尺寸的预测模型。此外,虽然这些初步结果表明 SZ 可以被预测具有更高的准确性,但准确性范围在这些研究中存在很大差异,需要重复研究来确认普遍性。

3. 抑郁症(MDD)和双向情感障碍(BP)相关研究　虽然重叠的症状使得区分 MDD 和 BP 以及与其他疾病(如 SZ 和分裂情感障碍)具有挑战性,但最近的研究报道了对 BP 和 MDD 的成功诊断预测。在被调查的 61 项使用神经影像学自动诊断 BP 和 MDD 的研究中,结构 MRI 主要用于预测 BP 患者。因此,在推荐特定的分类器或机器学习框架作为 BP 预测的诊断工具之前,还需要进一步的研究。虽然使用 rsfMRI、sMRI 和基于任务的 fMRI 作为特征和主要支持向量机分类器来预测 MDD 的研究有所增加,准确率在 52%~99% 之间,但在大多数研究中样本量相对较小。虽然这些研究利用了多种基于 MRI 的特征,如 sMRI、静息和基于任务的 fMRI 以及 dMRI,它们为基于大脑的 MDD 和 BP 的鉴别诊断提供了大量证据,但仍旧未出现泛化性能较好的分类模型。未来的研究应该采用大规模的样本量和更多的 BP 预测研究。

4. 自闭症谱系障碍(ASD)相关研究　ASD 是一种神经发育障碍,其特征是社会交流受损、社会情感互惠的缺失、用于社会交往的非言语交际行为和刻板印象行为的缺失。自 2010 年以来,少数研究调查了男性和女性样本中 ASD 的自动诊断。虽然目前的研究利用了所有可用的 MRI 数据模式作为预测 ASD 的特征,但样本量以及基于每种模式的研究相对较少。此外,与自闭症谱系障碍相关的异质性,包括低功能和高功能患者的亚型,应该进一步使用预测模型进行研究。

5. 多动症(ADHD)相关研究　最常见的神经发育障碍之一是多动症。然而,由于缺乏基于生物学的诊断方法,目前 ADHD 的诊断仅基于行为症状。35 篇使用基于 MRI 的特征进行 ADHD 自动诊断的研究与以上对自闭症以及抑郁症等方面的研究相比,在准确率方面较低,同时也存在样本量较小等问题。

6. 强迫行为障碍(OCD)相关研究　目前只有少数研究将分类算法应用于 OCD。目前的研究包括了所有模态的数据,其中也有利用多模态数据进行预测的论文,但是总体而言,发展较慢,并且同样存在样本量及泛化能力的问题。

7. 焦虑症(SAD)相关研究　到目前为止,只发表了两篇关于 SAD 的研究,样本相对较小,准确率在 80% 以上。这些研究从不同的 MRI 模式中得出了多变量模式,这表明与 SAD 分类相关的特征可以跨模式提取和分析。这两项研究都报告说,有用的特征分布在广泛的大脑区域,而不是通常与焦虑相关的大脑局部区域。

8. 创伤后应激障碍(PTSD)相关研究　迄今为止,只有一项研究对 PTSD 进行了鉴别分析,其中 50 名患有和未患有创伤后应激障碍的地震幸存者与使用结构成像的对照组进行了比较。患者创伤后应激障碍的分类准确率达 91%,最具鉴别性的特征出现在不同的大脑区域,尤其是左顶叶和右顶叶区域。

9. 物质依赖(SD)相关研究　到目前为止,只有少数预测研究 SD(如酒精、尼古丁和可卡因成瘾)和预测治疗成功性,只有一项研究实现多通道成像方法来预测饮酒和大脑中的治疗效果,但是使用的是非人类数据(大老鼠数据)。总体而言,这些研究和以上对自闭症以及抑郁症等方面的研究相比,在准确率方面较低,同时也存在样本量较小等问题。

10. 对以上调查的系统分析　图 8-1-3 展示了该调查的一些关键特性。这些数据表明,自 2007 年以来,相关文献的发表数量有明显增长,自 2010 年以来,研究数量一直在快速增长。在 2000 年之前。特别是所有主要疾病的研究都呈现出峰值,这可能是由于最近的数据共享举措。从图 8-1-3C 可以看出,所有基于 MRI 的特征都被用来预测这些主要疾病,只有少量的多模态研究。此外,这表明结构核磁共振成像(sMRI)是最流行的模态选择,特别是在 SZ 研究中。对于 MDD/BP、ASD 和 ADHD 的研究,rsfMRI 是最流行的模式。此外,与 dMRI 相比,多模态研究在这些主要疾病中更为常见。图 8-1-3D 显示了每种障碍分类器对常用分类器的总体预测精度,图 8-1-3E 显示了每种障碍分类器对每种障碍分类器的总体预测精度,图 8-1-3F 显示了每种障碍分类器对每种障碍分类器的总体样本量。支持向量机分类器是所有主要疾病中最常用的分类器,其次是 LDA 分类器。图 8-1-4A 显示了整体精度、总样本大小以及每个障碍和对于每一个分类器使用的研究。图 8-1-4B 显示了整体精度对每个通道的总样本量和对于每一个分类器中使用的研究。图 8-1-4C 显示整体精度的总样本量为每个障碍和每种模态的研究。有趣的是,即使样本量小于 100,几乎所有的研究都报告了非常高的准确度,但几乎没有报告 100% 的分类准确度。在大多数主要疾病中,包括 SZ 和 MDD/BP,报道的总体准确性随样本量的增加而下降,这令人担忧,因为这表明在这些小样本量研究中使用的分类框架可能无法在大规模研究中推广。此外,支持向量机分类方法,在大多数主要疾病中都能实现非常高的准确率。此外,rsfMRI 和基于任务的 SZ、MDD/BP 和 ADHDs 研究均显示出较高的准确率。图 8-1-4D 为本次调查研究数量的样本量分布。虚线表示所有研究的平均样本量(红色)。图 8-1-4E 显示了针对每种障碍和研究中使用的每种分类器的每种模式的总体准确性。MDD/BP 和 ADHD 研究报告的准确率最低。根据调查研究,结构 MRI 的体积和皮质厚度,功能磁共振成像数据

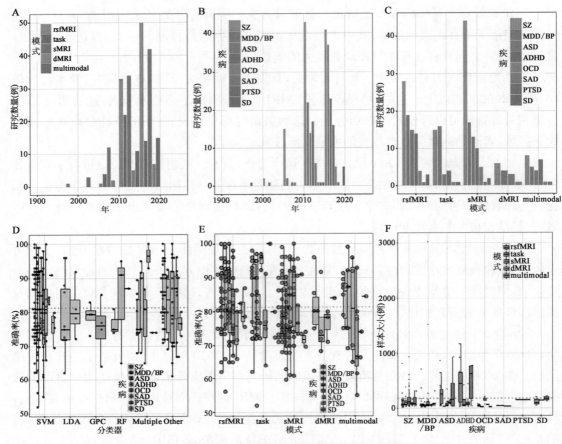

**图 8 - 1 - 3　对所调查的精神疾病预测研究进行的可视化总结**

注：A. 每年每种模式 MRI 发表的研究报告的数量；B. 每年每种疾病类型发表的研究报告的数量；C. 每种疾病类型的每种模式 MRI 发表的研究报告的数量；D. 每种疾病的每种算法的分类器的总体预测精度；E. 每种模式的每种疾病的总体预测准确性；F. 每种疾病的每种模式 MRI 的样本总数。（图片来自参考文献[44]）

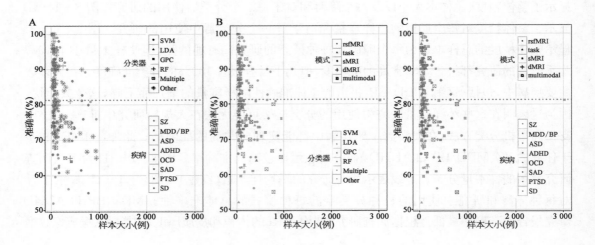

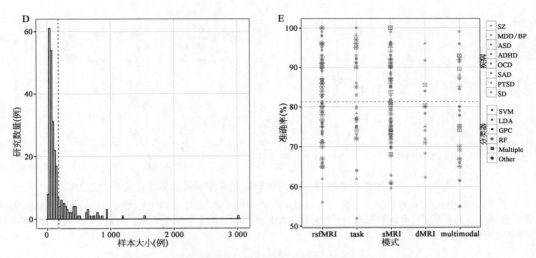

**图 8 - 1 - 4　对所调查的精神疾病预测研究进行可视化总结**

注：A. 对研究中使用的每种疾病的每种分类器的总样本大小的总体准确性；B. 对研究中使用的每种模式 MRI 的每种分类器的总体样本大小的总体准确性；C. 对每种疾病的每种模式 MRI 的总样本大小的总体准确性；D. 调查中研究次数的样本量分布；E. 研究中使用的每种分类方法的总体准确性。（图片来自参考文献[44]）

的 ROIs 或 ICA 组件与 dMRI 数据的 FA 之间的激活图和功能连接是最常用的分类特征。此外，支持向量机是所有疾病研究中最常用的分类器，并观察了支持向量机方法的不同扩展，包括线性、非线性和递归特征消除支持向量机（SVM）。其他受调查的常用分类器包括 LDA、高斯过程分类器（Gaussian process classifier，GPC）和随机森林（random forest，RF）。图 8 - 1 - 5 和图 8 - 1 - 6 给出了主要疾病（排除了研究数量很少的疾病）的累积密度函数（CDF）。从这一总结中得出的一个有趣的观察结果是，针对许多主要精神障碍的多模态预测研究出现了增长。

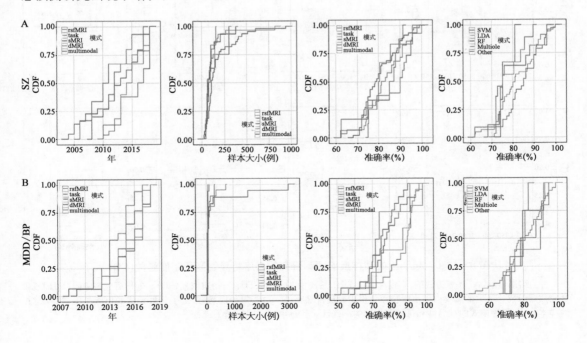

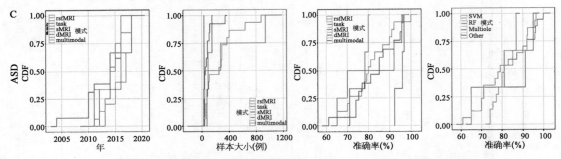

**图 8-1-5　被调查的精神疾病预测研究的无序特异性累积密度函数（CDF）**

注：结果显示，A. 精神分裂症（SZ）；B. 主要抑郁障碍/双相情感障碍（MDD/BP）；C. 自闭症谱系障碍（ASD）。对于每种疾病，给出了每种模式的出版年份、每种模式的样本大小、每种模式的准确性和每种分类器的准确性。（图片来自参考文献［44］）

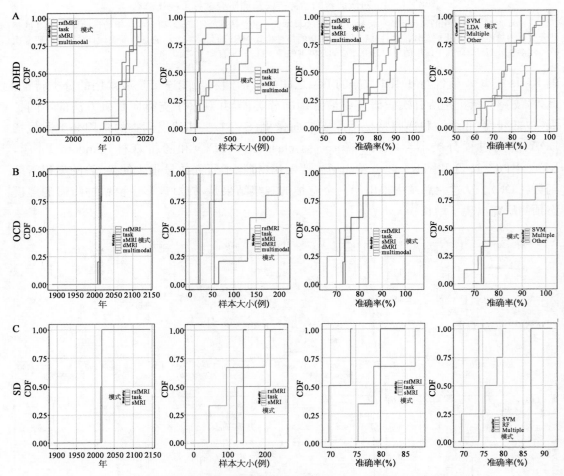

**图 8-1-6　被调查的精神疾病预测研究的无序特异性累积密度函数（CDF）**

注：结果显示，A. 注意力缺陷/多动障碍（ADHD）；B. 强迫症（OCD）；C. 物质依赖（SD）。创伤后应激障碍（PTSD）和社交焦虑障碍（SAD）的摘要由于出版物数量很少而被排除在外。对于每种疾病，给出了每种模式的出版年份、每种模式的样本大小、每种模式的准确性和每种分类器的准确性。（图片来自参考文献［44］）

### 三、从临床应用的转化视角看基于脑的预测组研究

1. **将预测结果转化为临床应用**　通常在以研究为基础的设置中,预测研究是使用两个或更多比例适当的精神疾病患者组和他们的健康对照组来实现的。在训练监督分类算法之前,对组标签进行仔细诊断,排除诊断不确定或共患病的受试者是一种常见做法。然而,在真实的临床人群中,疾病的诊断是一个更加复杂的过程。因此,预测建模领域需要有相当大的改进,才能将其应用于临床实践。在许多临床病例中,要解决的中心问题不像如何区分患者和对照组那么简单,而是在同一人群中不同疾病之间的具体区别。简单地说,在能够得到可用工具的准确临床实施之前,需要一个鉴别诊断过程。此外,目前预测建模方法的另一个限制是缺乏适当的识别患者之间的共病的能力,这是跨多个诊断类别正确分配分类标签的关键。到目前为止,只有少数现有的研究,在目前的文献中,不同的疾病已证明多类分类(即3种或3种以上疾病的亚型分类)。然而,就该文发表截止,还没有这样的研究充分处理了共病的问题。虽然在临床应用基于研究的诊断/预测工具之前应该解决现有的局限性,但即使是目前的方法也可以作为临床诊断的补充,虽然具有更高的决策不确定性,但可以为任何后续的医疗程序需求做出决策。除了传统的主观方法,结合精神疾病的定量预测方法可以帮助更准确的临床诊断。然而,在神经影像学预测模型的成功临床转化之前,有几个关键因素需要考虑,包括基于神经影像学发现的可靠性和学科水平的临床过渡。此外,精神病学神经影像学研究中存在的一些问题需要解决。包括以下内容:① 除了临床访谈外,形成基于生物标志物的诊断,目前的临床诊断主要基于临床访谈。除了现有的行为测量,预测建模结果可以提供更准确的基于大脑的内表型或生物标志物,并结合这两个测量可以提供更深入的了解生物通路、机制和疾病的进展。例如,基于大脑的 ASD 和 ADHD 的生物标记可以更客观地帮助诊断疾病。② 多类别分类,在临床实践中,诊断具有大量重叠症状的严重精神障碍,如 SZ、分裂情感性精神障碍、单极型和双极型抑郁症以及心境障碍,是非常具有挑战性的。通过获得对多个疾病类别的预测置信度的估计,预测模型可用于识别患者群体中的共病。最近的多类方法可以为每个被试的所有感兴趣的类别指定一个预测值,并能够根据预测的置信度来指示多个疾病的受试者共病情况。其他识别共病的方法包括多标签分类和多任务学习,其中为每个样本分配多个类标签。③ 患者筛选,在进行临床操作或专家意见之前,基于神经影像学的预测结果可作为患者筛选阶段。预先使用预测模型对患者进行筛选可能会减少与临床访谈相关的时间和费用。④ 治疗反应/结果预测,除了辅助临床诊断的决策程序外,预测技术还可以用于预测治疗反应和治疗结果的预测。通过监测治疗结果和使用预测模型寻求潜在的治疗手段,临床诊断和治疗可以变得更加高效。⑤ 药物试验设计,基于预测模型的结果,对未来的药物反应也可以分类。通过选择最有可能对特定药物产生反应的个体的子集,可以设计更有效的药物试验。例如,对情绪稳定剂或抗抑郁药的反应的药物分类可以使用机器学习方法进行分类。

2. **连续测量与分类诊断**　调查的大多数精神疾病预测研究都是基于为测试样本分配离散或分类标签。然而,分类诊断方法在预测某一疾病类别时忽略了连续测量,这可能导致误导的结果,或遗漏了对预测风险有用的亚临床趋势。对于更可靠的结果,使用连续测量(如

模式回归)进行预测,可以成为一个有价值的工具。此外,对于使用基于大脑特征进行精神疾病预测,基于回归的建模可以用来估计疾病的进展和治疗结果,并可以估计连续的测量指标。为了从神经影像学数据中估计持续的临床措施,Wang 及其同事最近的一项研究提出了一个使用关联向量构建回归的框架,与支持向量回归类似。另一项研究探索了区域间皮质厚度相关性,以识别和表征自闭症诊断观察表评分。这项研究的结果表明,多个大脑网络之间的结构协方差测量与自闭症症状有关。此外,Tognin 及其同事基于脑灰质体积和皮质厚度测量,使用相关向量回归预测精神病高危人群的正、负综合征量表得分。最近,研究开始预测健康和疾病的连续评估措施。这些研究表明,除了进行分类诊断外,还可以通过使用连续的疾病预测措施来取得有希望的结果。除此以外,作者还分别讨论了疾病患病的风险预测和治疗结果的预测,但是相关研究目前还较为缺乏。虽然这类研究在临床转化上具有非常重要的意义和转化价值,但目前还没有出现类似的模型显示出较好的预测能力。

### 四、基于大脑的预测组的当前研究趋势

1. 单变量和多变量方法   近年来,各种多变量神经影像学分析方法的方法学发展受到越来越多的关注,因为它们能够检验除体素和单变量技术之外的其他特征。对于单变量功能性神经成像方法,通常在每个体素的时间过程中独立拟合预期反应变量的模型,然后使用实验条件下的估计反应水平进行进一步的测试。虽然方便,但这种方法引入了大量的统计测试,因为它只针对与特定刺激相关的特定大脑位置(即大脑活动区域),从而产生反应的统计差异图。也因此,它限制了对大脑区域间刺激无关关系(如功能连接)的研究。此外,单变量方法不允许在多个大脑位置估计刺激效果。多变量神经成像方法考虑了大脑活动在多个空间位置同时发生的整个空间模式,能够探测到单变量方法无法捕捉到的大脑活动的细微但局部的测量。与传统的单变量、基于模型的方法缺乏直接处理体素/区域间相互作用的能力相比,多体素模式方法估计了跨脑区域激活的相关性或协方差。多变量结果也可以更可靠地转换为底层大脑网络的特征。最近的多元神经影像学方法提供了分析刺激和同时测量的许多位置的反应之间的关系,如空间反应模式或多体素反应模式。与单变量技术相比,多变量方法可能提供更强大的统计能力和更好的重现性。在基于神经影像的诊断中,多变量机器学习方法同时整合可用的特征来联合区分不同的组。通常,对于多变量机器学习方法,分类器在一个训练数据集上进行训练,以预测不同的类别,然后应用于测试数据集。通过 loo - CV 以提高模型准确性。到目前为止,已有多种多变量机器学习方法在基于神经图像的预测中得到了应用,如 SVM、KNN、GNB 和 LDA 等。在这些分类器中,基于 SVM 的分类器获得了更好的分类性能。其他最近和更有效的分类器包括随机森林、深度学习(图 8 - 1 - 7)与人工神经网络分类器。多变量机器学习方法用于精神疾病诊断的例子包括使用结构 MRI 数据对 SZ 进行分类,分类精度从 81%到 93%。

2. 多模态研究   虽然神经影像学技术已经成为鉴定精神疾病相关生物标记物的流行工具,但每种影像学技术都有其局限性。通过开发多模态神经成像技术,结合从多种神经成像

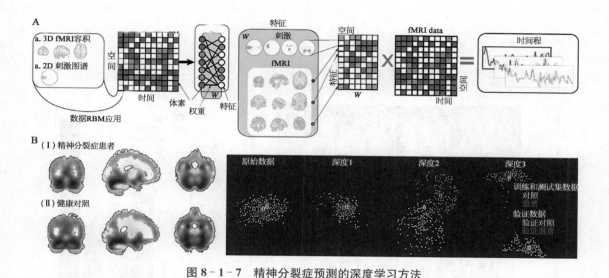

**图 8 - 1 - 7　精神分裂症预测的深度学习方法**

注：A. 基于深度学习管道的 RBM 受限的方法说明,特征是从数据的时间过程中学到的；B. 显示精神分裂症患者和健康对照(左)训练样本的平滑灰质分割的示例,以及邻里关系(右)上深度信念网络(DBN)深度对其的影响。(图片来自参考文献[44])

技术(如脑电图、结构磁共振成像和 fMRI)获得的数据,可以部分克服特定模式的局限性,这比单模态神经成像方法在大脑结构和动态方面提供的结果更丰富和可靠。多模态神经影像学是一个相对较新的和迅速扩展的领域,它整合了来自不同模式的数据,以了解精神疾病的病理生理学。例如,通过将基因组变异与大脑功能、结构和连接测量相联系,成像基因组学方法可以描述基因组变异影响精神疾病认知和行为的潜在神经机制。多模态数据融合方法利用两种数据模式的互补信息,通过考虑模态间的关系来共同估计它们之间的关联。特别是,对于复杂的疾病,如 SZ,通过合并先进的多模态建模提供的额外信息,可以更好地理解来自多种模式的特征之间的关系。因此,在对精神疾病进行预测建模时,研究多模态神经影像学数据以及非影像学特征之间的相互关系非常重要。正如 Calhoun 和 Sui 所述,目前有多种方法集成从各种单模态成像技术获得的数据。主要的方法是两种:一种是利用某一模态数据约束另一模态数据,如 MRI 数据约束 EEG 数据的源重建方法。另一种模态的独立成分分析的联合分析,如联合独立成分分析(joint-independent component analysis, joint - ICA)或平行独立成分分析(parallel - ICA)。虽然现有文献中的大多数研究使用单一的模式来预测精神疾病,但最近数据融合方法的发展使得多模式神经成像成为一种流行趋势。最近的几项研究通过结合 rs - fMRI 或基于任务的 fMRI 数据,以及 sMRI,将 SZ 患者与 HC 区分开来。还有 fMRI 与单核苷酸多态性结合,以及 rs - fMRI 和 MEG(图 8 - 1 - 8)数据的结合,而只有少数研究结合了来自 3 个或更多模式的数据,精度为 75%～100%。其他最近的数据融合进展包括集成多个基于任务的 fMRI 数据集,与传统的基于线性模型的方法相比,该方法在更大程度上指定了共同和特定的活动来源。Ford 和同事使用 Fisher 的线性判别分类器,基于任务 fMRI 数据对 SZ 和 HC 进行分类,准确率为 78%,sMRI 数据准确率为 52%,而组合的多模态数据的准确率最高为 87%。Yang 和同事最近的另一项多模态神经成像研究整合了利用 ICA 提取的基于 rs - fMRI 的连接特征和基于 sMRI 的结构特征,并使用 SVM 分类器比较

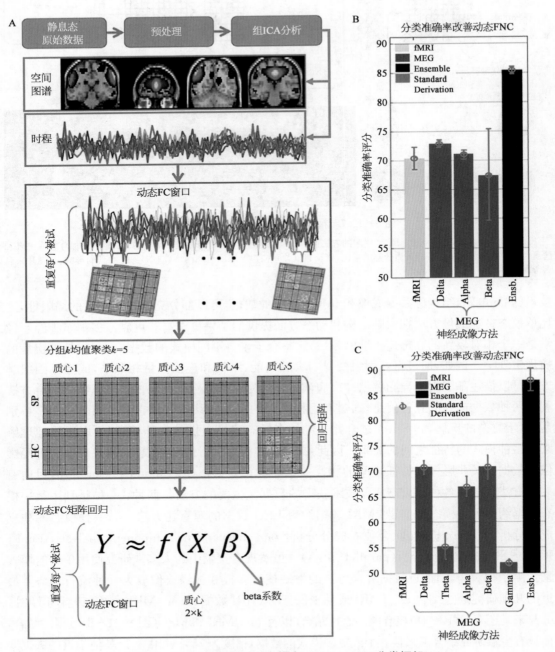

**图 8-1-8　示意图显示多模态、MEG-fMRI 分类框架**

注：A. 静息态 fMRI 和 MEG 数据均采用组 ICA、加窗 FNC 和 $k$ 均值聚类方法，对动态 FNC 提取特征进行回归分析；B. 用静态 FNC 方法显示平均分类精度提高的条形图；C. 显示采用动态 FNC 方法提高平均分类精度的条形图。动态方法明显优于静态 FNC 方法。（图片来自参考文献［44］）

单模态和多模态的准确性。研究结果表明,多模态特征的识别正确率(77.91%)高于单一模态特征(72.09%)。Cabral 和同事使用多模态 sMRI 和 rs-fMRI 数据对 SZ 患者和 HC 个体进行了 75% 正确率的分类,其中基于多模态特征的分类优于基于单模态特征的预测准确性(使用 sMRI 数据的准确率为 69.7%,使用 rs-fMRI 数据的准确率为 70.5%)。Qureshi 和他的同事使用类似的方法对 SZ 患者和 HC 个体进行分类,使用 rs-fMRI 和 sMRI 联合数据,但样本数量更高,并实现了 $10\times10$ 倍嵌套交叉验证预测精度 99.29%。需要注意的是,为了尽可能多地使用训练数据,克服样本容量的问题,该框架使用了一个没有新数据的嵌套 CV 进行测试,这可能会引入分类偏差,导致预测精度如此之高。尽管存在方法上的局限性,但这些研究和其他研究显示了利用多模态成像数据的潜力。然而,在临床应用之前,还需要更可靠的多模态融合方法和验证。除此以外,基于 ICA 的方法在多模态融合预测方面取得了很好的效果。虽然大多数当前的样本容量有限数据集使得预测研究仍旧具有很大的挑战性,但是我们可以看到这种希望是在不断提升的。

3. 疾病亚型的多分类研究,对减少疾病异质性的探索　虽然对精神疾病患者与对照组分类的诊断方法已在现有的精神疾病预测文献中成功实施,但它并没有解决精神疾病预测的鉴别诊断方面(即区分症状重叠的疾病或亚组诊断)。传统的病例对照模型忽略了疾病组内部的异质性,将预定的病例或对照标签分配给测试样本。许多严重的精神疾病,如 SZ、分裂情感性障碍、单极型和双极型抑郁症以及其他情感障碍都有大量重叠的症状,因此仅根据所报告的症状进行疾病预测不足以准确诊断。为了解决这个问题,美国国家心理健康研究所引入了研究领域标准,这是一种根据多种症状、行为和生物学维度对精神疾病进行分类的方法,目的是减少诊断组之间的异质性。与《欧洲精神健康研究路线图》一致,RDoC 在神经生物学层面提供了改进的分类验证。大多数针对 RDoC 项目的研究都采用了各种基于神经心理学测量的数据驱动的聚类方法来划分临床人群。这些研究包括 SZ 亚型诊断、情感障碍亚型和 ADHD 亚型。如上所述,传统病例控制预测的主要局限性之一是二元疾病特征,即将测试样本指定为病例或控制类别。这种方法忽略了相关的疾病异质性,通常称为疾病亚型。然而,包括自闭症和 SZ 在内的许多异质性精神疾病被定义为谱系障碍。虽然使用泛型分类来寻找诊断生物标志物是一种常见的做法,但精神疾病诊断过程中的一个主要问题是缺乏对多个疾病亚型患者的鉴别诊断。疾病亚型的准确诊断对于合适的治疗过程至关重要。例如,在 SZ 病例中,患者可以表现出类似的认知缺陷,但程度不同。因此,为了强调 SZ 的表型异质性,该文引入了两个具有不同遗传和认知特征的主要亚型:认知缺陷(cognitive deficit)和认知幸免(cognitive spared)。然而,由于样本量有限,SZ 亚型的鉴别诊断研究较少。在大多数现有的数据集中,每种疾病亚型的受试者数量都很少,这限制了开发可靠的亚型预测器来准确区分它们的能力。已有研究中,Ingalhalikar 和他的同事提出了一种无监督的频谱聚类方法,利用来自 78 个 ROI 之间的结构连接网络的多边图来对自闭症和 SZ 的亚型进行分类。在调查研究中,只有少数重要领域出现了自动鉴别诊断亚型的研究。Costafreda 和他的同事使用功能磁共振成像对 SZ、双极型和 HCs 进行了分类。Calhounetal(图 8-1-9)和 Arribasetal 的两项研究使用功能磁共振成像进行听觉辨别任务,其中他们应用 ICA 方法提取默认网络相关特征和大脑的颞叶听觉网络。这两项研究均获得了 SZ 与

BP 障碍之间较高的预测精度。Rashid 及其同事提出了基于静态和动态功能网络连接特征的算法(图 8-1-10),对自动 SZ、双向情感障碍和 HC 进行分类。Pardo 和他的同事的另一项研究使用了来自结构 MRI 的 23 个 ROIs 和 22 个神经生理测试分数的组合,用于 SZ、BP 和 HCs 的自动分类。也出现了一些其他的方法,但是在大多数当前的样本容量有限数据集中,执行疾病亚型预测的被试数量在每个疾病中样本很小,这为此类研究带来了很大的挑战性。

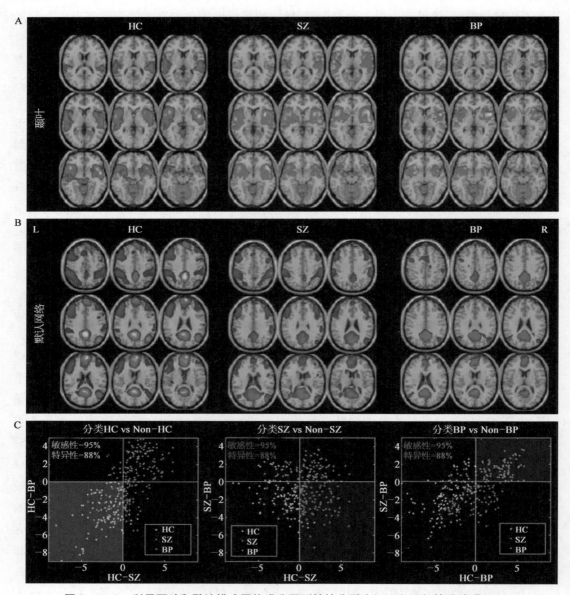

图 8-1-9　利用颞叶和默认模式网络成分预测精神分裂症(SZ)和双相情感障碍(BP)

注:从健康对照(HC)、SZ 和 BP 患者的 fMRI 数据中提取颞叶(A)和默认模式网络(B)的特征,阈值 $P < 0.001$(矫正)。用先验决策区域说明分类结果,并对测试对象进行实际诊断,平均敏感性和特异性分别为 90% 和 95%(C)。

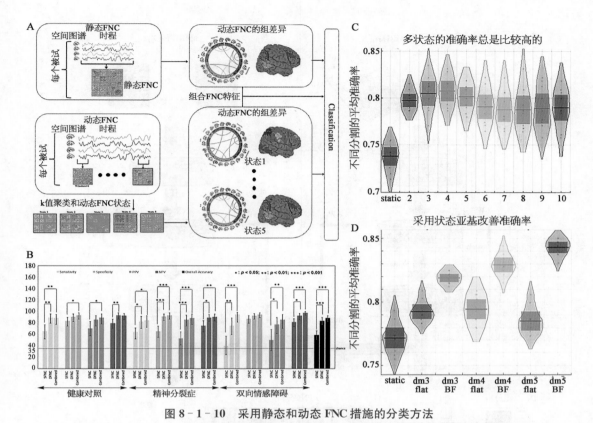

**图 8 - 1 - 10　采用静态和动态 FNC 措施的分类方法**

注：A. 采用 Windowed FNC 和 $k$ 均值聚类方法从精神分裂症（SZ）、双极（BP）和健康对照（HC）中提取动态 FNC 特征；B. 分类结果表明，动态 FNC 方法优于静态 FNC 框架（精度分别为 84% 和 59%）；C. 另一种基于 FNC 的方法显示动态 FNC 方法明显优于静态 FNC 方法；D. 此外，使用状态和平面子集和 Brute Force（BF）方法，对性能进行了评估，表明状态子集的准确性有所提高。（图片来自参考文献[44]）

4. 发展的基于大脑数据的预测算法　最近，一些更先进的机器学习算法已经显示出基于神经成像的精神疾病预测的巨大潜力。例如，最近的一项研究提出了一种新的基于 ICA 的平行分析框架，联合估计 SZ 中功能网络可变性和结构共变之间的关联，并基于这些相关的功能/结构特征预测几个认知域得分（图 8 - 1 - 11）。

简而言之，通过将 fMRI 的时域特征与并行组 ICA 算法中的结构 MRI 特征相结合并进行估计，通过联合估计功能网络变异性和结构共变，以识别模态间联系。利用真实的神经成像数据，确定了一个重要的功能和结构 MRI 组件对，在两种成像模式中均捕获组差异，这进一步与认知得分相关，表明多模态大脑特征可以预测多个认知得分。SZ 最近的另一项研究提出了一种多位点典型相关分析与联合 ICA（MCCAR＋ICA）相结合的多模态融合算法，在三种模态数据融合（fMRI、sMRI 和 dMRI）中对被试的个体特征变量进行预测，识别多模态共变的特征模式。结果发现，在 SZ 中，有几个大脑区域以前与工作记忆缺陷有关，这表明新的 MCCAR＋joint ICA 方法在识别严重精神疾病的生物标志物方面有很大的潜力，如 SZ。此外，Sui 和同事在 SZ 中采用了约束融合的方法来预测认知能力（图 8 - 1 - 12）。认知评估采用 MATRICS Consensus Cognitive Battery（MCCB）进行测

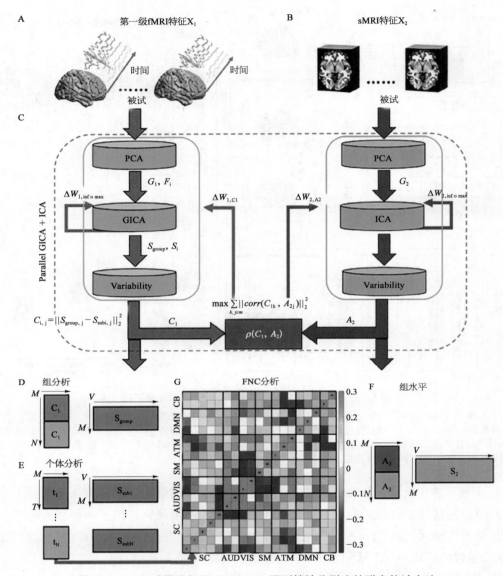

**图 8 - 1 - 11　采用平行组 ICA＋ICA 预测精神分裂症的联合估计方法**

注：流程图显示提取一级 fMRI(A)和 sMRI(B)特征的步骤，使用并行 GICA＋ICA(C)进行特征集成，从 GICA (D)中提取组级成分，主题级 GICA 成分提取(E)，组级 GICA 成分提取(F)，FNC 分析。（图片来自参考文献[44]）

量，使用多组典型相关分析，探讨 MCCB 与静息 fMRI 部分低频振幅(fALFF)测量的脑功能异常、结构 MRI 的灰质密度(GM)、dMRI 的 FA 之间的联系。这项研究的结果表明，相关的功能和结构缺陷可能与 SZ 的认知障碍有关。除此以外，还有多项基于其他开发的 ICA 算法和多模态数据融合的方法进行预测的研究，这些方法都提出了不同的多模态融合研究的框架。

5. 基于大脑数据预测的功能连接测量方法　近年来，利用神经影像学研究大脑连通性已经成为研究大脑网络之间联系的热门方法。功能连接可以使用各种不同的神经成像技术

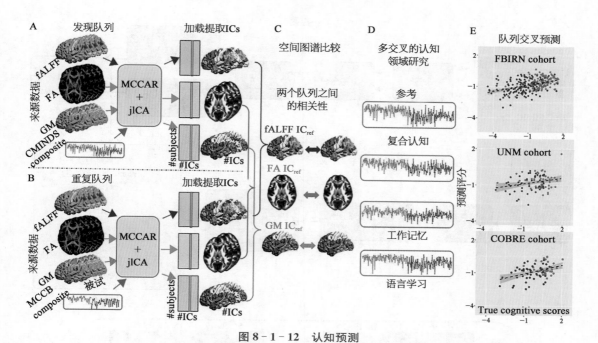

图 8 - 1 - 12 认知预测

注：一种基于约束数据融合的认知预测方法，多个队列与多模态共变模式相关的复合认知的比较，综合认知评分作为多站点数据队列的参考。（图片来自参考文献[44]）

进行量化。一种常用的测量方法是 fMRI，它通过血液氧合来测量同步的大脑活动，并推断不同大脑区域之间的功能相互作用。FC 被定义为大脑空间距离区域之间的时间相关性，最近被用于研究这些大脑空间距离区域之间的功能组织和时间相关性。不同的分析工具已经被应用于静息态 fMRI 数据来描述脑功能连接。两种广泛使用的 FC 方法是基于种子的分析和纯数据驱动的方法，如 ICA。还可以使用空间 ICA 在网络级别上研究 FC，空间组件之间的连接称为 FNC。在大多数情况下，FC 在整个扫描期间被认为是静止的，正式称为 sFC/sFNC 分析。由于 FC 分析产生的高维特征，如果没有有效而有意义的特征选择，分类器可能会引入过拟合问题，导致分类性能较差。因此，为了消除冗余特征，只选择 FC 度量中合适的特征，应用合适的特征选择策略至关重要。对于基于 FC 的特征选择，采用了特征过滤等方法来实现特征维度的压缩（如 LASSO 等方法），如图 8 - 1 - 13 中的研究。FC 和 FNC 措施均已用于被试水平的诊断。

另一个基于不同图谱识别出的 ROIs 之间的 FC 矩阵的方法也被用来区分 SZ 和健康个体，并且不少研究以此方法获得了较好的分类表现。此外，Bassett 等使用高级网络组织作为 SZ 分类的特征，准确率达到 75%。除了基于单一模态的 FNC 特征外，研究还探索了将 FC 与其他模式的特征融合来对 SZ 进行分类。例如，Yang 和他的同事开发了一种混合机器学习方法，使用 fMRI（体素和 ICA 网络）和 SNP 特征对 SZ 进行分类，这种组合特征包括了体素、ICA 网络和 SNP 数据。

虽然少有研究对具有重叠症状的精神疾病进行分类，如 SZ、分裂情感性障碍和伴有精神病的 BP 障，但也有研究在这方面取得了进步。Du 及其同事利用 GIG - ICA 提取静息状

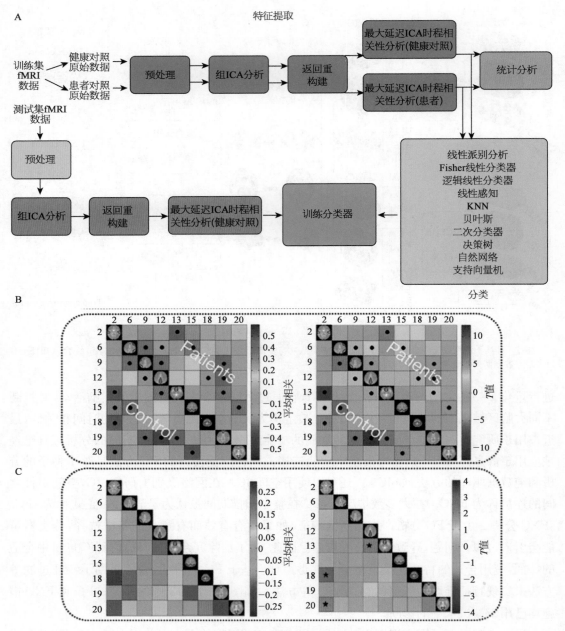

**图 8 - 1 - 13   一种使用 FNC 对精神分裂症进行分类的方法**

注：A. 基于 FNC 框架的特征提取和分类步骤；B. 基于组平均 FNC 和 T 值的分析；C. 平均 FNC 测量和 T 值的组间差异。（图片来自参考文献[44]）

态脑网络，将 SZ、伴有精神病的 BP 障碍、伴有躁狂发作的分裂情感性障碍、伴有抑郁发作的分裂情感性障碍和健康个体进行分类。采用 RFE 方法选择 FNC 特征，采用五类 SVM 分类器进行训练，分类准确率达到 68.75%（图 8 - 1 - 14）。

FC 测量也被用来作为自闭症和多动症的分类特征。使用来自 7266 个 ROI 的静息状态 FC 测量，Anderson 和他的同事在 20 岁以上的受试者中达到 89% 的准确率，在所有受试

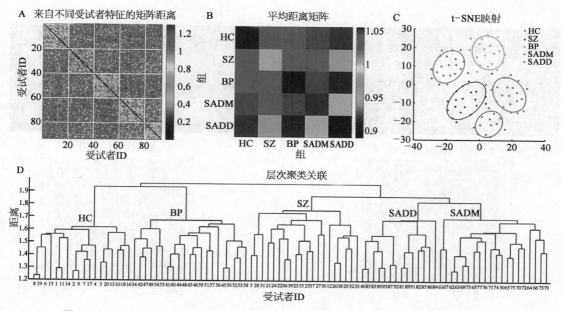

**图 8 - 1 - 14　一个使用网络测量和层次聚类预测精神分裂症和双相情感障碍的例子**

注：A. 距离特征向量的距离矩阵；B. 组间和组内平均距离矩阵；C. 显示被试投影结果的 t-distributed random neighbor embedded（t－SNE）方法的结果，其中每个点都指向一个受试者（group-wise colored）；D. 层次聚类方法的结果。BP：双向情感障碍；HC：健康对照者；SADM：情感分裂症（躁狂型）；SADD：伴有抑郁发作的分裂情感性障碍；SZ：精神分裂症。（图片来自参考文献[44]）

者中达到 79％正确率。Murdaugh 和他的同事在 Logistic 回归分类器中使用了基于种子的 FC 和全脑 FC 来对自闭症进行分类，并报道了 96.3％的全脑和基于种子的 FC 特征的准确性。此外，Plitt 和他的同事使用了 3 个来自 ABIDE 数据集的 ROI 之间的 FC，应用基于 RFI 的特征选择以及 Logistic 回归和支持向量机分类器对自闭症进行分类，总体准确率达到了 76.7％。在自闭症多模态分类研究中，Deshpande 及其同事使用 FC 和分数各向异性（来自 DTI 数据），使用基于递归聚类消除的 SVM 分类器获得了最大分类准确率 95.9％。有趣的是，在最近的 ASD 分类研究中，不同频段的信号之间的 FC 被用作特征，其中 0.027～0.073 Hz 波段被发现捕捉到最具鉴别性的特征。此外，通过利用一个大规模静息态 fMRI 研究，对多个站点的 SZ 和健康对照组进行分类，该研究提出了一种基于 ICA 的预处理流程，以提取 FNC 和基于空间地图的成像特征作为潜在的生物标志物。结果表明，与基于 FNC 的特征相比，空间地图在所有实验中都表现出更好的分类性能。另一项研究提出了一种稳健的基于群体信息引导的 ICA（GIG－ICA）的框架，用于评估不同疾病和独立研究之间的神经标志物之间的功能网络图和连接性，其中的连接性度量是独立计算和优化的，以实现基于每个即将到来的个体受试者数据的独立性。本研究结果表明，使用该方法计算的网络特征在预测不同疾病和分类患者方面更有效。这个框架的优点之一是它不需要选择感兴趣的组件，并且可以完全自动化（图 8－1－15）。

## 五、基于脑影像数据预测组研究的主要缺陷

目前脑影像数据预测组研究的 6 个共同缺陷，也是在面对复杂的、高维的大脑数据时机

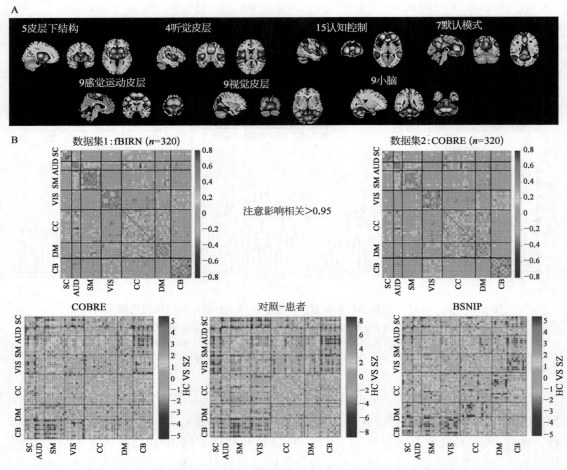

**图 8－1－15　神经标记方法旨在连接不同疾病和独立研究之间的神经标记**

注：A. 发现完全自动化的组水平 ICA 非常稳定，可用于个别被试的 ICA 成分的提取；B. 功能网络连通性（FNC）在多个位点的数据之间具有很强的相关性（$r > 0.95$），不同站点的分裂症（SZ）和健康人群之间存在一致的组间差异。（图片来自参考文献[44]）

器学习方法中的挑战，它们分别是：① 特征的选择和缩减。② 过拟合问题。③ 最优模型选择。④ 可重复性问题。⑤ 不同研究预测结果的一致性。⑥ 患者之间的异质性。精神疾病预测研究的一个重要局限性是对有意义特征的选择和降维。目前，几乎所有的研究都是先进行组级判别分析，再进行被试的对象分类。许多这类研究首先使用统计测试进行鉴别分析，以提取显示组间差异的显著特征，然后使用这些特征进行被试水平分类。然而，在特征选择、提取或约简过程中，测试数据集和训练数据集的使用会给预测模型带来额外的偏差。基于从整个样本中识别出的群体差异结果进行特征选择的过程可能会导致双重倾斜问题，这可能会导致偏差性能。基于组差异的特征选择方法的另一个主要问题是显著性水平是基于统计检验的 $P$ 值，而 $P$ 值不一定与模型的区分能力线性相关。基于单变量组级统计测试的特征选择的另一种解决方案是使用过滤和主成分抽取的方法，过滤方法如 LASSO 方法等通过减少贡献值低的特征来优化特征选择，主成分抽取如 PCA 方法通过提取方差变异贡献最大的成分来作为特征向量。这些方法在机器学习中面临着的挑战并不是只有面对脑影像数据时才存在，但是高维的脑影像数据以及其信噪比等问题缺失加剧了该类问题。除此以外，在预测研究中，一个常见的做法是将总体精度作为最终的模型性能度量。虽然许多被调查的研究报告说，他们的算法比其他现有的研究表现得更好，但这种说法往往是未经证实的，而且仅仅是基于他们的总体准确性与现有研究之间的比较。没有很好匹配的研究变量（即样本大小、年龄、性别、扫描仪参数和成像序列、药物、症状评分、数据类型、扫描功能数据的长度、预处理流程、感兴趣的特征、特征选择方法、分类器类型、CV 方案等）。但是，就目前为止，对这些进行不同研究间的比较是完全不切实际的。此外，任何与表现相关的声明都必须经过适当的统计显著性检验。基于神经影像学的机器学习研究的另一个局限性是患者之间存在实质性的异质性。在以研究为基础的神经影像学研究中，被试是根据匹配的年龄、性别或教育背景招募的，通常具有特定类型的脑病理学。相比之下，在临床环境中招募的被试可能包括几种病理类型，这些病理类型在疾病阶段和人口统计变量（即年龄、性别等）上存在很大的异质性。如前所述，使用更大的训练样本可以提高分类性能，也可能通过整合整个临床和病理特征的频谱来减少疾病的异质性。最近的方法，如离群点检测（即离群点检测），将患者分类作为离群点检测问题处理，可以减少患者间较高的异质性。此外，最近的两项研究进行了多成分和症状双聚类，其中沿着不同维度的同质聚类为 SZ 亚型（图 8-1-16）。这些方法都提高了对被试异质性问题的解决能力，但就目前为止，该问题仍旧是此类研究的一个重大问题。

## 六、利用脑影像数据对疾病预测的预测组分析的未来发展方向

1. 使用深度学习技术进行预测　近年来，深度学习作为机器学习技术的一个分支，在包括神经影像学在内的各种数据分析领域的模式识别和分类得到了广泛的关注。传统机器学习与深度学习的根本区别在于，深度学习能够利用连续的非线性变换，从原始数据中发现并学习复杂的模式。基于数据驱动的自动特征学习过程，深度学习能够识别复杂和微妙的模式，因此它最近成为精神疾病神经影像学研究的一个有吸引力的工具。基于深度学习的方法在检查大量特征时更有效，而在特征选择方面没有任何先验的知识需要。使用非线性层的分层模型，深度学习可以建模更复杂的数据模式。深度学习超过传统的机器学习方法的主要的优点包括：① 能够实现数据驱动的自动功能相关的学习和消除主观性特征选择。② 深度模型设计，包括非线性层的层次结构，允许模型有效地识别复杂的数据模式。通过从高维神经成像数据中提取复杂的、隐藏的模式，深度学习为理解精神疾病的神经基础提供了一个有希望的工具。深度模型有多个优点，包括需要指数较少的参数来建模与传统机器学习方法的模型相同的东西。此外，对于更大的神经成像数据集，深度学习为更有效地诊断精神疾病提供了机会。就目前为止，深度学习方法已经在预测组研究中表现出了很强的潜力，除了前文中提到的使用深度信念网络研究的方法以外，另一项多模态数据集成研究开发了一个神经网络框架来研究大脑发育。简而言之，该研究提出了深度协作学习（deep collaborative learning，DCL）方法，考察不同年龄组之间功能连接测度的差异，最大预测准确率约为 98%。但同样的，深度学习方法也存在一些方法上的通用局限性，包括：① 深度学习技术高度依赖于训练

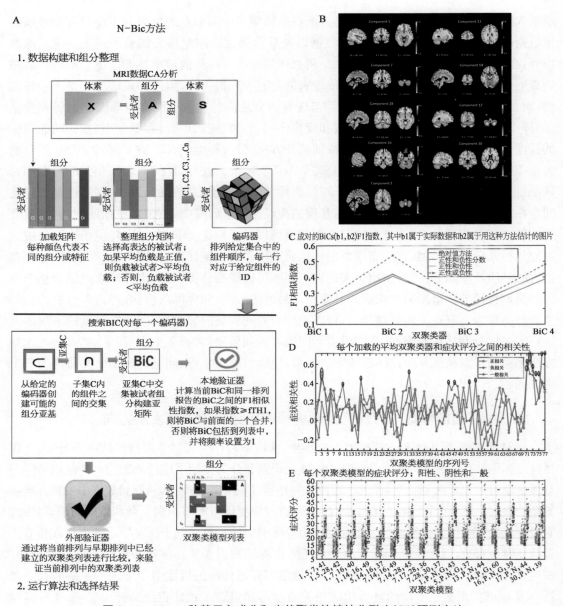

图 8 - 1 - 16  一种基于多成分和症状聚类的精神分裂症(SZ)预测方法

注：A. 研究总框架的流程示意；B. 以加载参数为特征的判别元件；C. F1 索引图表示模型估计值和真值之间的相似度指数，值越高表示相似度越高(估计越好)。红色虚线表示该方法优于其他方法；D. 症状评分与双量表的相关性。颜色代表不同的症状分数；高的峰值表明显著的相关性；E. 两组患者症状得分的平均值和标准差。这些点代表了主观的症状评分。红色：积极的分数；黑色：负分数；蓝色：一般的分数。(图片来自参考文献[44])

数据的质量和数量，这可能导致过度拟合(即过拟合)，学习数据中不相关的变化，可能反过来导致缺乏普遍性。为了解决过拟合问题，深度学习方法中加入了诸如正则化策略等方法。② 深度学习技术需要大量的训练数据来识别更广义的特征和提高性能，因此在样本容量较小的情况下表现较差。此外，即使增加样本量，噪声影响较大的神经成像数据可能也不能提高模型的线性方法之外的性能。这个问题的一个解决方案是使用特定类型的低噪声特性来训练模型。③ 深度学习模型提供了一个类似黑盒的系统,它可能会在学习和测试步骤中引入缺乏透明性的问题。在许多情况下,理解模型的技术和逻辑基础是非常困难的。深度学习缺乏透明度可能会限制神经影像学结果的可解释性。事实上,深层模型的多重非线性使得追踪到原始大脑数据的连续权重层变得困难,因此限制了检测大脑区域异常的能力。④ 深度学习方法的另一个挑战性问题是工作流程的集成开发,特别是这些模型的临床应用。为了在临床环境中实现这些深度模型,有必要与临床医生分享这些模型的相关知识,并在模型开发阶段作为最终用户接受他们的反馈。

2. **大型数据样本的收集问题** 在精神疾病预测研究领域最常见的观察局限性是有限的样本量。缺乏更大的数据集(即临床记录、共病、症状和疾病进展、治疗结果和反应等表型细节的不足)限制了利用机器学习算法开发精神疾病个性化护理的范围。目前的大部分预测研究的样本量都相对较小。尽管样本量是一种常见的限制所有预测研究中,相对于其他使用机器学习的研究领域,由于招募的困难患者和收集的数据的成本问题,神经影像学研究一般是非常小的样本容量。这可能会引入几个问题,包括分类器性能下降,缺乏诊断目的的泛化,无法处理疾病异质性,以及由于样本量不足导致的模型过拟合。对于机器学习方法的最优评估,需要更大的样本量来最小化准确性、敏感性、特异性和其他性能度量评估的方差。为了解决神经影像学研究的这一局限性,多个正在进行的工作创建了数据存储库。大规模或大数据革命有望减少神经影像学研究中的数据异质性相关问题。虽然大多数现有的神经影像学研究样本大小适中,通常小于 50 个样本,一些数量的研究已开始接受神经影像学的大数据,收集成千上万的对象或利用巨大数量的增加成像和非成像特性收集项目清单上的每一个项目。目前,存在 3 种类型的大数据计划:集中的大数据计划、分散的数据共享存储库、大规模的研究。其中,集中的大数据计划有 NIMH 数据档案:青少年大脑认知发展研究(ABCD);NITRC:用于 SZ、ASD 和 ADHD;COINS:协作信息学和神经成像。分散的数据共享存储库包括 COINSTAC:一个分散且支持隐私的脑成像数据基础设施模型。大规模的研究数据贡献项目有 FBIRN:SZ 患者;COBRE:SZ 患者;MCIC:SZ 患者;功能连接组项目:健康受试者;ABIDE:ASD 患者;ADHD - 200:ADHD 儿童。大数据研究除了数据收集的问题以外,还面临着统计和计算模型方面的更多困难。首先,在不同贡献站点之间数据获取和处理的不一致性可能会在使用汇集的多站点数据时引入预测建模的性能偏差。对于大规模成像研究,有几个潜在的人为因素值得关注,这些人为因素可能包括影响成像和其他变量的因素,如头部运动、头部大小、心率和呼吸变化、扫描仪硬件的变异性、扫描仪硬件的变异性。其次是统计方面的挑战。这些丰富的数据集旨在探索各种假设。随着研究者对多种成像模式的研究,他们中的许多人倾向于探索不同的替代模型来寻找意义,而没有适当的多重比较测试或 CV 框架。这使得 CV 和复制变得更加重要。同样,效果大小也应该被报告,如果使用零假设检验,大数据可以为微小的效果大小提供非常显著的结果,这可能对任何单独的受试者都不是特别有用。此外,使用鲁棒的测试统计数据也很重要,例如,非参数测试(如基于排列的测试)的使用可以在检查多种模式时合并使用。再次,大数据带来了维数的诅咒。与观测量相比,高维数据具有许多特点,容易受到稀疏性、多线性、计算量、模型复杂性和过拟合等问题的影响。一种可能的解决方案是在分析和建模数据之前实现特征选择或减少方法,如主成分分析。最后,通过大数据联盟共享神经成像数据已经引起了一些伦理和隐私方面的担忧,如从结构图像重建面部的可能性。通过在数据共享之前使用 defacing 方法删除可识别的面部特征,这个问题可能会得到解决。其他伦理问题包括基于受试者地理位置的受试者识别风险,因为这些大规模研究通常是在特定区域内进行的。通过采用多层、受限的数据共享方法,可以实现对完整数据集的更多受控访问,从而消除被试主体识别的风险。

3. 神经影像领域的标准机器学习竞争　在机器学习领域,最近基于标准预测分析的竞争已经大大促进了技术的发展。这种比赛的典型布局包括:① 为参与者提供一个标签的训练数据集和一个标记测试数据集。② 基于训练数据集,参与者试图开发一个最佳性能预测模型,然后应用训练模型来预测测试样品标签。③ 参与者提交预测结果和性能。通过使用这些竞赛提供的标准训练集和测试数据集以及一些基本的预处理,参赛者可以专注于预测建模方面,而不会产生任何有偏见的结果。但在神经影像学领域,由于数据共享政策的限制,这类竞赛并不像其他领域那样常见,但近年来已经举办了一些基于大脑的机器学习竞赛。2011 年,ADHD-200 竞赛举办,包括静止状态 fMRI 数据,以及 776 名被试的(491 名典型发育儿童和 285 名 ADHD)的解剖数据,用于训练集,197 名被试作为测试数据集,目的是区分多动症患者和健康的、正常发展的儿童。本次竞赛显示了多站点、大规模 ADHD 数据共享的更大前景。另一个最近的机器学习竞赛是由 IEEEMLSP 研讨会组织的,该研讨会只提供基于神经成像的特征,目标是自动预测来自 HCs 的 SZ 患者。简而言之,研究人员向参与者提供了静息态 fMRI 的 FNC 测量,以及 144 名受试者(75 名 HC 患者和 69 名 SZ 患者)的结构性 MRI 的 SBM 测量的 ICA 成分。比赛共有 245 支参赛队伍参加,优胜队伍的 AUC 约为 0.90。综合前三种模型,AUC 约为 0.94。此外,在 2018 年,结构 MRI 数据预测 MDD 和 HC 的竞赛也出现了。该竞赛包括来自 759 名抑郁症患者和 1 033 名 HCs 的训练数据,以及来自 3 个不同站点的 448 名被试的未标记测试数据。获奖者的分类准确率达到了 65%。这些标准的机器学习竞赛显示了基于大脑的精神疾病预测的潜力,因为它们能够以准确、无偏倚的预测能力评估数据。随着竞赛的不断开展,基于脑影像数据的预测组研究的方法部分将得到快速的提升。

4. 利用动态连接分析方法的优势　直到最近,功能连接性一直被认为在扫描时间(通常是几分钟)内是相对稳定的。虽然便于分析和解释,但最近几项研究以及侧重于时频分析方法的研究和其他几项研究深入研究了综合时间线索使用动态连通性特征识别生物标志物方面的成功应用。这些研究报告发现,大脑功能的连通性可以在短时间内发生变化,并可以成功地捕捉到疾病人群中连通性中断的情况。但是,只有少数研究利用动态大脑连接特征来预测精神疾病。利用静态和动态连接特性,Rashid 和同事开发了一个分类框架来预测 SZ、躁郁症和健康被试。使用 10 折交叉验证框架,比较了静态、动态、静态和动态联合连通特征的分类性能。结果表明,动态 FNC(分类精度 84.28%)显著优于静态 FNC(分类精度 59.12%),说明功能连接中的动态模式可能比静态 FNC 提供更清晰、更丰富的信息。另一项研究使用了一种新的递归神经网络(RNN)方法,来测量大脑网络之间的时间动态和依赖关系。还有一项研究使用 SVM 分类器和 LOOCV/10-foldCV 对 ADHD

儿童进行分类,数据来自 ADHD-200 项目。具体地说,内在连通性网络与人口统计和协变量之间的时间变异性被用作特征。LOOCV 的总准确率达到了 78.75,而 10 倍 CVs 的平均预测准确率达到了 75.54%,证明了使用时间动力学和 SVM 分类器对 ADHD 的准确预测。这些研究都说明,在未来的研究中,利用动态功能连接的特性可能可以更加有效地提升模型的分类表现。

5. 动态连接和其他数据类型的融合  从 fMRI 数据估计的动态 FNC 测量可以进一步与其他数据类型和模式融合分析,例如,基因组和结构 MRI 数据,以利用基于模式间的特征进行疾病表征。在一个新的成像基因组框架中,Rashid 和他的同事最近建立了动态 FNC 状态和基因组特征之间的关联模型,以检测 SZ 相关的内部异常。具体而言,采用并行 ICA 算法对遗传变异进行组合,即使用滑动窗口和聚类方法从动态 FNC 数据中揭示功能核磁共振数据的功能特征,以用来区分 SZ 与健康个体。结果发现,在 SZ 中,SNP 组成部分和动态FNC 组成部分之间存在显著相关性。

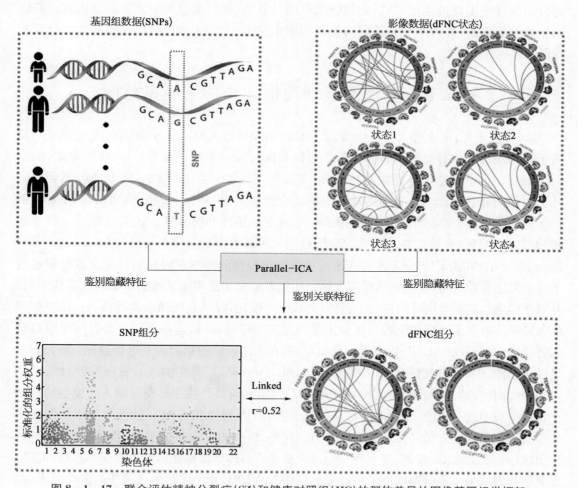

**图 8-1-17  联合评估精神分裂症(SZ)和健康对照组(HC)的群体差异的图像基因组学框架**

注:基于并行 ICA 的多模态框架融合了成像(动态 FNC 测量)和基因组(单核苷酸多态性,SNP)数据。(图片来自参考文献[44])

总体而言,目前已经有许多先进的已经开发和应用于精神疾病预测领域的算法,虽然这些方法仍存在许多具有挑战性的问题,必须在应用于临床之前进一步解决。该领域的一个主要挑战是预测表征精神疾病的表型异质性。虽然最近的方法已经开始处理疾病亚型,但仍旧有很多挑战。另一个主要挑战是大多数研究报告的样本量相对较小。如果没有更鲁棒的验证,这些结果在应用于独立数据集时的泛化程度还不清楚。然而,最近的数据共享计划已经开始通过提供足够的数据来开发更鲁棒和改进的预测模型来改进样本容量问题。作者还敏锐地提出了大型的模型竞赛给该领域将带来更多的客观收益和较大的进步。这是与其他类似综述一个不一样的想法。文中提到的基于深度学习、复杂网络和动态连接特性的 dFNC 网络等方法,可以通过识别复杂和异质的基于大脑影像数据的疾病模式,可以更好地实现预测建模。这些方法可以潜在地用于临床更个性化的药物,针对具有不同症状和疾病进展的疾病的特定亚型或集群。但目前为止,这些临床上的转化只能通过整合临床和技术专业知识来实现,可能通过两个领域的专家之间的一些来回反馈系统来实现,直到自动的评估工具被优化,并简化为临床应用。最后,我们希望基于大脑的预测组研究能够超越分类诊断,并考虑一些关键的连续测量的变量,如认知和行为,以提供一个全面的诊断方法。

## 第二节　基于深度学习框架构建的经典范例

2020 年 3 月,波士顿大学医学院的 Shangran Qiu 等人在 *Brain* 杂志在线发表了一篇关于阿尔茨海默病分类的可解释深度学习框架的开发和验证的文章[45]。众所周知,阿尔茨海默病在全世界越来越高发,随着人口老龄化,患病负担不断增加,在未来可能会超出社会的诊断和管理能力。目前的诊断方法结合患者病史、神经心理学检测和 MRI 来识别可能的病例,然而有效的做法仍然应用不一,缺乏敏感性和特异性。该文报告了一种可解释的深度学习策略,该策略从 MRI、年龄、性别和简易智力状况检查量表(mini-mental state examination,MMSE)得分等多模式输入中描绘出独特的阿尔茨海默病特征。该框架连接了一个完全卷积网络,该网络从局部大脑结构到多层感知器构建了疾病概率的高分辨率图,并对个体阿尔茨海默病风险进行了精确、直观的可视化,以达到准确诊断的目的。该模型用临床诊断的阿尔茨海默病患者和认知正常的受试者进行训练,这些受试者来自阿尔茨海默病神经影像学倡议(ADNI)数据集($n=417$),并在 3 个独立的数据集上进行验证:澳大利亚老龄化影像、生物标志物和生活方式研究(AIBL)($n=382$)、弗雷明汉心脏研究(FHS)($n=102$)和美国国家阿尔茨海默病协调中心(NACC)($n=582$)。使用多模态输入的模型的性能在各数据集中是一致的,ADNI 研究、AIBL 研究、FHS 研究和 NACC 数据集的平均曲线下面积值分别为 0.996、0.974、0.876 和 0.954。此外,该文的方法超过了多机构执业神经科医生团队($n=11$)的诊断性能,通过密切跟踪死后组织病理学的损伤脑组织验证了模型和医生团队的预测结果。该框架提供了一种可适应临床的策略,用于使用常规可用的成像技术(如 MRI)来生成用于阿尔茨海默病诊断的细微神经成像特征,以及将深度学习与人类疾病的病理生理过程联系起来的通用方法。

目前,全球仍有数百万人受到阿尔茨海默病的困扰,而开发有效的疾病修正疗法的尝试仍然停滞不前。尽管使用 CSF 生物标志物以及 PET 淀粉样蛋白和 tau 成像来检测阿尔茨海默病病理已经取得了巨大的进展,但这些方式往往仍然局限于研究背景。目前的诊断标准依赖于高度熟练的神经科医生进行检查,包括询问患者病史,客观的认知评估,如简易智力状况检查量表(MMSE)或神经心理学测试,以及结构性 MRI 以排除某些疑似阿尔茨海默病的结果。临床病理研究表明,临床医生的诊断敏感性在 70.9% ~ 87.3% 之间,特异性在 44.3% ~ 70.8% 之间。虽然磁共振揭示了阿尔茨海默病特有的大脑变化,如海马和顶叶萎缩,但这些特征被认为对基于影像学的阿尔茨海默病诊断缺乏特异性。鉴于这种相对不精确的诊断环境,以及 CSF 和 PET 诊断的侵入性及缺乏具有足够阿尔茨海默病诊断专业知识的临床医生,先进的机器学习范式,如深度学习,提供了从神经科实践范围内收集的 MRI 数据中获得高精度预测的方法。最近的研究已经证明了深度学习方法的应用,如卷积神经网络用于 MRI 成像和基于多模态数据的认知状态分类。尽管取得了令人振奋的成果,但由于某些原因,这些模型尚未实现与临床实践的全面结合。首先,由于大多数模型都是在单一数据集上进行训练和测试,因此缺乏对深度学习算法的外部验证。其次,生物医学界越来越多的人认为深度学习模型是"黑箱"算法。换句话说,尽管深度学习模型在对许多疾病进行分类时精度非常高,但它们既没有阐明底层的诊断决策,也没有指出与输出的预测相关的输入特征。最后,考虑到阿尔茨海默病发病的不确定性和症状的异质性,阿尔茨海默病在计算层面预测的个体水平特征仍未解决。考虑到这些因素,作者指出深度学习的临床潜力因缺乏单一数据集驱动模型的外部验证,以及越来越多地使用不透明的决策框架而被削弱。因此,克服这些挑战不仅对利用深度学习算法的潜力来改善患者护理至关重要,而且还为医学影像界可解释的循证机器学习铺平了道路。为了解决这些局限性,开发了一种新型的深度学习框架,将完全卷积网络(FCN)与传统的多层感知器(MLP)连接起来,对阿尔茨海默病风险进行高分辨率可视化,然后用于准确预测阿尔茨海默病状态(图 8-2-1)。作者选择了 4 个不同的数据集进行模型开发和验证,分别是阿尔茨海默病神经成像倡议(ADNI)数据集、澳大利亚成像、老化生物标志物和生活方式旗舰研究(AIBL)、弗雷明汉心脏研究(FHS)和美国国家阿尔茨海默病协调中心(NACC)。模型预测与神经病理学研究结果的关联,以及与神经学家团队对模型性能的正面(head-to-head comparison)比较,都显示了深度学习框架的有效性。

(1)数据收集:参与者和数据收集研究中使用了 ADNI、AIBL、FHS 和 NACC 数据集中的数据。ADNI 是一项纵向多中心研究,旨在开发临床、影像、基因和生化生物标志物,用于阿尔茨海默病的早期检测和追踪。AIBL 于 2006 年启动,是澳大利亚同类研究中规模最大的,旨在发现影响症状性阿尔茨海默病发展的生物标志物、认知特征和生活方式因素。FHS 是一项纵向的社区数据集研究,已经收集了三代人的广泛临床数据。自 1976 年以来,FHS 扩展到评估导致认知衰退、痴呆和阿尔茨海默病的因素。最后,1999 年成立的 NACC,维护着一个大型关系数据库,该数据库包含了从美国各地阿尔茨海默病中心收集的标准化临床和神经病理研究数据。模型训练、内部验证和测试都是在 ADNI 数据集上进行的。在对 ADNI 数据进行训练和内部测试后,验证了对 AIBL、FHS 和 NACC 的预测。选择的标准

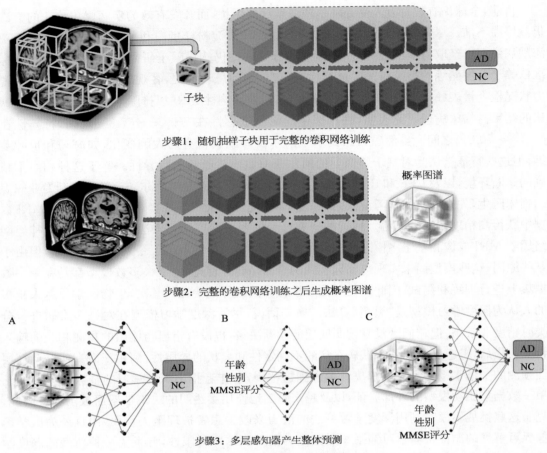

步骤1：随机抽样子块用于完整的卷积网络训练

步骤2：完整的卷积网络训练之后生成概率图谱

步骤3：多层感知器产生整体预测

**图 8 - 2 - 1　深度学习框架示意图**

注：FCN 模型是使用基于 patch 的策略开发的，其中从 T1 加权全 MRI 体积中随机选择的样本（大小为 $47 \times 47 \times 47$ 个体素的块）被传递给模型进行训练（步骤 1）。对应的个体的阿尔茨海默病状态作为分类模型的输出。鉴于 FCNs 的操作与输入数据大小无关，该模型最终生成特定于个体大脑的疾病概率图（步骤 2）。从疾病概率图中选出高危体素，然后传递给 MLP 进行疾病状态的二元分类（步骤 3 中的模型 A，MRI 模型）。作为进一步的对照，只使用非影像学特征，包括年龄、性别和 MMSE，并开发了一个 MLP 模型，以分类阿尔茨海默病和那些健康的参与者（步骤 3 中的模型 B，非影像学模型）。本文还开发了另一个模型，该模型集成了多模式输入数据，包括选定的高危疾病概率图的体素，以及年龄、性别和 MMSE 得分，以执行二元分类的阿尔茨海默病状态（步骤 3 中的模型 C，融合模型）。AD：阿尔茨海默病；NC：正常认知。（图片来自参考文献[45]）

包括年龄≥55 岁，自临床确诊阿尔茨海默病或认知正常之日起±6 个月内扫描的 1.5 T、T1 加权 MRI 扫描的个体。排除了包括阿尔茨海默病合并混合性痴呆、非阿尔茨海默病痴呆、严重创伤性脑损伤史、严重抑郁症、脑卒中和脑肿瘤以及偶然发生的重大系统性疾病的病例。需要注意的是，这个纳入和排除标准是从 ADNI 研究制定的基线招募方案中调整而来的，为了保持一致性，同样的标准也适用于其他数据集。这导致从 ADNI 数据集中选择了 417 人，从 AIBL 中选择了 382 人，从 FHS 参与者中选择了 102 人，从 NACC 数据集中选择了 565 人。如果一个人在时间窗口内有多次 MRI 扫描，那么我们选择最接近临床诊断日期的扫描。对于这些选定的大多数病例，年龄、性别和 MMSE 评分都是可用的。

（2）算法开发：设计了一个 FCN（完全卷积网络）模型，输入体素大小为 $181 \times 217 \times 181$

的配准好的体素水平的 MRI 图像,并输出每个位置的阿尔茨海默病等级的概率。使用了一种新颖的、计算效率高的基于 patch 的训练策略来训练 FCN 模型(图 8-2-1)。这个过程涉及从每个训练对象的 MRI 扫描中随机抽取 3 000 个大小为 47×47×47 个体素的体积 patch,并使用这些信息来预测感兴趣的输出。patch 的大小与 FCN 的感受野大小相同。FCN 由 6 个卷积块组成。前 4 个卷积块由一个 3D 卷积层组成,后面紧跟:3D 最大池化(3D max pooling)、3D 批量归一化(3D batch-normalization)、Leaky ReLu 和 Dropout。最后 2 个卷积层在分类任务方面起到了全连接层的作用,这 2 个层在提升模型效率方面起到了关键作用。该网络是用随机初始化的权重从头进行训练的,使用了 Adam 优化器,学习率为 0.000 1,小批量大小为 10。在训练过程中,当模型在 ADNI 验证数据集上取得最低的误差时,模型被保存。在 FCN 训练后,一幅 MRI 图像被完整处理并报告,以获得完整的疾病概率阵列,即疾病概率图。训练完成后,从测试样本中获取疾病概率图的过程在 NVIDIA GTX Titan GPU 上需要大约 1 s。FCN 模型在大小为 47×47×47 的 patch 上进行训练,以便从随机采样的子体积数据中产生 AD 状态的标量(1×1×1)预测。在网络内的每个卷积步骤之后,在通过 Leaky ReLu 函数激活之前都要进行最大池化和批量归一化。通道深度、内核大小、填充和步长超参数与网络每一步的 dropout 概率一起显示。将相同的模型架构应用到全尺寸图像中,产生了尺寸为 46×55×46 的 3D 张量,该 3D 张量可以通过传递到 softmax 函数转化为疾病概率图。FCN 是通过重复应用于从一个完整体积的顺序 MRI 图像中随机采样的体素的立方体 patches 来训练的。由于卷积通过连续的网络层减小了输入尺寸,因此选择每个 patch 的大小使每个 patch 的最终输出的形状等于 2×1×1×1;即在训练期间,FCN 对每个 patch 的处理产生了两个标量值的列表。这些值可以通过应用 softmax 函数转换为各自的阿尔茨海默病和正常识别概率,然后用这两个概率中较大的一个来进行疾病状态的分类。通过这种方式,该模型被训练成通过对大脑结构的局部状态来对整体疾病状态进行推测。在生成所有受试者的疾病概率图后,利用一个 MLP 模型框架,通过从疾病概率图中选择阿尔茨海默病的概率值,进行二元分类来预测阿尔茨海默病状态。这种选择是基于通过对 ADNI 训练数据使用 Matthew 相关系数值分析进行估计,对 FCN 分类器整体性能表现的观察。具体来说,从 200 个固定的位置中选择了疾病概率图体素,这些位置被认为具有较高的 Matthew 相关系数值。从这些位置提取的特征作为 MLP 模型的输入,该模型对阿尔茨海默病状态进行二元分类。另外开发了两个 MLP 模型,其中一个模型使用年龄、性别和 MMSE 评分值作为输入来预测阿尔茨海默病状态,另一个 MLP 将 200 个特征与年龄、性别和 MMSE 评分一起作为输入来预测阿尔茨海默病状态。所有的 MLP 模型都由一个隐藏层和一个输出层组成。MLP 模型还包括 ReLu 和 Dropout 等非线性算子。

(3) 图像配准、强度归一化和 MRI 体积分割:从所有数据集的 MRI 扫描获得 NIFTI 格式。使用 MNI152 模板配准所有扫描。使用 FSL 软件包提供的 FLIRT 工具,将扫描图像与 MNI152 模板对齐。对配准的图像进行仔细的手动检查,发现自动配准在绝大多数 ADNI、AIBL 和 NACC 病例上做得相当好。对于没有配准好的病例,进行了仿射变换,以已知区域作为对照标准(landmark)进行人工配准。图像配准后,对所有体素的强度进行归一化。然后,通过将这些体素和其他异常值修正到以下范围来调整它们的强度[−1,2.5],其中强度低于−1的任何体素的值都被指定为−1,强度高于2.5的体素的值被指定为2.5。然后,进行背景去除,其中颅骨外背景区域的所有体素都被设置为−1,以确保单一的背景强度。来自FHS数据集的11个个体的体积MRI扫描的皮质和皮质下结构,以及大脑的解剖结构,使用Freesurfer进行了分割。Freesurfer的内置功能,如"recon-all""mri_annotation2label""tkregister2""mri_label2vol""mri_convert"和"mris_calc"被用来获得分割的结构。

(4)神经病理学验证:通过将预测的大脑区域与尸检结果重叠,验证了FCN模型识别阿尔茨海默病高风险区域的能力。对来自FHS数据集的11个尸检的大脑进行了组织病理学评估,11人中有4人确诊为阿尔茨海默病。在神经病理评价过程中,对所有人口学和临床信息进行了盲法评估。神经病理评估的详细描述之前已经报道过。在这项研究中,检查了从皮质和皮质下区域内提取的石蜡包埋切片中的神经纤维缠结、弥漫性斑块、神经炎性老年斑或致密性老年斑。用Bielschowsky银染色法对切片进行染色。对磷酸化的tau蛋白和淀粉样蛋白B进行免疫细胞化学染色。半定量评估每200视野神经原纤维缠结的最大密度,并按1~4分进行评分(1+:1个神经纤维缠绕/视野;2+:2~5个神经纤维缠绕/视野;3+:6~9个神经纤维缠绕/视野;4+:510个神经纤维缠绕/视野)。同样,弥漫性老年斑、神经炎斑块和致密老年斑块在100显微镜视野下检查,并分别进行评分,评分范围在1和4之间(1+:1~9个斑块/视野;2+:10~19/视野,3+:20~32/视野,4+:432/视野)。最后通过3个显微镜场的平均数进行测定。将每个脑区的神经纤维缠结、弥漫性老年斑、神经性或致密性老年斑的密度与该区域的阿尔茨海默病概率进行定性比较。

(5)神经科医生验证:9名美国委员会认证的执业神经科医生和2名非美国执业神经科医生(均称为神经科医生)被要求提供从ADNI数据集中随机选择的80例未用于模型训练的病例的诊断印象(阿尔茨海默病与正常认知)。对于每个病例,神经科医生都提供了完整体积的T1加权MRI扫描、受试者的年龄、性别及其MMSE评分用于评估。同样的参数用于训练模型。为了获得深度学习模型与普通神经学家相比的估计,对单独评估每个测试案例的神经科医生的表现特征进行了平均。有关神经科医生对评级的更多细节可以在补充材料中找到。

(6)卷积神经网络模型开发:创建了一个3D CNN来进行阿尔茨海默病和正常认知病例的分类,并将其结果与FCN模型进行了比较。CNN模型是在与FCN模型相同的数据分割上进行训练、验证和测试的。为了便于与FCN模型进行直接比较,仅使用MRI数据开发了一个CNN模型,以及一个额外的MLP,其中包括CNN模型衍生的特征以及年龄、性别和MMSE评分。与FCN-MLP模型类似,也合并了基于CNN的成像特征(即CNN第一全连接层后的特征向量)和非成像特征进行MLP训练。CNN模型由4个卷积层组成,后面紧跟2个全连接层。每个卷积层后面都有ReLu激活。卷积块之间的最大池化层被用来对特征图进行下采样。在每个卷积层之后应用了批量归一化、Leaky ReLu和dropout。Dropout和Leaky ReLu被应用在全连接层的特征向量上。在最后的全连接层上应用了Softmax。

CNN 模型是用与 FCN 模型相同的优化器和损失函数从头开始训练的。使用了 0.000 1 的学习率，mini-batch 为 6。在 ADNI 验证数据集上性能最好的 CNN 模型被用于预测测试数据集上的阿尔茨海默病状态。

（7）随机森林模型：从 ADNI 数据集中，基于体素的 MRI 形态测量分析表中获得的 MRI 测量（$n=117$）作为输入，构建随机森林（RF）分类器来预测阿尔茨海默病状态。使用不同的随机种子重复构建随机森林模型 10 次，并报告模型的平均性能。性能矩阵在 ADNI 数据集上构建模型，将其随机分为 3 组，分别进行训练、验证和测试。在每一次训练和验证的拆分上建立模型，并对测试数据集（ADNI 测试、AIBL、FHS 和 NACC）的性能进行评估，这个过程重复 5 次。性能以模型运行的平均值和标准差的形式呈现。来自 ADNI 测试数据集的扫描用于与神经学家进行比较。基于对 ADNI 测试数据以及其他独立数据集（AIBL、FHS 和 NACC）的模型预测，生成了灵敏度-特异性和精确度-召回率曲线。对于每条灵敏度-特异性和精确度-召回率曲线，还计算了曲线下面积（AUC）值。此外，还计算了每组模型预测的灵敏度、特异性、F1-得分和 Matthew's 相关系数。F1-得分同时考虑了测试的精确度和召回率，定义为：$F1=2×TP/(2×TP+FP+FN)$。其中，TP 表示真阳性值，FP 和 FN 分别表示假阳性和假阴性情况。Matthew's 相关系数（MCC）是衡量二元分类器对不同大小的数据集分类质量的一个平衡指标，定义如下：TN 表示真负值。还使用 Cohen's kappa 值计算了解释者之间的一致性，即两个解释者同意诊断的次数之比。统计量衡量分类项目的评分者之间的一致性。

（8）统计分析：为了评估正常认知组和阿尔茨海默病组之间的总体差异显著水平，对连续变量和分类变量分别采用两样本 $t$ 检验和 $\chi^2$ 检验。通过将疾病概率图与尸检所得疾病概率图重叠，评估 FCN 模型识别阿尔茨海默病高风险区域的能力。组织病理学研究结果 FHS 研究样本中的 11 人的子集已经进行了脑部解剖，并被用于分析。在这些参与者中，神经病理学家半定量报告的淀粉样蛋白-b 和 tau 病理的位置、频率与高阿尔茨海默病风险区域相关。使用 Spearman's rank 相关系数检验来确定这些区域阿尔茨海默病概率和病理评分之间关系的强度和方向（负或正），数据可用性的 Python 脚本和样本数据提供在 GitHub 上。

深度学习 pipeline 可以将 FCN（完全卷积网络）与 MLP（多层感知器）联系起来，直接从 MRI 数据或从 MRI 数据和现成的非影像数据的组合中预测阿尔茨海默病状态（图 8-2-1）。该框架的 FCN 部分生成了个体的整体阿尔茨海默病风险的高分辨率可视化图，作为局部大脑形态学的功能，将这些可视化称为疾病概率图。然后，MLP 直接使用疾病概率图，或一组非影像学特征，如年龄、性别和 MMSE 评分，或由疾病概率图、MMSE 评分、年龄和性别组成的多模态输入数据，在四个独立的数据集中准确预测阿尔茨海默病状态。选择了这些已知的阿尔茨海默病风险因素，因为非阿尔茨海默病专家也可以很容易地获得它们。FCN 被训练成从随机选择的 patches（子块）中预测疾病概率，这些 patches 是从完整的 MRI 体数据中采样的像素。鉴于这种类型的网络接受任意大小的输入，应用子体积训练的 FCN 就可以用来构建高分辨率的疾病概率图，而不需要冗余地分解全尺寸的测试图像。对单个 MRI 体数据进行快速处理，可以分别在受影响和未受影响个体的大脑中生成局部阿尔茨海默病概率的体积分布(图 8-2-2)。为了评估从这些分布中得出的阿尔茨海默病形态学预测的热点区域的解剖学一致性,构建了 Matthew's 相关系数的全人群地图。该图谱能够识别出对疾病状态的正确预测最常见的区域(图 8-2-3),从而作为展示阿尔茨海默病中受神经病理变化影响最大的结构的手段。

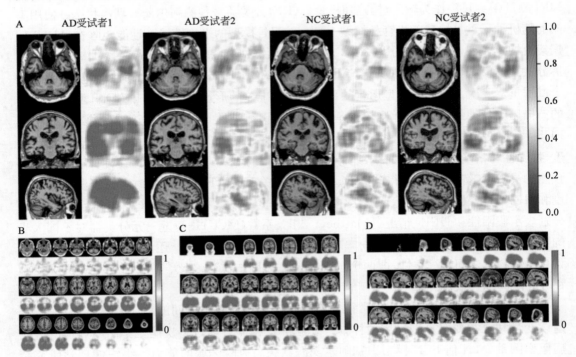

**图 8-2-2 个体特异性疾病概率图**

注:A. 由 FCN 模型生成的疾病概率图突出了与阿尔茨海默病病理相关的高风险脑区。个体病例显示中,蓝色表示低风险,红色表示阿尔茨海默病的高风险。后两个个体经临床证实认知正常,而另外两个个体经临床诊断为阿尔茨海默病;B~D. 显示了来自临床证实为阿尔茨海默病的单个受试者的疾病概率图的轴向、冠状面和矢状面堆叠。所有成像平面均用于构建 3D 疾病概率图。红色表示局部推断的阿尔茨海默病概率 40.5,而蓝色表示 50.5。AD:阿尔茨海默病;NC:正常认知。(图片来自参考文献[45])

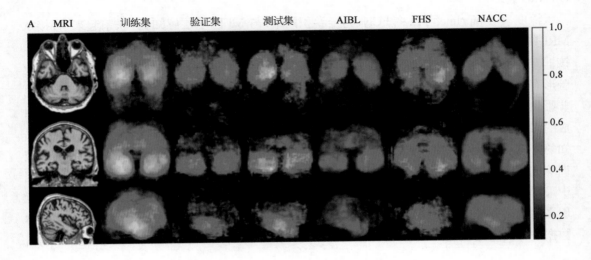

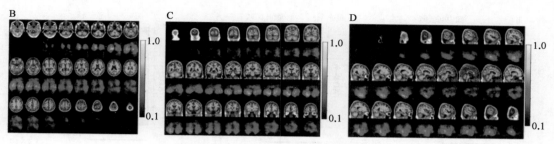

**图 8 - 2 - 3 FCN 模型性能总结**

注：A. Matthew's 相关系数（MCC）的体素是在所有数据集上独立计算的，以显示大脑内所有区域的预测性能；B～D. 显示了单个受试者在每个横截面上的 MCC 轴向、冠状位和矢状位的堆叠。这些图集是通过 ADNI 测试数据的 MCC 值的平均值生成的。从选定的分割脑区提取平均区域概率，与尸检神经病理检查中报告的阿尔茨海默病阳性结果高度相关。具体来说，这些区域与 FHS 数据集（$n=11$）中现有尸检报告中报告的淀粉样蛋白-β 和 tau 病理的位置和数值频率相关。尸检数据表明，除了预测有病的个体比无病的个体有更高的阿尔茨海默病概率的区域特异性外，模型所涉及的阿尔茨海默病的大脑区域的蛋白病变也更为频繁。模型预测的阿尔茨海默病高风险区域与显示有淀粉样蛋白-b 和 tau 高局部沉积的分割区域重叠。此外，这些区域内预测的阿尔茨海默病风险随着病理评分的增加而增加。鉴于这些尸检结果在确认阿尔茨海默病方面是决定性的，这些物理发现将本文的计算预测建立在生物学证据的基础上。AIBL：澳大利亚老龄化影像、生物标志物和生活方式研究；FHS：弗雷明汉心脏研究；NACC：国家阿尔茨海默病协调中心。（图片来自参考文献[45]）

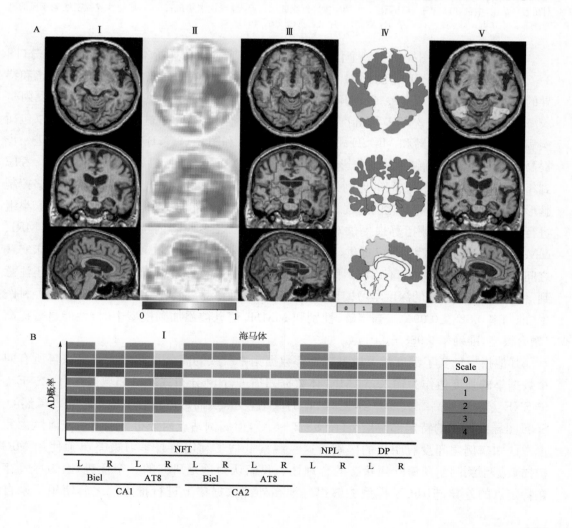

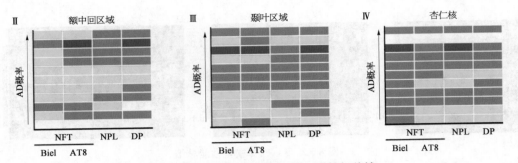

图 8 - 2 - 4 　模型结果与神经病理学的相关性

注：A. 模型预测的阿尔茨海默病高危区域与单个受试者的阿尔茨海默病病理尸检结果的重叠。该受试者临床证实患有阿尔茨海默病，受累区域包括双侧不对称颞叶和右侧海马、扣带皮层、胼胝体、部分顶叶和额叶。第一列（Ⅰ）显示了三个不同平面的 MRI 切片，随后是列（Ⅱ），显示了相应的模型预测疾病概率图。选择 0.7 的截止值来划分阿尔茨海默病的高风险区域，并与下一列（Ⅲ）的 MRI 扫描重叠。下一列（Ⅳ），描绘了从 FreeSurfer 获得的大脑皮质和皮质下结构的分段掩模。顺序颜色编码方案表示不同的病理水平，从绿色（0，低）到淡红色（4，高）。最后一列（Ⅴ），显示了磁共振扫描的叠加，高阿尔茨海默病风险的疾病概率图和基于病理等级的彩色编码区域；B. 然后，从 FHS 数据集（$n=11$）定性评估神经病理结果的趋势。使用相同的颜色编码代表热图中的病理等级（0~4）。热图中的白色框表示数据缺失。使用 Spearman 等级相关系数检验，阿尔茨海默病概率风险的增加与较高等级的淀粉样蛋白-b 和 tau 堆积的级别高低有关，分别在海马结构、中额叶区、杏仁核和颞区。NFT：神经纤维缠结；DP：弥漫性老年斑；NPL：神经性或致密性老年斑的密度；Biel：Bielschowsky 染色；L：左；R：右。（图片来自参考文献[45]）

　　此外，疾病概率图提供了一个信息密集的特征，当独立传递给本框架的 MLP 部分（图 8 - 2 - 5A 和图 8 - 2 - 5B 中的 MRI 模型）时，该特征产生了对阿尔茨海默病状态的敏感和特异的二元预测。仅使用年龄、性别和 MMSE 评分等非影像特征训练的 MLP 也能预测阿尔茨海默病状态（图 8 - 2 - 5A 和图 8 - 2 - 5B 中的非影像模型）。通过扩展 MLP 输入以包括疾病概率图、性别、年龄和 MMSE 评分（图 8 - 2 - 5A 和图 8 - 2 - 5B 中的融合模型），进一步提高了模型性能。当包括其他非影像学特征，如 APOE 状态时，模型性能略有改善。考虑到年龄和全局性脑萎缩之间的比例关系，在 MLP 阶段加入非影像学变量也使模型能够控制脑形态变化随年龄自然变化的过程。将深度学习模型的性能与一个国际临床神经学家小组进行了比较，该小组被招募来提供对随机抽样的 ADNI 参与者的疾病状态印象，其 MRI、MMSE 评分、年龄和性别均已提供。神经科医生的表现（图 8 - 2 - 5A），表明不同临床实践之间的差异性，通过对 kappa 评分评估，评价者之间的一致性适中。有趣的是，作者还注意到，仅基于 MRI 数据的深度学习模型（MRI 模型，准确率 $0.834\pm0.020$），优于一般神经科医生（准确率 $0.823\pm0.094$）。当年龄、性别和 MMSE 信息被添加到模型中时，性能显著提高（融合模型，准确率 $0.968\pm0.014$）。

　　其他指标证实了深度学习模型在外部数据集中一致的高分类性能。使用来自所有四个数据集的强度值作为输入，对 MRI 体数据扫描进行 t-分布式随机邻域嵌入（t - SNE）。t - SNE 方法获取高维数据并创建该数据的低维表示，从而可以很容易地可视化。虽然 t - SNE 图导致扫描的特定部位聚类（图 8 - 2 - 6A），但病例站点内分布显示阿尔茨海默病和正常认知病例之间没有明显的区别。这一观察低估了利用监督学习策略单独使用 MRI 扫描数据预测阿尔茨海默病状态的合理性。我们认为这是研究的一个优势，因为尽管存在特定点的差异，但 FCN 模型能够很好地在外部数据集上进行推广。之后使用了来自

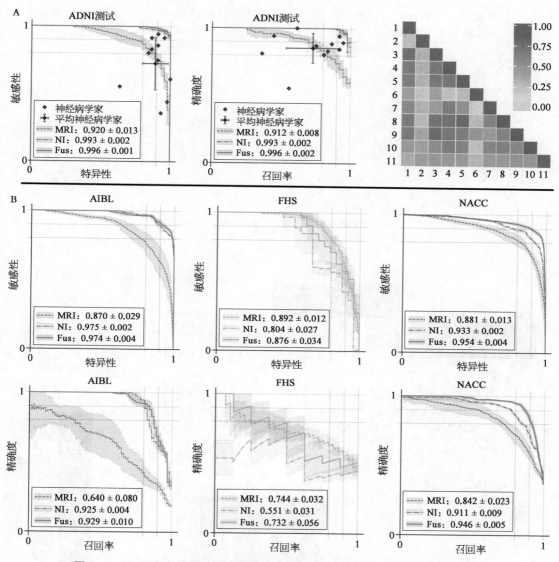

**图 8-2-5 阿尔茨海默病分类的 MLP 模型的性能以及与神经学家的模型比较**

注：A. 灵敏度-特异性和 PR 曲线，显示了在 ADNI 测试集上计算的灵敏度、真阳性率与特异性、真阴性率。在 ADNI 测试数据的敏感性-特异性和 PR 曲线上，红色加号表示单个神经学家的表现，绿色加号表示神经学家的平均表现以及误差条。对 Cohen's kappa 的可视化描述也显示出来，它表示所有 11 位神经学家之间的操作者之间的一致性；B. 分别在 AIBL、FHS 和 NACC 数据集上计算的敏感性-特异性和 PR 曲线。在所有情况下，模型 A 表示以 MRI 数据作为唯一输入的 MLP 模型的性能，模型 B 是以非影像特征为输入的 MLP 模型，模型 C 表示以 MRI 数据与年龄、性别和 MMSE 值为输入进行二元分类的 MLP 模型。（图片来自参考文献[45]）

ADNI 数据集的特定扫描设备信息，并生成另一个 t-SNE 可视化，这也揭示了阿尔茨海默病或正常认知病例没有明显的聚类（图 8-2-6B）。这意味着任何潜在的扫描仪特异性差异可能没有影响模型训练过程。此外，通过在 t-SNE 中分别对阿尔茨海默病和正常认知病例进行聚类直观地检查了模型性能，该 t-SNE 模型使用了 MLP 最终隐藏之前的特征（图 8-2-6C）。

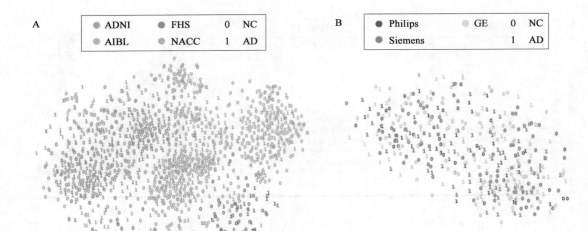

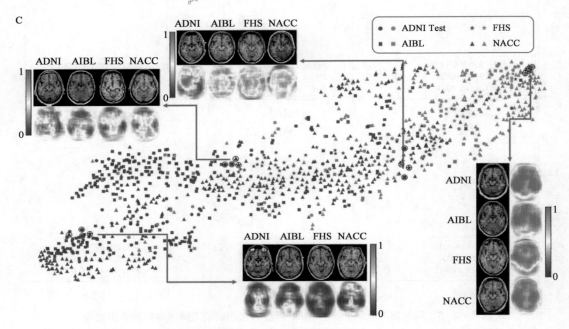

图 8 - 2 - 6　数据的可视化

注：A. 将所有 4 个数据集（ADNI、AIBL、FHS 和 NACC）的体素级 MRI 强度值作为输入，并使用 t - SNE 生成二维图，这是一种可视化高维数据的方法。图中的颜色代表部位，数字"0"用于呈现认知正常（NC）的病例，数字"1"用于显示确诊为阿尔茨海默病（AD）的病例；B. 此 t - SNE 图仅在使用 ADNI 数据集时产生，其中颜色用于代表扫描仪。数字"0"用于正常认知病例，"1"用于阿尔茨海默病病例；C. 基于 FCN 的输出作为 MLP 模型的输入特征，被嵌入到使用 t - SNE 为两个类别（阿尔茨海默病和正常认知）生成的二维曲线图中。颜色（蓝色与红色）被用来区分正常认知与阿尔茨海默病病例，而一个独特的符号形状被用来代表来自同一数据集的个体。几个被临床证实患有阿尔茨海默病或正常认知的个体病例也被显示出来（表示为覆盖在各自数据点上的黑圈）。该图还显示了特征空间中基于疾病状态而非起源数据集的受试者的共定位。（图片来自参考文献［45］）

　　值得注意的是，对于同样的任务，该文的策略比传统的 CNN 方法在计算效率上有显著的提高。鉴于固定的全连接层维度，从传统 CNNs 生成疾病概率图不仅需要子体积训练，还需要子体积应用于全尺寸 MRI 体积，为了计算疾病状态的局部概率，不得不进行重复计算。

通过规避这种僵化,该文的方法很容易产生疾病概率图,可以与多模态临床数据集成,用于阿尔茨海默病诊断。因此,这项工作扩展了最近报道的直接从医学图像中抽象出疾病风险的视觉表示的努力,也代表了 FCNs 在疾病分类任务中的应用,而不是语义分割。此外,FCN 模型在预测阿尔茨海默病状态方面的表现与具有完全连接层的传统 CNN 模型处于同一水平,这一结果在所有数据集中都是一致的。值得注意的是,FCN 模型的表现优于使用衍生的 MRI 特征构建的传统机器学习模型。

　　总体来说,该文的深度学习框架将一个完全卷积的网络连接到一个多层感知器,并生成高分辨率的疾病概率图,已达到神经科医生级别的阿尔茨海默病状态诊断精度。模型输出的直观的局部概率图很容易解释,从而促进了医学领域日益增长的可解释的人工智能研究趋向,并从传统的诊断工具中衍生出隐匿性疾病的个性化表型。事实上,疾病概率图提供了一种在诊断过程中追踪牵连到阿尔茨海默病的明显脑区的手段。该文汇总了整个数据集的疾病概率图,以证明阿尔茨海默病和正常认知病例的神经解剖风险图谱的人群水平差异。至关重要的是,根据几个不同的度量标准,该文的模型表现出了良好的预测性能,在所有测试数据集上产生了高且一致的值。在 MRI 扫描协议中,地理位置和招募标准方面差异很大的数据集之间这种一致性,表明了很强的普适性。因此,这些研究结果证明了在医学和计算结合点的创新,同时为计算机视觉领域贡献了新的见解,同时也扩大了神经网络的生物医学的应用范围。疾病概率图是通过将 Softmax 函数按元素应用于由 FCN 生成的最终激活阵列来创建的。这一步使神经解剖信息的抽象张量编码转换为概率数组,以证明在给定局部几何结构的情况下,大脑中不同位置发生阿尔茨海默病的可能性。换言之,该模型发展了整个大脑中阿尔茨海默病提示形态的颗粒概念化,然后在测试案例中使用这些学习信息来评估每个区域发生阿尔茨海默病相关病理生理过程的概率。因此,将这些概率以连贯的彩色图谱的形式简单呈现,与传统的神经影像学一起显示,就可以逐点预测疾病相关变化可能出现在哪里。最近的工作也证明了使用基于 patch 的采样算法可以有效地区分阿尔茨海默病和正常认知病例,但受限于同时依赖 MRI 和氟脱氧葡萄糖 PET 以及一个模型,该模型的输入是根据来自多体素大脑位点的强度的标量平均值计算的。此外,更广泛的疾病过程图谱与深度学习的概念有可能应用在许多医学领域。将疾病风险简单地表现为叠加在传统成像模式上的连贯的彩色图谱,有助于增强可解释性。这与仅基于某些像素对网络内部功能的效用来突出某些像素的显著映射策略,以及突出倒数第二层激活值的方法形成了鲜明对比。因此,信息丰富的解剖学信息被抽象化并丢失。本文的工作在将原始像素值阵列映射到同构保留神经解剖学信息疾病概率图的过程中,只需要一个单一的成像模态。除此以外,传统的深度神经网络(如具有完全连接层的 CNN)需要固定大小的输入,而 FCN 则能够对任意大小的输入进行操作。这在数据集中很有用,因为在这些数据集中,可以处理不同大小的扫描,而不需要为每种尺寸的扫描单独训练分类器。此外,FCNs 可以有效地处理体积扫描,因为它们的完全卷积性质允许它们同时评估多个 patches。这并不意味着 FCNs 将全局结构强加到各个 patches 级别的预测中。相反,生成的疾病概率图导向一个连续的体积解释,表示阿尔茨海默病风险的高概率区域。当然,当前研究也存在不少局限性。该文仍旧基于病例及对照组的传统分类框架,事先选择了两个人群,这两个人群要么认知正常,要么有诊断

（阿尔茨海默病）。这种情况并不完全代表神经科医生所面临的标准临床决策过程。患者通常会出现一系列症状和标准神经系统测试的结果，这些症状和结果表明了一系列的神经退行性疾病，而不是二元情况。因此，本方法在目前的状态下并不直接适用，但可作为建立一个更全面的框架来描述神经退行性疾病的多种病因的第一步。值得注意的是，基于非影像数据的模型在 AIBL 和 NACC 数据上表现更好，而基于 MRI 的模型在 FHS 数据上表现更好。因此，MMSE 值是 ADNI、AIBL 和 NACC 研究标准中的一个关键因素，这可能解释了为什么基于非影像数据的模型在这些数据集上表现更好。由于 FHS 是一个社区数据集，它作为一个相对无偏的数据集，用于模型验证。尽管有这样的研究选择的局限性，但 FCN 模型可以将 MRI 变化与局部神经病理联系起来，并提供了令人信服的证据，证明单独使用影像学生物标志物可以准确评估阿尔茨海默病状态。如果在临床上得到证实，这种方法有可能扩大神经影像技术在疾病检测和管理方面的范围。随着对疾病修正疗法的探索仍在继续，进一步的验证与目前的神经学评估相比，可能会持续改善护理和诊断结果。

# 第九章　医学图像在线数据库

## 第一节　The Cancer Imaging Archive(TCIA)

The Cancer Imaging Archive(TCIA)是癌症研究的医学图像的开放获取数据库。TCIA 网站由美国癌症研究所(NCI)癌症影像计划资助,合同由阿肯色大学医学科学院管理。包括一些常见疾病(如肺癌、胶质瘤)的图像数据(MRI、CT 等)。DICOM 是 TCIA 用于图像存储的主要文件格式。此外,还提供有与图像相关的支持材料,如患者结果、治疗细节、基因组学、病理学和专家分析。大多数数据包括以 DICOM 格式存储的 CT、MRI 和核医学(如 PET)图像,但也提供许多其他类型的支持数据,以增强研究效用。截至目前(2020 年 9 月 11 日),TCIA 数据库包含了脑部胶质瘤、头颈部肿瘤、乳腺癌、皮肤鳞状细胞癌、肺腺癌、非小细胞型肺癌、结直肠癌、膀胱癌、黑色素瘤、急性髓系白血病、肝癌、肾癌、前列腺癌等多种肿瘤的相关 MR、CT、DX 和病理等相关数据。同时,近期还上传了COVID - 2019 相关的 CT 和 DX 数据。此外,该数据库还包含了部分小鼠等物种相关肿瘤的数据。

TCIA 创立的初衷主要围绕以下几点展开:① 计算机辅助诊断方法的开发(定量成像)。② 通过可接受的标准统计方法评估无偏见的科学重现性。③ 临床诊断医学图像与数字显微组织学图像的相关性研究。④ 成像的关键因素的探索性生物标志物研究。⑤ 跨学科研究者之间的协作,如医学影像组学与其他大数据整合和分析(临床、组织病理学、基因组学)。

下面简单介绍一下数据获取和下载过程:① 下载网址:https://www.cancerimagingarchive.net/。② 复制上述链接进入浏览器,直接搜索进入 TCIA 主页(图 9 - 1 - 1)。③ 点击"Access The Data"进入图 9 - 1 - 2 界面。④ 点击"Browse Data Collections"进入图 9 - 1 - 3、图 9 - 1 - 4 界面。⑤ 找到自己感兴趣的数据,点击进入图 9 - 1 - 5、图 9 - 1 - 6 界面。⑥ 点击"Download"即可下载。

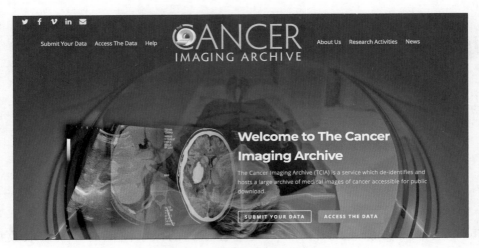

图 9 - 1 - 1　TCIA 数据库主页(1)

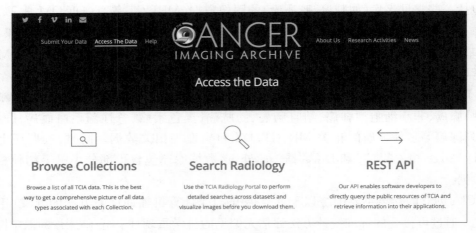

图 9 - 1 - 2　TCIA 数据库主页(2)

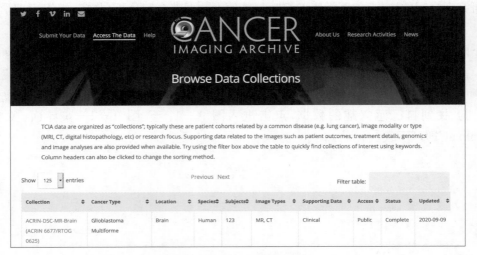

图 9 - 1 - 3　TCIA 数据库主页(3)

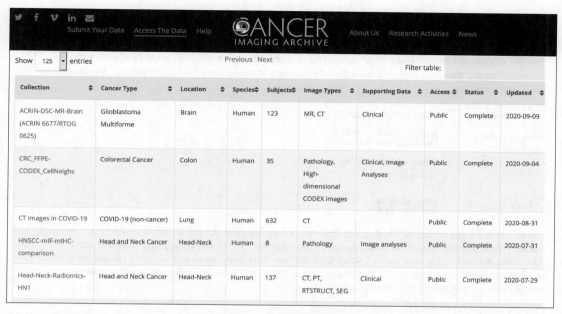

Submit Your Data　Access The Data　Help　CANCER IMAGING ARCHIVE　About Us　Research Activities　News

Show 125 entries　Previous　Next　Filter table:

| Collection | Cancer Type | Location | Species | Subjects | Image Types | Supporting Data | Access | Status | Updated |
|---|---|---|---|---|---|---|---|---|---|
| ACRIN-DSC-MR-Brain (ACRIN 6677/RTOG 0625) | Glioblastoma Multiforme | Brain | Human | 123 | MR, CT | Clinical | Public | Complete | 2020-09-09 |
| CRC_FFPE-CODEX_CellNeighs | Colorectal Cancer | Colon | Human | 35 | Pathology, High-dimensional CODEX images | Clinical, Image Analyses | Public | Complete | 2020-09-04 |
| CT Images in COVID-19 | COVID-19 (non-cancer) | Lung | Human | 632 | CT | | Public | Complete | 2020-08-31 |
| HNSCC-mIF-mIHC-comparison | Head and Neck Cancer | Head-Neck | Human | 8 | Pathology | Image analyses | Public | Complete | 2020-07-31 |
| Head-Neck-Radiomics-HN1 | Head and Neck Cancer | Head-Neck | Human | 137 | CT, PT, RTSTRUCT, SEG | Clinical | Public | Complete | 2020-07-29 |

图 9-1-4　TCIA 数据库主页(4)

页面 / Wiki / Collections

# ACRIN-DSC-MR-Brain (ACRIN 6677/RTOG 0625)

由 Geri Blake创建, 最后修改于九月 10, 2020

## Summary

RTOG 0625/ACRIN 6677 is a multicenter, randomized, phase II trial of bevacizumab with irinotecan or temozolomide in recurrent glioblastoma (GBM). This study investigated whether early posttreatment progression on FLAIR or postcontrast MRI assessed by central reading predicts overall survival (OS).

METHODS:

Of 123 enrolled patients, 107 had baseline and at least 1 posttreatment MRI. Two central neuroradiologists serially measured bidimensional (2D) and volumetric (3D) enhancement on postcontrast T1-weighted images and volume of FLAIR hyperintensity. Progression status on all posttreatment MRIs was determined using Macdonald and RANO imaging threshold criteria, with a third neuroradiologist adjudicating discrepancies of both progression occurrence and timing. For each MRI pulse sequence, Kaplan-Meier survival estimates and log-rank test were used to compare OS between cases with or without radiologic progression.

RESULTS:

Radiologic progression occurred after 2 chemotherapy cycles (8 weeks) in 9 of 97 (9%), 9 of 73 (12%), and 11 of 98 (11%) 2D-T1, 3D-T1, and FLAIR cases, respectively, and 34 of 80 (43%), 21 of 58 (36%), and 37 of 79 (47%) corresponding cases after 4 cycles (16 weeks). Median OS among patients progressing at 8 or 16 weeks was significantly less than that among nonprogressors, as determined on 2D-T1 (114 vs 278 days and 214 vs 426 days, respectively; P < .0001 for both) and 3D-T1 (117 vs 306 days [P < .0001] and 223 vs 448 days [P = .0003], respectively) but not on FLAIR (201 vs 276 days [P = .38] and 303 vs 321 days [P = .13], respectively).

CONCLUSION:

Early progression on 2D-T1 and 3D-T1, but not FLAIR MRI, after 8 and 16 weeks of anti-vascular endothelial growth factor therapy has highly significant prognostic value for OS in recurrent GBM.

图 9-1-5　TCIA 数据库主页(5)

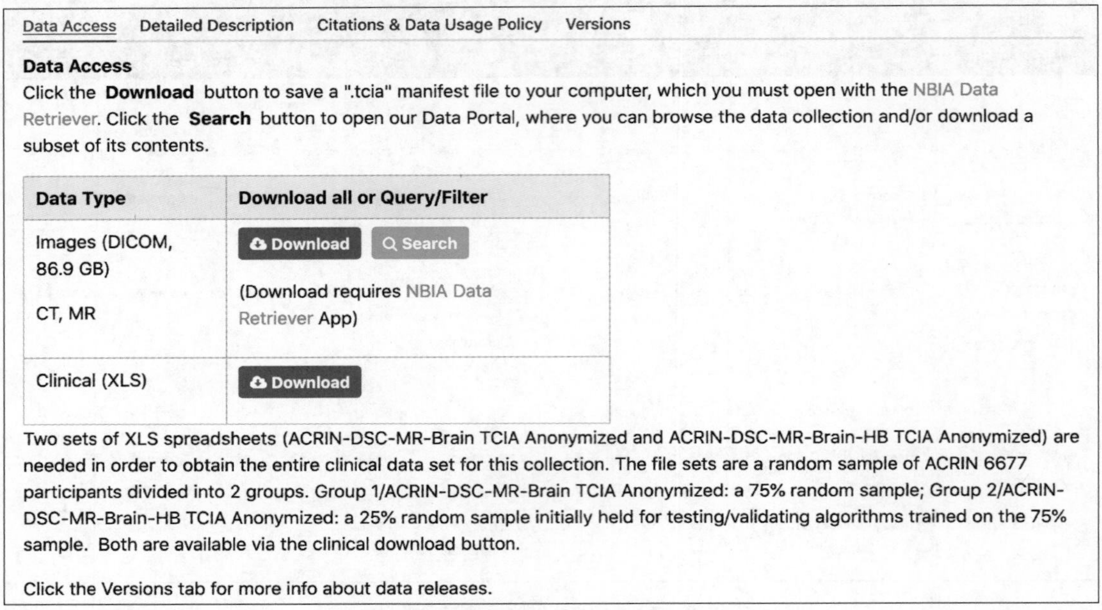
Data Access Detailed Description Citations & Data Usage Policy Versions

**Data Access**

Click the **Download** button to save a ".tcia" manifest file to your computer, which you must open with the NBIA Data Retriever. Click the **Search** button to open our Data Portal, where you can browse the data collection and/or download a subset of its contents.

| Data Type | Download all or Query/Filter |
|---|---|
| Images (DICOM, 86.9 GB)<br>CT, MR | Download Search<br>(Download requires NBIA Data Retriever App) |
| Clinical (XLS) | Download |

Two sets of XLS spreadsheets (ACRIN-DSC-MR-Brain TCIA Anonymized and ACRIN-DSC-MR-Brain-HB TCIA Anonymized) are needed in order to obtain the entire clinical data set for this collection. The file sets are a random sample of ACRIN 6677 participants divided into 2 groups. Group 1/ACRIN-DSC-MR-Brain TCIA Anonymized: a 75% random sample; Group 2/ACRIN-DSC-MR-Brain-HB TCIA Anonymized: a 25% random sample initially held for testing/validating algorithms trained on the 75% sample. Both are available via the clinical download button.

Click the Versions tab for more info about data releases.

图 9-1-6 TCIA 数据库主页(6)

## 第二节 Information Extraction from Images(IXI)

Information Extraction from Images(IXI)是用于计算机分析脑发育的开放获取数据库。目前 IXI 数据库涵盖了 600 个正常健康者的 MR 图像。包含 T1WI、T2WI、PDWI、MRA 和 DTI 相关图像。数据来自英国伦敦汉默史密斯医院飞利浦 3.0 T、盖斯医院飞利浦 1.5 T 和精神病学研究所的 GE1.5 T 的影像数据。此外,该数据库还纳入了承认成人脑图谱、胎儿脑图谱、新生儿脑图谱和围生产期脑图谱。下面简单介绍一下数据获取和下载过程:① 下载网址:http://brain-development.org。② 复制上述链接进入浏览器,直接搜索进入 IXI 主页(图 9-2-1)。③ 点击“IXI Dataset”进入图 9-2-2、图 9-2-3 界面。④ 点击“all images”即可下载。

Home
People
Atlases
Activation maps
IXI Dataset
Publications
Software
Welcome to brain-development.org!
This website hosts resources for the computational analysis of brain development.
Acknowledgements
The research resources on this web pages have been made possible through research grants from the following funders:
ERC
EPSRC
MRC
Action Medical Research
The brain atlases available are the result of a collaboration between
Biomedical Image Analysis Group, Imperial College London
News
New website for Developing Human Connectome Project launched
BioMedIA in the BBC news
ERC Synergy Grant Awarded
New EPSRC/AMR healthcare partnership
激活 Windows

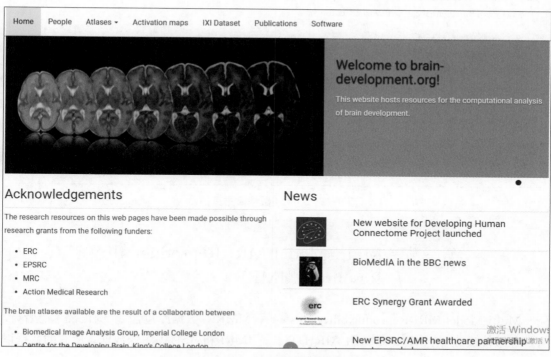

图 9-2-1　IXI 数据库主页(1)

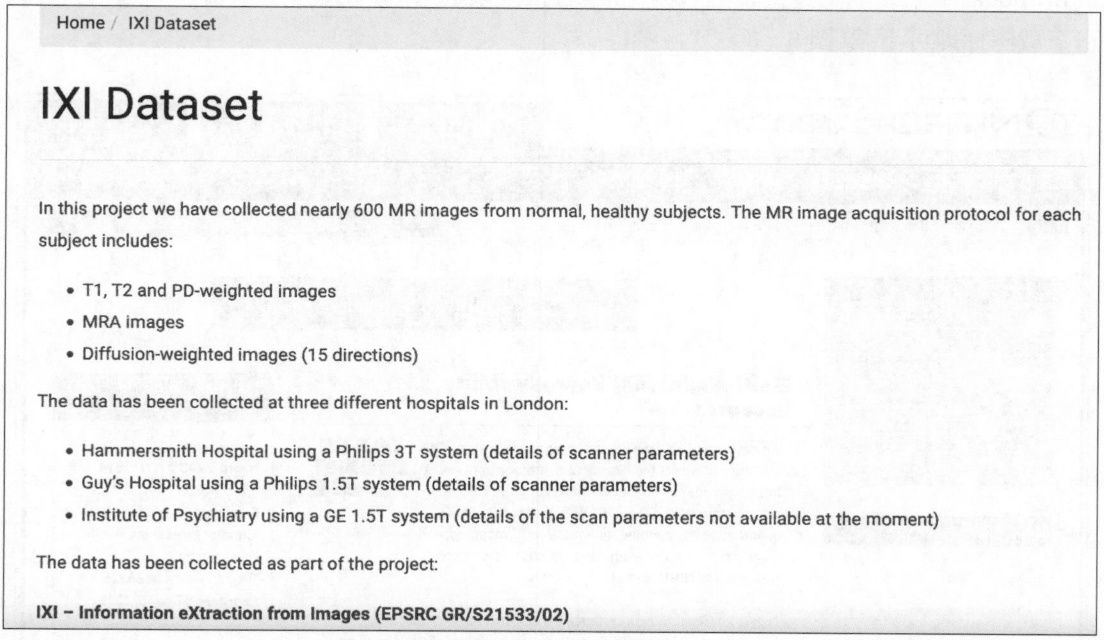

Home / IXI Dataset
IXI Dataset
In this project we have collected nearly 600 MR images from normal, healthy subjects. The MR image acquisition protocol for each subject includes:
T1, T2 and PD-weighted images
MRA images
Diffusion-weighted images (15 directions)
The data has been collected at three different hospitals in London:
Hammersmith Hospital using a Philips 3T system (details of scanner parameters)
Guy's Hospital using a Philips 1.5T system (details of scanner parameters)
Institute of Psychiatry using a GE 1.5T system (details of the scan parameters not available at the moment)
The data has been collected as part of the project:
IXI – Information eXtraction from Images (EPSRC GR/S21533/02)

图 9-2-2　IXI 数据库主页(2)

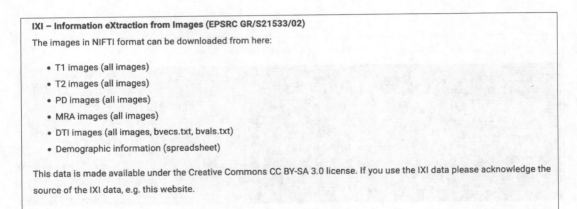

**IXI – Information eXtraction from Images (EPSRC GR/S21533/02)**

The images in NIFTI format can be downloaded from here:

- T1 images (all images)
- T2 images (all images)
- PD images (all images)
- MRA images (all images)
- DTI images (all images, bvecs.txt, bvals.txt)
- Demographic information (spreadsheet)

This data is made available under the Creative Commons CC BY-SA 3.0 license. If you use the IXI data please acknowledge the source of the IXI data, e.g. this website.

图 9 - 2 - 3　IXI 数据库主页(3)

## 第三节　Multi-Model MRI Reproducibility Resource(MMRR)

　　Multi-Model MRI Reproducibility Resource(MMRR)数据库包含 21 例正常志愿者(没有神经系统疾病)的 MPRAGE、FLAIR、DTI、rs - fMRI 和 ASL 等图像数据。所有的数据以 NIFTI 格式储存。

　　下面简单介绍一下数据获取和下载过程：① 下载网址：https：//www.nitrc.org/projects/multimodal。② 复制上述链接进入浏览器，直接搜索进入 MMRR 主页(图 9 - 3 - 1)。③ 点击下载图标即可下载(图 9 - 3 - 2)。

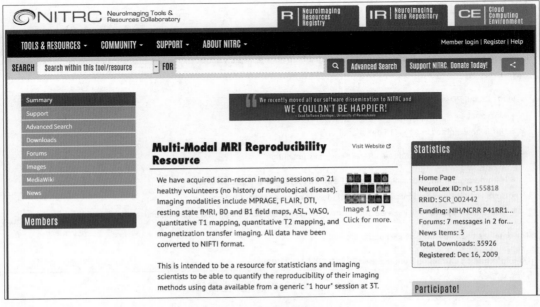

图 9 - 3 - 1　IXI 数据库主页(1)

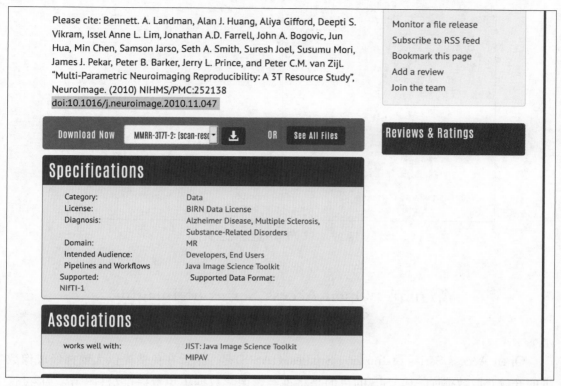

图 9-3-2　IXI 数据库主页(2)

## 第四节　International Neuroimaging Data-Sharing Initiative(INDI)

International Neuroimaging Data-Sharing Initiative(INDI)包含了功能连接组学、前瞻性和回顾性等多种数据,可供相关研究人员参考。

下面简单介绍一下数据获取和下载过程:① 下载网址:http://fcon_1000.projects.nitrc.org。② 复制上述链接进入浏览器,直接搜索进入 INDI 主页(图 9-4-1)。③ 点击感兴趣的部分进入。

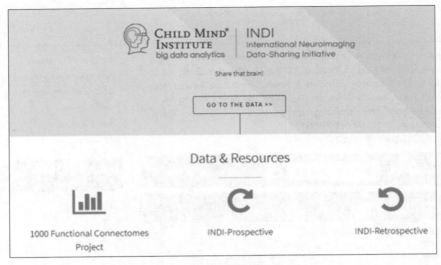

图 9-4-1　INDI 数据库主页

## 第五节　Open Access Series of Imaging Studies(OASIS)

Open Access Series of Imaging Studies(OASIS)是一个旨在免费提供大脑神经成像数据的开放获取数据库。OASIS 的目的是将神经影像学数据集免费提供给科学界。通过这个多模态数据集,希望促进基础和临床神经科学的进一步发展。目前已被用于假设驱动的数据分析、神经解剖学图集的开发和分割算法的开发。OASIS 是一个可用于纵向研究正常衰老和阿尔茨海默病的神经影像学、临床、认知和生物标志物数据集。

下面简单介绍一下数据获取和下载过程：① 下载网址：http://www.oasis-brains.org。② 复制上述链接进入浏览器,直接搜索进入 OASIS 主页(图 9-5-1)。

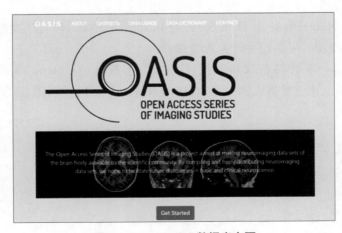

图 9-5-1　OASIS 数据库主页

# 第六节 MIDAS

MIDAS 平台是一个开放源码的工具包,可以快速创建有针对性的网络数据存储。为了满足以数据为中心的先进计算的需要,MIDAS 平台通过提供灵活、智能的数据存储系统来应对大数据日益增长的挑战。该系统将多媒体服务器技术与其他开源数据分析和可视化工具结合起来,使数据密集型应用程序能够轻松地与现有工作流接口。MIDAS 平台提供了各种数据访问方法,包括 Web、文件系统和 DICOM 服务器接口,并促进将数据存储的方法扩展到其他关系数据库和非关系数据库。为了有效地集中、索引和存储大量数据,MIDAS 平台为计算科学研究提供了基础。

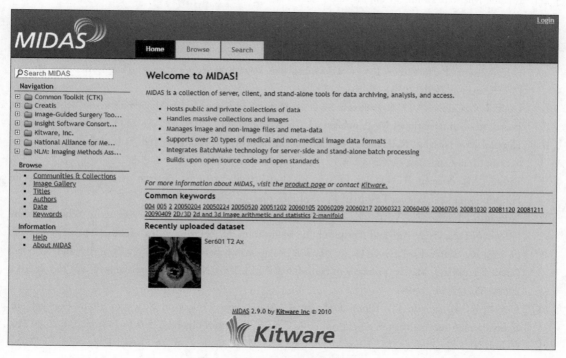

图 9 - 6 - 1　MIDAS 数据库主页

# 参考文献

［ 1 ］ Y Zhan, J Wei, J Liang, et al. Diagnostic Classification for Human Autism and Obsessive-Compulsive Disorder Based on Machine Learning From a Primate Genetic Model［J］. American Journal of Psychiatry, 2020, 178(1): 65 – 76.

［ 2 ］ Raichle ME. The Brain's Default Mode Network［J］. Annu Rev Neurosci, 2015, 38: 433 – 447.

［ 3 ］ Braun U, Schaefer A, Betzel RF, et al. From Maps to Multi-dimensional Network Mechanisms of Mental Disorders［J］. Neuron, 2018, 97(1): 14 – 31.

［ 4 ］ Palaniyappan L, Maayan N, Bergman H, et al. Voxel-Based Morphometry for Separation of Schizophrenia From Other Types of Psychosis in First-Episode Psychosis: Diagnostic Test Review［J］. Schizophr Bull, 2016, 42(2): 277 – 278.

［ 5 ］ Gupta CN, Calhoun VD, Rachakonda S, et al. Patterns of Gray Matter Abnormalities in Schizophrenia Based on an International Mega-analysis［J］. Schizophr Bull, 2015, 41(5): 1133 – 1142.

［ 6 ］ Rimol LM, Nesvåg R, Hagler DJ Jr, et al. Cortical Thickness and Subcortical Volumes in Schizophrenia and Bipolar Disorder［J］. Biol Psychiatry, 2010, 68(1): 41 – 50.

［ 7 ］ Rimol LM, Nesvåg R, Hagler DJ Jr, et al. Cortical Volume, Surface Area and Thickness in Schizophrenia and Bipolar Disorder［J］. Biol Psychiatry, 2012, 71(6): 552 – 560.

［ 8 ］ Nesvåg R, Lawyer G, Varnäs K, et al. Regional Thinning of the Cerebral Cortex in Schizophrenia: Effects of Diagnosis, Age and Antipsychotic Medication［J］. Schizophr Res, 2008, 98(1 – 3): 16 – 28.

［ 9 ］ Nesvåg R, Saetre P, Lawyer G, et al. The Relationship between Symptom Severity and Regional Cortical and Grey Matter Volumes in Schizophrenia［J］. Prog Neuropsychopharmacol Biol Psychiatry, 2009, 33(3): 482 – 490.

［10］ Nesvåg R, Bergmann Ø, Rimol LM, et al. A 5 – year Follow-up Study of Brain Cortical and Subcortical Abnormalities in a Schizophrenia Cohort［J］. Schizophr Res, 2012, 142(1 – 3): 209 – 216.

［11］ Gollub RL, Shoemaker JM, King MD, et al. The MCIC Collection: A Shared Repository of Multi-modal, Multi-site Brain Image Data from a Clinical Investigation of Schizophrenia ［J］. Neuroinformatics, 2013, 11(3): 367 – 388.

［12］ Wang L, Kogan A, Cobia D, et al. Northwestern University Schizophrenia Data and Software Tool (NUSDAST) ［J］. Front Neuroinform, 2013, 7: 25.

［13］ Cobia DJ, Csernansky JG, Wang L. Cortical Thickness in Neuropsychologically Near-normal Schizophrenia［J］. Schizophr Res, 2011, 133(1 – 3): 68 – 76.

［14］ Amadar S, Powers NR, Meda SA, et al. Genetic Influences of Resting State fMRI Activity in Language-related Brain Regions in Healthy Controls and Schizophrenia Patients: A Pilot Study［J］. Brain Imaging Behav, 2013. 7(1): 15 – 27.

［15］ Segall JM, Turner JA, van Erp TG, et al. Voxel-based Morphometric Multisite Collaborative Study on Schizophrenia［J］. Schizophr Bull, 2009, 35(1): 82 – 95.

［16］ Xu L, Groth KM, Pearlson G, et al. Source-based Morphometry: The Use of Independent

Component Analysis to Identify Gray Matter Differences with Application to Schizophrenia[J]. Hum Brain Mapping, 2009, 30(3): 711 – 724.

[17] Nenadic I, Maitra R, Basmanav FB, et al. ZNF804A Genetic Variation (rs1344706) Affects Brain Grey but not White Matter in Schizophrenia and Healthy Subjects[J]. Psychol Med, 2015, 45(1): 143 – 152.

[18] Wang J, Tang Y, Curtin A, et al. ECT – induced Brain Plasticity Correlates with Positive Symptom Improvement in Schizophrenia by Voxel-based Morphometry Analysis of Grey Matter[J]. Brain Stimul, 2019, 12(2): 319 – 328.

[19] Argyelan M, Ikuta T, DeRosse P, et al. Resting-state fMRI Connectivity Impairment in Schizophrenia and Bipolar Disorder[J]. Schizophr Bull, 2014, 40(1): 100 – 110.

[20] Alnæs D, Kaufmann T, van der Meer D, et al. Brain Heterogeneity in Schizophrenia and Its Association with Polygenic Risk[J]. JAMA Psychiatry, 2019, 76(7): 739 – 748.

[21] Wheeler AL, Wessa M, Szeszko PR, et al. Further Neuroimaging Evidence for the Deficit Subtype of Schizophrenia: A Cortical Connectomics Analysis[J]. JAMA Psychiatry, 2015, 72(5): 446 – 455.

[22] Drysdale AT, Grosenick L, Downar J, et al. Resting-state Connectivity Biomarkers Define Neurophysiological Subtypes of Depression[J]. Nat Med, 2017, 23(1): 28 – 38.

[23] Oertel-Knöchel V, Reinke B, Feddern R, et al. Episodic Memory Impairments in Bipolar Disorder are Associated with Functional and Structural Brain Changes[J]. Bipolar Disord, 2014, 16(8): 830 – 845.

[24] Eker C, Simsek F, Yılmazer EE, et al. Brain Regions Associated with Risk and Resistance for Bipolar I Disorder: A Voxel-based MRI Study of Patients with Bipolar Disorder and Their Healthy Siblings[J]. Bipolar Disord, 2014, 16(3): 249 – 261.

[25] Ashburner J. A Fast Diffeomorphic Image Registration Algorithm[J]. Neuroimage, 2007, 38(1): 95 – 113.

[26] McLaren DG, Kosmatka KJ, Kastman EK, et al. Rhesus Macaque Brain Morphometry: A Methodological Comparison of Voxel-wise Approaches[J]. Methods, 2010, 50(3): 157 – 165.

[27] Haller S, Xekardaki A, Delaloye C, et al. Combined Analysis of Grey Matter Voxel-based Morphometry and White Matter Tract-based Spatial Statistics in Late-life Bipolar Disorder[J]. J Psychiatry Neurosci, 2011, 36(6): 391 – 401.

[28] Smith SM, Jenkinson M, Johansen-Berg H, et al. Tract-based Spatial Statistics: Voxelwise Analysis of Multi-subject Diffusion Data[J]. Neuroimage, 2006, 31(4): 1487 – 1505.

[29] Smith SM, Johansen-Berg H, Jenkinson M, et al. Acquisition and Voxelwise Analysis of Multi-Subject Diffusion Data with Tract-based Spatial Statistics[J]. Nat Protoc, 2007, 2(3): 499 – 503.

[30] Smith SM, Jenkinson M, Woolrich MW, et al. Advances in Functional and Structural MR Image Analysis and Implementation as FSL[J]. Neuroimage, 2004, 23(1): S208 – 219.

[31] Matsuo K, Harada K, Fujita Y, et al. Distinctive Neuroanatomical Substrates for Depression in Bipolar Disorder versus Major Depressive Disorder[J]. Cereb Cortex, 2019, 29(1): 202 – 214.

[32] Nenadic I, Maitra R, Langbein K, et al. Brain Structure in Schizophrenia vs. Psychotic Bipolar I Disorder: A VBM Study[J]. Schizophr Res, 2015, 165(2 – 3): 212 – 219.

[33] King JB, Jones KG, Goldberg E, et al. Increased Functional Connectivity after Listening to Favored Music in Adults with Alzheimer Dementia[J]. J Prev Alzheimers Dis, 2019, 6(1): 56 – 62.

[34] Chiesa PA, Cavedo E, Vergallo A, et al. Differential Default Mode Network Trajectories in Asymptomatic Individuals at Risk for Alzheimer's Disease[J]. Alzheimers Dement, 2019, 15(7): 940 – 950.

［35］ Kantarci K，Murray ME，Schwarz CG，et al. White-matter Integrity on DTI and the Pathologic Staging of Alzheimer's Disease［J］. Neurobiol Aging，2017，56：172 – 179.

［36］ Zheng W，Su Z，Liu X，et al. Modulation of Functional Activity and Connectivity by Acupuncture in Patients with Alzheimer Disease as Measured by Resting-state fMRI［J］. PLoS One，2018，13(5)：e0196933.

［37］ Teipel SJ，Metzger CD，Brosseron F，et al. Multicenter Resting State Functional Connectivity in Prodromal and Dementia Stages of Alzheimer's Disease［J］. J Alzheimers Dis，2018，64(3)：801 – 813.

［38］ Fiorenzato E，Strafella AP，Kim J，et al. Dynamic Functional Connectivity in Parkinson's Disease Patients with Mild Cognitive Impairment and Normal Cognition［J］. Neuroimage Clin，2018，17：847 – 855.

［39］ DiMarzio M. Functional MRI Signature of Chronic Pain Relief From Deep Brain Stimulation in Parkinson Disease Patients［J］. Neurosurgery，2019，85(6)：E1043 – E1049.

［40］ Heller J，Mirzazade S，Romanzetti S，et al. Impact of Gender and Genetics on Emotion Processing in Parkinson's Disease — A Multimodal Study［J］. Neuroimage Clin，2018，18：305 – 314.

［41］ Albis MA，Guevara P，Guevara M，et al. Local Structural Connectivity is Associated with Social Cognition in Autism Spectrum Disorder［J］. Brain，2018，141(12)：3472 – 3481.

［42］ Megha，Sharda，Carola，et al. Music Improves Social Communication and Auditory-motor Connectivity in Children with Autism［J］. Transl Psychiatry，2018，8(1)：231.

［43］ TP Gabrielsen，JS Anderson，KG Stephenson，et al. Functional MRI Connectivity of Children with Autism and Low Verbal and Cognitive Performance［J］. Mol Autism，2018，9：67.

［44］ B Rashid，V Calhoun. Towards a Brain-based Predictome of Mental Illness［J］. Human Brain Mapping，2020，41(12)：3468 – 3535.

［45］ S Qiu，PS Joshi，MI Miller，et al. Development and Validation of an Interpretable Deep Learning Framework for Alzheimer's Disease Classification［J］. Brain，2020，143(6)：1920 – 1933.